Irma Lorenzo
Fco. Javier Calderón

Fundamentos y aplicaciones de la ergoespirometría

Irma Lorenzo
Fco. Javier Calderón

Fundamentos y aplicaciones de la ergoespirometría

De la fisiología a la fisiopatología

Editorial Académica Española

Imprint
Any brand names and product names mentioned in this book are subject to trademark, brand or patent protection and are trademarks or registered trademarks of their respective holders. The use of brand names, product names, common names, trade names, product descriptions etc. even without a particular marking in this work is in no way to be construed to mean that such names may be regarded as unrestricted in respect of trademark and brand protection legislation and could thus be used by anyone.

Cover image: www.ingimage.com

Publisher:
Editorial Académica Española
is a trademark of
Dodo Books Indian Ocean Ltd. and OmniScriptum S.R.L publishing group

120 High Road, East Finchley, London, N2 9ED, United Kingdom
Str. Armeneasca 28/1, office 1, Chisinau MD-2012, Republic of Moldova, Europe
Managing Directors: Ieva Konstantinova, Victoria Ursu
info@omniscriptum.com

Printed at: see last page
ISBN: 978-3-639-80398-3

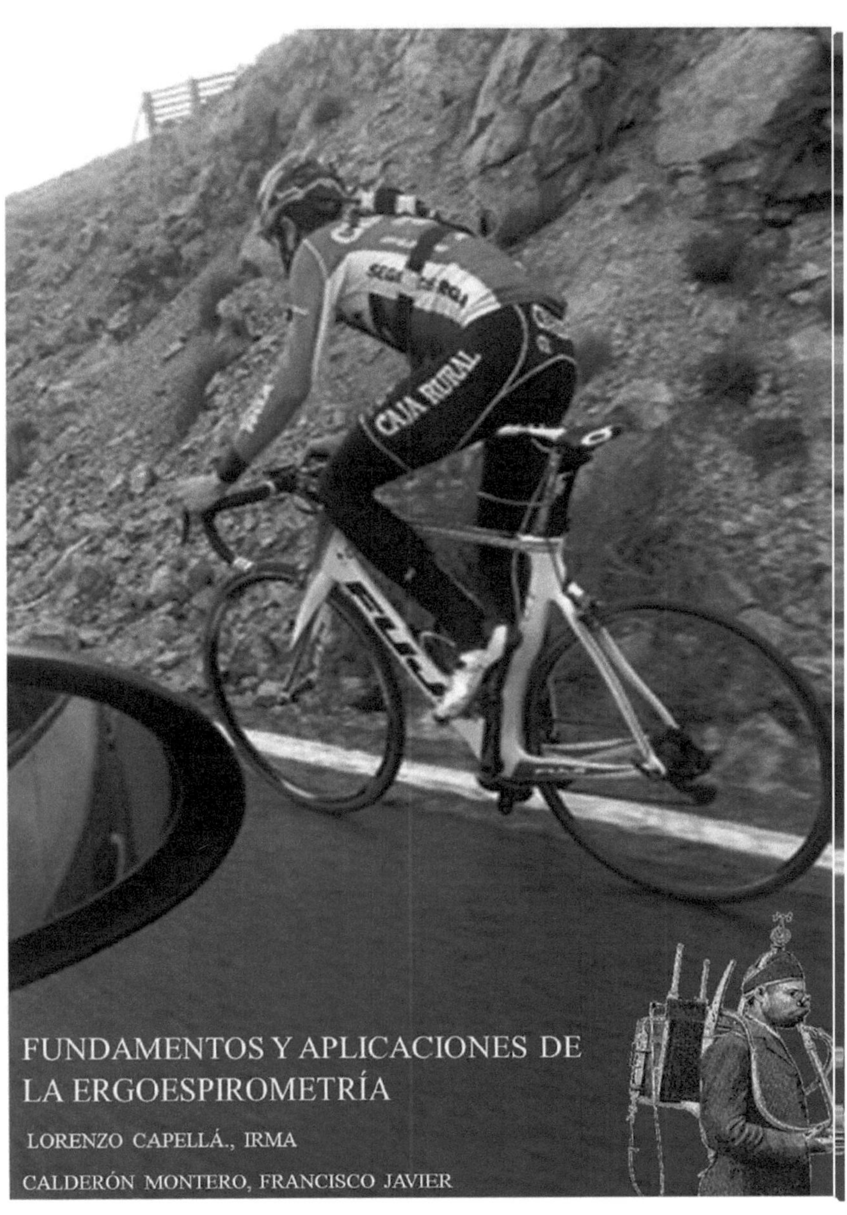

FUNDAMENTOS Y APLICACIONES DE LA ERGOESPIROMETRÍA

LORENZO CAPELLÁ., IRMA

CALDERÓN MONTERO, FRANCISCO JAVIER

FUNDAMENTOS Y APLICACIONES DE LA ERGOESPIROMETRÍA

FUNDAMENTOS Y APLICACIONES DE LA ERGOESPIROMETRÍA

LORENZO CAPELLÁ, IRMA

CALDERÓN MONTERO, FRANCISCO JAVIER

Dedicatoria

Dedicado a todos los profesores, alumnos y becarios que han pasado por el laboratorio de fisiología del esfuerzo de la Facultad de ciencias de la actividad física y del deporte. Inef. Su participación y contribución han sido importantes en el desarrollo de este libro.

PRÓLOGO AL LIBRO FUNDAMENTOS Y APLICACIONES DE LA ERGOESPIROMETRÍA

Este libro surge como consecuencia de la inquietud intelectual sobre un método de valoración de la respuesta integrada del organismo al ejercicio reglado, la ergoespirometría. Siendo conscientes que hay muy buenos libros que la abordan, pensamos modestamente que este libro puede cubrir en lengua española algunos aspectos no tratados en otros manuales sobre esta metodología. Como indica el título el libro se analiza tanto las bases teóricas como las aplicaciones.

En los primeros 4 capítulos se exponen los fundamentos técnicos y metodológicos, con un análisis breve de la historia de este método de calorimetría indirecta aplicado al ejercicio. Aunque muy simple, el capítulo 1 ayuda a comprender el enorme esfuerzo realizado por múltiples investigadores. Como homenaje al esfuerzo de tantos investigadores algunas referencias bibliográficas pueden parecer "antiguas", pero en nuestra opinión, las citas no se miden por el año de publicación sino por su "calado" en la comunidad científica. Por otra parte, los aparatos compactos modernos nos pueden parecer muy simples a la hora de realizar una ergoespirometría, pero "detrás" hay un esfuerzo intelectual considerable, cuya perspectiva histórica es necesario tener presente. La lectura de los capítulos 2 (principios generales de ergoespirometría), 3 (análisis de las variables o parámetros obtenidos) y 4 (significado fisiológico de la ergoespirometría) consideramos es muy importante dada la considerable simplificación que ofrecen los aparatos modernos compactos. Ciertamente, los aparatos actuales han facilitado mucho la realización y la interpretación de los parámetros obtenidos, pero su "fundamento" es suficientemente complejo como para no ignorarlo.

En el capítulo 2 se expone cuáles son los aparatos utilizados para realizar una ergoespirometría (ergómetros y espirómetros), así como la forma de llevarla cabo (protocolos de esfuerzo). Conocer en profundidad de los aparatos ayuda intelectualmente a entender dónde puede estar, por ejemplo, unos datos que sean "extraños". Naturalmente, la solución de un problema técnico corresponde a los expertos en cada área, pero el conocimiento de cómo miden los aparatos es muy importante. Al final del capítulo 2 se resumen los procedimientos de medición del volumen y composición del aire. Para alcanzar la máxima reproductibilidad, algunas casas comerciales dedicadas a la función cardio-respiratoria han desarrollado aparatos realmente portátiles como el que ilustra la portada de este libro. Se ha cumplido el sueño de Zunt y Gepper. Pero como todos los aparatos miniaturizados, tiene serios problemas de uso sino se conoce y se está pendiente al máximo detalle del aparato. En nuestro laboratorio tenemos una gran experiencia en el manejo de los aparatos portátiles habiendo realizado alrededor de unas 500 determinaciones en diferentes proyectos y estudios de investigación

En el capítulo 3, partiendo del principio fundamental de medición y de las variables obtenidas, se analizan los dos parámetros centrales para interpretar una ergoespirometría: el consumo máximo de oxígeno y la transición aeróbica-anaeróbica. El resto de los numerosos parámetros que aportan los aparatos compactos modernos "facilitan" la interpretación fundamentalmente de la transición aeróbica-anaeróbica. El análisis de lo que representa a nivel fisiológico una prueba de esfuerzo (capítulo 4) sería motivo casi de un solo libro. La ergoespirometría convencional, es decir, la realizada de forma incruenta, constituye un verdadero paradigma de integración fisiológica mediante el cual se pone de manifiesto el funcionamiento cardiovascular, respiratorio, metabólico y se pueden elaborar inferencias sobre el control de estos sistemas (endocrino etc). Si de forma simultánea se realizan actuaciones cruentas (extracción de sangre, biopsias musculares, inserción de catéteres etc) se "complementa" la información de la ergoespirometría convencional y se tiene una mayor información de la respuesta integrada al ejercicio.

En los 4 segundos capítulos se analizan las aplicaciones de este método de calorimetría indirecta. En los capítulos 5 y 6 se estudia de forma general como mediante las pruebas de esfuerzo con medición del intercambio de gases se puede valorar la respuesta del organismo sano (capítulo 5) o enfermo (capítulo 6). Al ser un procedimiento de calorimetría indirecta, esta metodología se puede aplicar a la valoración del metabolismo, tanto en reposo como en ejercicio. Es decir, valorar el metabolismo basal y el energético. En segundo lugar, partiendo de los parámetros centrales, analizados en el capítulo 3, se dan las pautas generales para su interpretación en personas sanas (capítulo 5). En personas enfermas, la metodología de estudio (capítulo 6) difiere, centrándose principalmente en las patologías que afectan a los sistemas encargados del aporte y eliminación (aparato respiratorio) o bombeo-distribución (sistema cardiovascular) de los gases.

Los dos últimos capítulos (7 y 8) son casos prácticos en los que se interpretan los resultados de una ergoespirometría en personas sanas (capítulo 7) o enfermas (capítulo 8). La experiencia del laboratorio de fisiología del esfuerzo de la facultad de ciencias de la actividad física y del deporte. Inef se ha centrado, desde su puesta en marcha regular (2000-2001), principalmente en la valoración de personas sanas o presumiblemente sanas que tienen por objetivo tener cierta seguridad de poder hacer ejercicio. En tan poco tiempo, apenas 20 años, la experiencia acumulada con este objetivo es considerable en nuestra opinión, habiéndose realizado alrededor de 4000 ergoespirometrías. Resultado del análisis de estas pruebas es la tesis doctoral de uno de los autores de este libro, cuyos resultados se resumen en el apéndice IV. No obstante, aunque esa es la labor del citado laboratorio, eso no es óbice para que hayamos estudiado con profundidad la aplicación de este método a los enfermos con patologías del sistema cardiovascular o del aparato respiratorio

Ciertamente, las casas comerciales han puesto su empeño en el desarrollo de todas las aplicaciones destinadas a la valoración ergoespirométrica en patología y sólo de forma secundaria la aplicación al deporte de elite o subelite. Por este motivo, el software de los aparatos compactos modernos tiene aplicaciones informáticas que permiten obtener información complementaria y facilitan la interpretación de los datos obtenidos. Por ejemplo, permiten el cálculo simple del gasto energético mediante sencillas ecuaciones, de manera que el usuario sólo requiere seguir atentamente las instrucciones para conocer los porcentajes utilizados de carbohidratos, lípidos y prótidos. Por otra parte, la mayor parte de los aparatos incorporan los conocidos árboles de decisión que permiten "guiar o conducir" el razonamiento con el objeto de valorar los parámetros centrales en persona enfermas. Sin embargo, no consideran, árboles de decisión para la valoración de una ergoespirometría en personas que desean mejorar su resistencia. En el capítulo 6 y su aplicación (capítulo 7), hemos elaborado los árboles de decisión basándonos en nuestra experiencia en el control del rendimiento.

En resumen, esperamos que este texto sea de utilidad conceptual y práctica de lo que representa la ergoespirometría. Somos conscientes que algún potencial lector con o sin familiarización con este método de valoración de la respuesta integrada del organismo puede verse inclinado a leer la parte práctica y, en el mejor de los casos, "ojear" la parte teórica. A nuestro juicio, se equivocará si así procede. La práctica nace del conocimiento o como decía Louis Pasteur *"las ciencias aplicadas no existen, sólo las aplicaciones de la ciencia"*. Actualmente, puede parecer excesivamente rotunda la frase, pero sinceramente es una absoluta realidad. Por tanto, aconsejamos la lectura completa del texto, de hecho, en las aplicaciones prácticas se remite al lector de forma continua a los capítulos dónde se exponen los fundamentos de esta metodología integradora.

Los autores: Lorenzo Capellá, Irma y Calderón Montero, Francisco Javier.

Agradecimientos

Al profesor José Benito Peinado "cabeza muy estructurada" y capacidad informática permitió poner en marcha la "la ilusión" de montar un laboratorio que tuviera una triple función: docente, investigadora y de servicio.

Al técnico Javier Butragueño Revenga, "nuestro técnico" que no se limita al control de los aparatos, sino que admite realizar muchas otras funciones.

A la doctora Mercedes Galindo, "la supervisora de complicaciones médicas". Su conocimiento y personalidad son un gran sustento para el funcionamiento del laboratorio.

ÍNDICE

CAPÍTULO 1. BREVE HISTORIA DE LA ERGOESPIROMETRÍA

1. INTRODUCCIÓN

La ergoespirometría es la "unión" de dos métodos de valoración. Por un lado, la "ergometría" (de la raíz griega ergon = trabajo y de la raíz latina metrum = medida) constituye el procedimiento de medición del trabajo mecánico externo realizado. Por otra parte, la "espirometría" (de la raíz latina spirare = respirar y metrum = medida), permite la medición de los volúmenes y capacidades del aparato respiratorio. Por consiguiente, la evolución histórica de la ergoespirometría es consecuencia de dos procedimientos de medición de los trabajos mecánico y fisiológico, que convergen en un momento dado.

A lo largo de la historia de la ciencia, se ha intentado valorar el trabajo mecánico (<u>ergometría</u>) mediante esfuerzos reglados, primero con pruebas muy sencillas como flexión de piernas, carrera en el sitio o subir un escalón y después con sofisticados aparatos, como el tapiz rodante o cinta sin fin y el cicloergómetro. El desarrollo de la tecnología ha permitido que estos aparatos sean rutinarios en cualquier centro que pretenda valorar la respuesta o adaptación integrada del organismo al ejercicio.

Igualmente, los científicos han intentado valorar el trabajo fisiológico que supone a los animales mantener una determinada situación de su organismo, desde el reposo hasta el ejercicio extremo. A partir de comienzo del siglo XVIII se empieza a "descubrir" el oxígeno y comprobar que la respiración producía dióxido de carbono, agua y calor. La medición de éste último producto de la combustión conduce a una de las fuentes de conocimiento de la ergoespirometría, la calorimetría. Sin embargo, la medición directa del calor desprendido es compleja y de elevado coste económico. El conocimiento de la respiración que se tuvo a partir de finales del siglo XVIII y comienzos del siglo XIX determinó que los científicos desarrollaran procedimientos que permitieran medir la actividad metabólica a través de la cantidad de oxígeno consumido y dióxido de carbono eliminado. Es decir, lo que se conoce como intercambio de gases respiratorios medidos a nivel de las vías respiratorias. Este procedimiento se denomina calorimetría indirecta. Por este motivo, en realidad la "parte espirométrica" de la ergoespirometría debería llamarse "análisis del intercambio de gases respiratorios a nivel de las vías respiratorias" y no sólo espirometría. Este procedimiento de valoración de la función pulmonar es mucho más complejo que el parámetro medido en una ergoespirometría, que se circunscribe sólo al volumen de aire movilizado en un ciclo respiratorio multiplicado por la frecuencia respiratoria. Mientras que en una espirometría se miden muchos otros volúmenes y capacidades. No obstante, por simplicidad se adoptará el término de espirometría. El lector interesado puede consultar artículos de revisión histórica de la espirometría (Spriggs 1978)

Este capítulo aborda, por tanto, una breve historia de las dos técnicas de estudio de la ergoespirometría, poniendo de manifiesto aquellas contribuciones más significativas para comprender el esfuerzo de todos los científicos. Un mayor conocimiento de la historia se puede obtener en libros y artículos de revisión histórica de la medicina y biología (Singer and Underwood 1962; Babini and Entralgo 1980; Pickstone 2001). Este capítulo pretende establecer las bases históricas para comprender la ergoespirometría, que en la actualidad esta tan automatizada que no se alcanza a entender la dificultad que entraña interpretar los resultados de una prueba. La descripción por separado de las dos técnicas que constituyen la ergoespirometría puede ser cuestionable, pues como se verá a continuación se solapan en el tiempo. Sin embargo, se ha optado por analizarlas por separado debido a dos razones:

1ª) los aparatos desarrollados a lo largo de la historia para analizar el volumen y composición del aire espirado se han utilizado para otros fines (por ejemplo, metabolismo, nutrición y termorregulación) distintos de los correspondientes a la valoración de la respuesta y adaptación del organismo al ejercicio.

2ª) se puede obtener información de la respuesta del organismo al ejercicio sin necesidad de medir el volumen y composición del aire espirado. Es decir, en lo que se denominan pruebas indirectas. Esta razón ha sido y es de considerable peso si se tiene en cuenta el coste económico de los equipos de ergoespirometría

2. DESARROLLO DE LA ERGOMETRÍA A TRAVÉS DE LA HISTORIA

La historia de la ergometría va íntimamente ligada al desarrollo de la bicicleta.

Comienzos de la ergometría (segunda mitad del siglo XIX). La ergometría se empieza a desarrollar durante la segunda mitad siglo XIX. Como señalan Hollman y Prinz (Hollmann and Prinz 1997), durante la segunda mitad del siglo XIX, los aparatos de medición del trabajo mecánico fueron muy rudimentarios.

Probablemente, el primer sistema de medición de la carga de trabajo fue el desarrollado por el ingeniero francés Hirn que ideo un sistema similar a una cinta rodante. Mientras respiraba aire en una cámara hermética caminaba sobre una rueda que iba girando, de manera que contando el número de veces que giraba la rueda este autor calculó la distancia recorrida. El objetivo de sus experimentos fue el de medir el equivalente calórico realizando una actividad mecánica. En 1885 el médico alemán Speck construyó un ergómetro simple de manivela que consistía en una rueda que giraba sobre un cilindro de hierro, cuya fricción podía variar girando un tornillo. La resistencia cambiaba colgando pesos sobre la manivela y la velocidad de giro variaba mediante una cuerda que se tensaba. En 1886, Hanriot y Ricket diseñaron una rueda giratoria con un sistema de frenado. Gaertnet inventó lo que se denominó como "ergoestad", un "modelo pionero" de los futuros ergómetros, pues medía el trabajo en kg/min y consideró que podía ser utilizado tanto en personas con sobrepeso como sistema de medición de la condición física.

Sin duda el primer científico del siglo XIX que revolucionó la ergometría fue Nathan Zunt. Este investigador alemán contribuyo al desarrollo de lo que hoy conocemos como ergoespirometría, pues basándose en los aparatos ideados por contemporáneos suyos desarrollo la parte "espirométrica" (véase desarrollo de la espirometría a lo largo de la historia). En la "parte ergométrica", Zunt fue el primer autor que construyó una cinta rodante que podía utilizarse con animales grandes como el caballo y el ser humano (Gunga 2009).

En 1896, un estudiante francés, Bouny, desarrollo el primer cicloergómetro, acoplando una bicicleta a un sistema de frenado sencillo y elemental. Sencillamente, brillante el diseño que ahora con el gran desarrollo tecnológico ha sido mejorado, permitiendo medir la respuesta de los ciclistas en condiciones reales, es decir, con las bicicletas que utilizan durante las competiciones. Tal fue el éxito alanzado por Bouny que científicos de estados unidos se lo emplearon para el desarrollo del estudio de la respuesta del organismo, empelando el aparato de Atwater y Rose (véase véase desarrollo de la espirometría a lo largo de la historia). Posteriormente, los americanos perfeccionaron el aparato de Bouny, desarrollando el primer cicloergómetro estático de freno electromagnético. Finalmente, Zunt y Voigt empelaron un cicloergómetro de freno mecánico en sus estudios.

Desarrollo de la ergometría (siglo XX). Es durante el siglo XX cuando los científicos que se dedicaron a analizar el intercambio respiratorio desarrollaron los ergómetros que hoy día conocemos (véase desarrollo de la espirometría a lo largo de la historia). Dos personas sobresalen en el dearrollo de la ergometría durante el siglo XX: el fisiólogo danés Krog y el médico alemán Knipping. El primero desarrollo un ergómetro que publicó en una revista escandinava (Krogh 1913). El segundo, se puede considerar como el "padre" de la ergoespirometría con un objetivo médico como señalan Hollman y Prinz: *"Knipping desarrolla un aparato para determinación exacta del metabolismo gaseoso en la práctica clínica y médica"* (Hollmann and Prinz 1997). El cicloergómetro desarrollado por Knipping (1924) permitía medir trabajo mecánico hasta 750 vatios de 1 a 100 revoluciones/min, pudiendo seleccionar de forma independiente la carga de trabajo y el número de pedaladas. Posteriormente (1929), Knipping y Brauer diseñaron un equipo "completo de ergoespirometría, con la única desventaja de no poder medir consumos de oxígeno superiores a 2 L/min. Posteriormente, en 1932, Kelso y Hellebrandt diseñaron un ergómero de freno electromagnético.

El impulso dado por los autores alemanes citados anteriormente, determina la "formación de escuelas de conocimiento" (véase el epígrafe: Conocimiento de la espirometría en el siglo XIX). Autores como Knipping, Valentin, Venrath y Hollman en colonia desarrollaron la ergoespirometría en toda su dimensión, no sólo la parte de medición del trabajo mecánico. Nace la ergoespirometría tal como la conocemos en la actualidad. La facultad de medicina de colonia y posteriormente la universidad del deporte de colonia contribuyeron de forma definitiva al desarrollo de esta técnica de valoración tanto en el campo de la medicina como del deporte utilizando un ingenioso ergómetro de brazos, desarrollado por investigadores de colonia y la compañía Dagaz de Hamburgo (Hollmann and Prinz 1997). Como el principal objetivo era clínico en 1954 Müller del instituto Max-Plank desarrolló un cicloergómetro de freno electromagnético, dado que con el ergómetro de brazos no podían determinar la presión arterial (Hollmann and Prinz 1997)

Así, consideramos que el punto de partida de la ergoespirometría actual radica en los trabajos de la escuela alemana y el enorme desarrollo que experimenta en los países escandinavos y estados unidos. La unión de la empresa y la medicina determinan el gran desarrollo que ha experimentado la ergometría a partir de la última década del siglo XX. Dos cicloergómetros son de especial relevancia: el cicloergómetro Monark y el dynavit. El primero, es un cicloergómetro de frenado mecánico muy sencillo pero ingenioso. El segundo, según Hollman, es el primer cicloergómetro completamente electrónico y computarizado (Hollmann and Prinz 1997).

La tabla 1 resume los hitos en el desarrollo de la ergometría según la entendemos en la actualidad, aunque como se ha señalado en la introducción, es difícilmente separable de la espirometría. Es decir, se hace mención a la contribución a los dos principales ergómetros: cinta o tapiz rodante y cicloergómetro. Es de resaltar que el mayor esfuerzo de los investigadores en relación a los aparatos de ergometría ha sido el cicloergómetro, cuando paradójicamente el patrón más natural de comprometer la respuesta del organismo al ejercicio es caminar o correr, justamente el del tapiz rodante. La razón, a nuestro juicio es sencilla. La ergometría ha sido desarrollada inicialmente para valorar personas enfermas a los cuales hay que registrar adecuadamente la presión arterial, el electrocardiograma etc. Para ese objetivo el cicloergómetro ofrece más ventajas

Tabla 1	
Autor, autores,	Contribución a la ergometría
Zunt	Primer tapiz rodante
Bouny	Primer cicloergómetro que utilizaba la propia bicicleta
Zunt y Voigt	cicloergómetro de freno mecánico
Krog	Cicloergómetro de freno mecánico sencillo pero muy bien pensado y diseñado
Knipping y Brauer	Primer cicloergómetro que permitía realizar cargas de trabajo de hasta 750 vatios y controlar el número de pedaladas por minuto
Kelso y Hellebrandt	Primer cicloergómetro de freno electromagnético
Facultad de medicina de Colonia	Primer cicloergómetro de brazos
Müller	Cicloergómetro electromagnético que perfeccionó el diseñado por Kelso y Hellebrandt
Hollman	Primer cicloergómetro totalmente electrónico y computarizado

3. DESARROLLO DE LA ESPIROMETRÍA A TRAVÉS DE LA HISTORIA

Antes del siglo XVIII, la contribución al conocimiento del significado de la espirometría fue escasa. No obstante, conviene remarcar algunas cuestiones si no relacionadas directamente con el término espirometría si con el ejercicio.

Conocimiento de la espirometría antes del siglo XVIII. En la época helenística se encuentra ya el origen de las leyes de funcionamiento que rigen el ejercicio, dónde se recoge una vasta concepción entre mente, cuerpo y la manifestación del movimiento. Con el conocimiento actual que poseemos de los efectos del ejercicio, tres líneas pueden trazarse en los clásicos griegos (tabla 2)

<table>
<tr><td colspan="2">Tabla 2. Efectos del ejercicio ya enunciados en la griega clásica.</td></tr>
<tr><td>1)</td><td>como medida preventiva, al considerar el ejercicio físico como medio para alcanzar un estado de bienestar</td></tr>
<tr><td>2)</td><td>como medida terapéutica, al describir los "remedios" para determinados estados patológicos</td></tr>
<tr><td>3)</td><td>como ayuda para mejorar el rendimiento, pues, aunque no tan sistematizados como en la actualidad, conocían muchas de las pautas que debían llevar a cabo sus atletas para mejorar su rendimiento</td></tr>
</table>

Entre los grandes pensadores del imperio romano, sobresale Galeno, pues su obra perdurará como fuente principal del saber médico hasta los siglos XVI y XVII. La tabla 3 resume las aportaciones de Galeno al saber médico

Tabla 3. Aportaciones de Galeno al conocimiento
1º) siguiendo la escuela hipocrática, <u>inició el esbozo del "método científico"</u>, al utilizar la observación de sus estudios experimentales. Por ejemplo, describió como las principales arterias llevaban sangre, no aire.
2º) <u>comienzo en el conocimiento de las ciencias básicas de la medicina</u>: anatomía y fisiología. A través de las disecciones de muchos animales (cerdos, monos, caballos etc.) Galeno proponía la función. Estableció, por ejemplo, la diferencia entre músculos agonistas y antagonistas y describió el tono muscular. Además ofreció una importante descripción de la fatiga, distinguiendo siete formas, tres sencillas y cuatro compuestas.
3º) <u>desarrollo de medidas que mejoraban la salud y el rendimiento</u>

La relación de Galeno con el ejercicio físico también fue muy importante. El mejoró el conocimiento sobre la salud e higiene, áreas relacionadas estrechamente con la medicina deportiva. A lo largo de su vida, Galeno proponía las denominadas "leyes de la salud": *"Respirar aire fresco, ingerir alimentos adecuados, tomar las bebidas correctas, dormir adecuadamente, tener un tránsito intestinal diario adecuado y controlar las emociones"*. ¡Nada más y nada menos que todo un compendio de sentido común, pero hace más de 20 siglos!

En la edad media se produce un evidente colapso de la Ciencia, si bien es cierto que gracias a la erudición de los médicos hebreos y árabes, se transmite el saber de la antigüedad a sus contemporáneos y a las generaciones venideras. Desde el punto de vista de la breve perspectiva histórica que se aborda en este capítulo, la edad media no tiene ninguna relevancia para comprender la espirometría. Es a partir de los siglos XVI y

XVII cuando comienza a organizarse la sociedad científica en el sentido moderno, apareciendo las "Academias". Éstas eran núcleos de erudición e intercambio cultural. Destacar nombres de personalidades científicas supera por una parte el objetivo planteado en éste capítulo y por otro lado la contribución a la comprensión de la espirometría se restringe al desarrollo de ilustres anatómicos (Vesalio, Fernel, Sevet, Cesalpino, Colombo, Aguapendente y Paracelso) y el comienzo de una "nueva ciencia separada de la anatomía", la fisiología (Harvey, Servet, Borreli, por señalar sólo algunos). Para una mayor información se remite al lector interesado a la bibliografía (Singer and Underwood 1962; Babini and Entralgo 1980; Pickstone 2001)

Conocimiento de la espirometría en el siglo XVIII. Se puede considerar que la compresión del significado funcional de lo que representa la espirometría comienza a partir del siglo XVIII.

1) <u>Antonie Laurent Lavoisier</u> (1743-1794). Sus descubrimientos sobre la respiración demostraron que el oxígeno se combina con el carbono produciendo ácido carbónico y con el hidrógeno produciendo agua (tabla 4). Concretamente señala: "un animal encerrado en una cámara consume "aire eminentemente respirable" (oxígeno) y produce "ácido cálcico aeriforme" (dióxido de carbono). Así, Lavoisier enunció los dos parámetros más importantes de la ergoespirometría: el consumo de oxígeno (VO_2) y la eliminación de dióxido de carbono (VCO_2). Observó que el VO_2, la frecuencia cardiaca y la frecuencia respiratoria aumentaban durante el ejercicio. A pesar de que los datos no eran muy exactos, hay que tener en cuenta el concepto brillante y la metodología de este primer estudio cuantitativo sobre actividad metabólica.

Por consiguiente, este extraordinario científico estableció la unión entre la respiración externa, es decir, la función del aparato respiratorio y la combustión interna, es decir, la generación de calor. Además señaló que esta unión estaba condicionada por la temperatura externa, la digestión y el trabajo mecánico. Heinrich Gustave Magnus (1802-1870) corrigió el postulado de Lavoissier en el sentido que la combinación del carbono con el oxígeno se producía en el cuerpo y no en el pulmón, como el investigador francés proponía.

<table>
<tr><td>Tabla 4. Aportaciones de Lavoisier a la compresión de la espirometría</td></tr>
<tr><td>

1ª) Separación de la respiración en externa e interna, pero íntimamente unidas de manera que el aparato respiratorio facilita el comburente, el oxígeno, para que se realicen la combustión de los nutrientes.

2º) Concepto del metabolismo basal o fundamental. La acción del oxígeno sobre los nutrientes conduce a la producción de calor

3º) Factores que afectan al metabolismo basal. Describe la acción dinámico específica del alimento, como la temperatura altera el metabolismo y   como la actividad física modifica la actividad metabólica

4º) Propuso por primera vez que los alimentos estaban formados por carbono, hidrógeno y oxígeno

</td></tr>
</table>

Conocimiento de la espirometría en el siglo XIX. Durante este siglo, las Ciencias Naturales dejan de estar sometidas a la influencia directa de la Filosofía y toman de ella solamente lo que se adecua al método científico. Augusto Compte, creador del positivismo, ejercerá un papel destacado al defender el análisis objetivo de los hechos y rechazar como fuente de conocimiento todo lo que sea especulativo y metafísico. Se fía solamente de las manifestaciones que aparecen y son captadas por nuestros sentidos mediante un riguroso método científico. Por éste motivo, citar a todos los científicos que contribuyeron al desarrollo de la espirometría es una mera ilusión

El enorme desarrollo que va a experimentar la Física y la Química determina un cambio sustancial en la concepción de los fenómenos biológicos. La consideración social de la ciencia del positivismo permite una serie de hechos fundamentales para el impulso definitivo del del significado fisiológico de la espirometría durante la primera mitad del siglo XIX y que se ilustran de forma resumida en la tabla 5. La consecuencia es que durante la segunda mitad del siglo XIX se produzca una verdadera revolución en el conocimiento de las ciencias directamente relacionadas con la compresión de la espirometría. La consolidación de los Estados Nacionales en Europa y el aumento del conocimiento dan lugar a la aparición fundamentalmente de dos escuelas: francesa y alemana.

Tabla 5. El desarrollo de la fisiología durante la primera parte del siglo XIX
1º) creación de Fundaciones científicas.
2º) desarrollo de laboratorios para la experimentación. El incremento de los aparatos de medida hace que se genere el embrión de la especialización.
3º) enseñanza de la fisiología de forma independiente y creación de la necesidad de unir la docencia Universitaria con los trabajos de Investigación de laboratorio, como método de completar la formación

En la tabla 6, se muestran de forma resumida la contribución de diferentes científicos del siglo XIX a la comprensión de la ergoespirometría. Es decir, ya entonces la separación entre los dos métodos (ergometría y espirometría) no era tan clara como se ha establecido en la introducción. Era coherente que empezaran a "converger".

Tabla 6. Contribución de algunos científicos del siglo XIX a la

compresión de espirometría		
Autor	Aportación	Trascendencia para la comprensión de la ergoespirometría
Willian Prout (1785-1850)	Señalo que durante un ejercicio moderado el CO_2 eliminado alcanza una meseta:	¡La base de metabólica de los protocolos en fase estable!
Justus Von Liebig (1803-1873)	Relacionó la dieta proteica con la actividad muscular	Aunque sus premisas estaban equivocadas, fueron la base para entender el papel de la energía liberada por el catabolismo proteico
Claude Bernard (1813-1878)	Estableció los principios de regulación para mantener el equilibrio en el organismo	La base para comprender como durante una ergoespirometría se produce una "alteración" momentánea del equilibrio interno para atender a la mayor demanda
Edward Smith (1819-1874)	Construyó un aparato de análisis del volumen y composición del gas	La base de los aparatos modernos de circuito abierto
Eduard Pflüger (1829-1910)	Indicó que el consumo de oxígeno es gobernado por las necesidades tisulares y no por el flujo de sangre	Sienta las bases relativas a que el factor limitante del VO_2 max es periférico (músculo) y no central (cardiovascular)
Joseph von Pettenkofer (1818-1901)	Diseña y construye probablemente el primer calorímetro indirecto	Base de los pasados y actuales aparatos de circuito abierto

Carl von Voit (1831-1908)	Utilizando el aparato de von Pettenkofer, determina la contribución de carbohidratos al metabolismo en reposo y ejercicio	Punto de partida para comprender la aplicación de la ergoespirometría a la actividad metabólica durante el ejercicio
Austin Flint (1836-1915)	Considerable interés por la respuesta del organismo al ejercicio, principalmente del sistema cardio-respiratorio y la eliminación de nitrogeno	Idea general de la aplicación de la ergoespirometría a la respuesta cardio-respiratoria y a la función de las proteínas durante el ejercicio
Nathan Zuntz (1847-1920)	Modificó el espirómetro de Pettenkofer, realizando múltiples trabajos en altitud	¡Se puede considerar el padre de los aparatos modernos portátiles de ergoespirometría!
Wilburn Olin Atwater (1844-1907)	Perfeccionó el sistema de circuito cerrado de Pettenkofer	

La <u>Escuela Francesa</u>, será una de las primeras en desarrollarse con Bichat y posteriormente con Francoise Magendie (1783-1855). El sucesor de este último fue Claude Bernard (1813-1878), cuya aportación a la fisiología es muy importante. Por encima de los numerosísimos hallazgos experimentales destacan dos hechos: el enfoque experimental en busca de relaciones de causalidad y el concepto de regulación que comporta su descripción del medio interno. Aunque el término de Medio interno había sido utilizado previamente por Robin en 1853, Claude Bernard sienta las bases conceptuales para que Cannon defina en Estados Unidos en 1926, el concepto de Homeostasis.

La <u>Escuela Alemana</u> se encuentra representada por Kark Ludwig (1816-1895) y Johanes Muller (1801-1858). La cantidad de discípulos que se formaron bajo la dirección de estos dos grandes fisiólogos solo tiene comparación con su extraordinaria calidad. De la primera generación de discípulos Helmholz, Dubois-Raymond, Virchow, salió una segunda que, cabalgando ya entre el siglo XIX y el XX, se extendió por todo el mundo (Eckhard, Koelliker, Pfluger, Setchenow, etc). Desde el punto de vista que nos ocupa, mención aparte merecen los siguientes científicos:

1. Max Joseph von Pettenkofer, pues desarrollo, probablemente el primer sistema de calorimetría indirecta (Pettenkofer 2008)
2. Nathan Zuntz, que mejoró el aparato de Pettenkofer, al medir de forma simultánea el oxígeno y el dióxido de carbono (Gunga 2009). La idea que no el desarrollo tecnológico de su conocido espirómetro "portátil" no tiene nada que envidiar a los aparatos modernos portátiles. Ha pasado casi un siglo y la tecnología ha permitido cumplir el "sueño" de Zunt y otros entusiastas de la calorimetría indirecta (figura 1).
3. Wilburn Olin Atwater (McArdle, Katch et al. 2009), que es probablemente el primer autor que unió las dos técnicas de la ergoespirometría, la ergometría y la espirometría (figura 2)

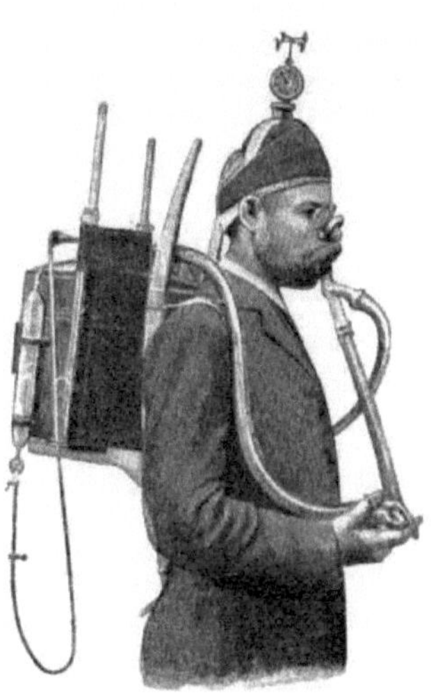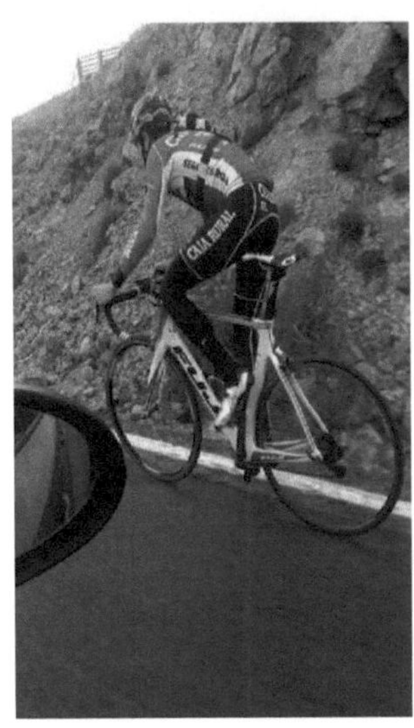

Figura 1. A la izquierda, la idea genial de Zunt que permitía analizar la composición del aire espirado. A la derecha, un ciclista con un ergoespirómetro portátil durante la realización de un proyecto de investigación de la subida a un puerto primera categoría (con el permiso del laboratorio de fisiología del esfuerzo de la facultad de ciencias de la actividad física y del deporte. Inef).

La influencia de las escuelas Francesa y Alemana hace que en el resto de Europa aumente considerablemente el interés por la fisiología. Aunque es discutible la consideración de Escuela, lo cierto es que en Inglaterra se produce un enorme desarrollo desde principios de siglo con Sharpey (1802-1880) y continúe con Foster, Burdon-Sanderson, de manera que a finales de siglo y comienzo del siglo XX se coloca a la cabeza de la fisiología en Europa, con una figura destacada, Charles Sherrington (1857-1952).

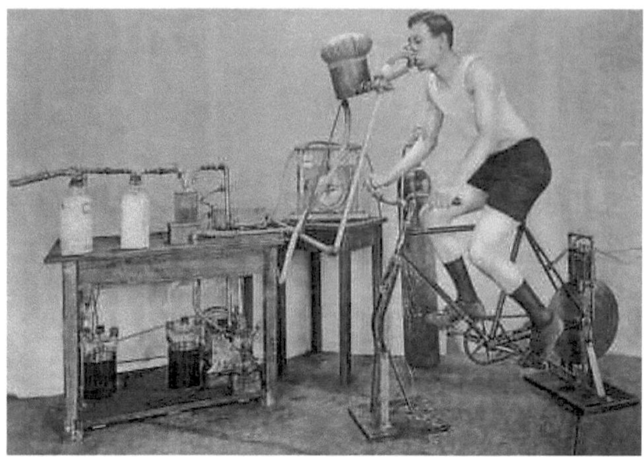

Figura 2. Fotografía de una ergoespirometría tal como la conocemos en la actualidad, pero, naturalmente, con las considerables innovaciones tecnológicas actuales.

Conocimiento de la espirometría en el siglo XX. La gran actividad científica del siglo XIX, se prolonga a lo largo de la primera mitad del siglo XX, de tal forma que se producen los siguientes fenómenos:

1) Fragmentación de las ciencias biológicas en múltiples ramas.

2) universalización de la ciencia

3) especialización. El aumento del conocimiento determina que los científicos tiendan de forma natural a dedicar sus esfuerzos a un campo concreto.

A partir de la segunda mitad del siglo XX el incremento tan elevado de investigadores dedicados a este campo de la medicina unido al enorme desarrollo tecnológico conlleva la necesidad de la especialización gradual. Las notas esenciales de la especialización son resumidas en la tabla 7

Tabla 7. Características de la especialización
1ª) Establece la relación entre magnitudes somáticas mensurables
2ª) Reemplaza la descripción por la medición
3ª) Intenta construir conceptos y leyes, realiza esquemas inductivos e inventa modelos mecánicos

La especialización, por un lado, y el creciente interés por el ejercicio físico condujo al desarrollo de los métodos de medición durante el ejercicio. Por consiguiente, reseñar a los científicos que más han contribuido durante el siglo XX a la comprensión y metodología de la ergoespirometría escapa a los objetivos de esta breve revisión. Por consiguiente, únicamente se remarcarán aquellos que en nuestra opinión han sido determinantes bien en los métodos o compresión de los parámetros aportados en una ergoespirometría. Por ello, entendemos que la forma de señalar la contribución a esta disciplina es ordenando a los autores por "escuelas".

Escuela escandinava. Cabe destacar a Lundsgaard que observó que un músculo cuando era intoxicado con ácido yodoacético, perdía su capacidad de producir ácido láctico, pero aún en estas condiciones, podía contraerse. Es decir, ya presumió otras alternativas energéticas para el músculo independientes de la glicolisis. Dinamarca fue una cuna de innumerables y prestigiosos fisiólogos como Krogh, Lindhard, Asmussen y Nielsen. Muchos de los trabajos de Krogh (1874-1949) se consideran hoy día como "clásicos", ganando el premio nobel en fisiología o medicina en 1920 al descubrir el mecanismo que controla el flujo de sangre capilar en reposo y ejercicio (tabla 8). Suecia, contribuyó al desarrollo de la fisiología con eminente investigadores como Liljestrand, Astrand y Christensen. Este último fue director del Institute for Theoretical Gymnastics at Stockholm. Igualmnete, mención aparte merece Scholander que, aunque no directamente vinculado a la fisiología del ejercicio, contribuyó de forma muy importante al desarrollo de la metodología del análisis de la composición del aire espirado. Ideó un aparato de más sencilla utilización para analizar las concentraciones de oxígeno y dióxido de carbono que recibe su nombre (Schmidt-Nielsen 1987).

<table>
<tr><td>

Tabla 8. Aportaciones de Krogh a la comprensión de la espirometría

</td></tr>
<tr><td>

1. demostró la difusión de los gases a través de la barrera alveolo-capilar, mediante un equipo de análisis de los gases respiratorios

2. demostró que el nitrógeno libre o gaseoso no procedía del metabolismo

3. estudió la regulación de la respiración y cardiovascular durante el ejercicio, cuantificando la intensidad del ejercicio con un ergómero diseñado por el mismo

</td></tr>
</table>

<u>Escuela alemana</u>. La aportación de Meyerhof (1884-1951) al metabolismo energético en la célula muscular fue trascendental. Por ejemplo, demostró la correspondencia entre la desaparición del glucógeno y la formación de ácido láctico, así como la relación entre el trabajo, la producción de calor y la formación de ácido láctico. La investigación se centró en el Instituto de Fisiología del ejercicio, primero en Berlín y más tarde trasladado a Dormunt; se le conoce como el Max-Plack Institut fur Arbeitsphysiologie. Otro autor relacionado con la ergoespirometría fue Max Rubner (1854-1932)

<u>Ecuela anglosajona</u>. En ésta se incluyen todos los científicos norteamericanos. La aportación de Haldane a la comprensión del significado fisiológico de la ergoespirometría es muy importante. En primer lugar, diseña un aparato para medir el consumo de oxígeno y la producción de carbónico, al tiempo que, en base a los trabajos de Zunt plantea las ecuaciones para el cálculo de estos gases en el aire espirado. Además, diseña un hemoglobinómetro para estudios en ambientes de altas temperaturas y altitudes. Otro investigador relevante fue Barcroft que encabeza una expedición a los Andes en 1921. Mención especial cabe destacar a Archibald Vivian Hill (1886-1977), pues representa un hito en la

historia de la fisiología. Este "entusiasta" y "practicante del ejercicio físico", poseía una sólida formación en matemáticas y física, que le permitieron aplicarlas a la fisiología, gracias a los consejos de sus mentores, Walter Morley Fletcher (1873-1933) y Frederick Gowland Hopkins (1861-1947).

En una conferencia impartida en el University college en Londres, que apareció más tarde en Science (Hill 1925), donde desarrolla de forma magistral toda la fisiología moderna, en el campo de la investigación y que tendrá una gran influencia en los siguientes 40 años especialmente en una de sus ramas, la Fisiología del ejercicio. Hill, llamaba la atención hacia la experimentación sobre humanos sanos y atletas, con todas las garantías éticas, pero señalaba *"la observación de hombres enfermos en hospitales, no es el mejor entrenamiento para el estudio del hombre normal que trabaja";* por ello, dio un gran impulso a la estandarización de pruebas funcionales y a la metodología moderna de la fisiología del esfuerzo. La serie de publicaciones de Hill, es un verdadero clásico (Hill, Long et al. 1924). La combinación de las medidas miotérmicas de Hill con los estudios bioquímicos de Meyerhoff, permitieron establecer en 1922, la relación entre el consumo de oxígeno durante la recuperación y el destino del ácido láctico.

El laboratorio de Fatiga de Harvard. A continuación se resume brevemente la actividad de este laboratorio. El lector puede encontrar más información en el interesante libro de historia de fisiología del ejercicio de Tipton (Tipton 2014). A pesar del escaso tiempo que permaneció en funcionamiento, (1927-1947) la labor realizada fue un modelo de laboratorio, no solo en el campo de la investigación sino también en la formación de investigadores de primera línea. El aspecto innovador del laboratorio fue el de la integración de diversos investigadores expertos en diversas ramas de la ciencia. El creador de del laboratorio fue Henderson que tiene en mente las características integradoras que debe tener y es ayudado por Mayo, de la Harvard Bus. School, un innovador en materia de medicina. El laboratorio está integrado por los siguientes grupos:

-) Back y Talbott del Hospital General de Massachusetts

-) Barcroft de Cambridge, y sus discípulos Forbes, McFarland Keys y Roghton

-) Dill de la Universidad de Stanford

-) Haldena de Oxford

Al principio el laboratorio era conocido como el "Herderson´s Laboratory". Sin embargo Dill acrecienta este prestigio a los pocos años gracias a la colaboración con las fuerzas armadas y poco a poco se hace con la dirección efectiva, pues Henderson estaba más preocupado por los aspectos teóricos y Dill era muy pragmático y un gran administrador. La actividad del laboratorio es reconocida mundialmente, de manera que muchos fisiólogos vienen a completar su formación. En este punto pretendemos destacar la diea integradora de Herderson:*"the lungs, heart and circulation should be thought as a single apparatus for the transfer de oxygen and carbon dioxide between atmosphere and active tissues"*

Otros autores que contribuyeron a la ergoespirometría. Francis Gano Benedict (1870-1957), empleando el calorímetro de Atwater-Rosa, contribuyo de forma importante con más 500 trabajos relacionados con el metabolismo en reposo y ejercicio. Mención especial también merece Claude Gordon Douglas (1882-1963) fisiólogo británico inventor de los conocidos sacos de Douglas, que revolucionó la información cardiorespiratoria y metabólica que aporta la ergoespirometría. Sólo pasaron alrededor de 5 años para hacer realidad la "portabilidad" de la ergoespirometría. El sistema portátil de Zuntz (1906), derivado del sistema no transportable de Geppert y Zuntz (1988), el saco de Douglas (1911) y una mejora notable del primero desarrollada por Kofranyi y Michaellis (1940) en el Max Planck Institute de Alemania han sido los "aparatos pioneros" de los nuevos aparatos portátiles sofisticados (oxycon mobile[®], cortex[®], metamax[®]).

La tabla 9 resume los laboratorios más importantes de las diferentes escuelas señaladas

Tabla 9. Laboratorios relacionados con la ergoespirometría
1. Gymnastikk Høchskolen and Karolinska Institutt in Stockholm, Sweden
2. Harvard Fatigue Laboratory, Boston Mass.; Laboratory of Physiological Hygiene, U. of Minnesota;
3. Stanford and UCLA in California (Wasserman, Beaver)
4. Cambridge University, Cambridge, England
5. Krogh Laboratory, Copenhagen Denmark
6. Knipping's Medical University Clinic in Cologne.[

Finalmente, desde el punto de vista actual del significado fisiológico de la ergoespirometría (capítulo 3 y 4) y de su aplicación práctica (capítulo 5 y 6) conviene reseñar la contribución de los investigadores durante la última década a los dos parámetros centrales (véase capítulo 3) de la ergoespirometría: el consumo máximo de oxígeno (VO_2 max) y el umbral anaeróbico (UA).

Fue el premio nobel A.V Hill el primer investigador que introdujo conceptualmente el concepto de consumo máximo de oxígeno al demostrar que el consumo de oxígeno aumenta linealmente con la intensidad, pero que *"reaches a máximum beyond which no effort can drive it"* (Hill 1925). Desde el punto de vista médico, este término puede atribuirse a los médicos alemanes Knipping y Brauser, si bien lo denominaron como "vita max" en contraposición al valor mínimo de consumo de oxígeno, es decir, el correspondiente al metabolismo basal ("vita mínima") (Hollmann and Prinz 1997). Sin embargo, los que desarrollaron los procedimientos metodológicos y los indicadores de haber alcanzado el VO_2 max fueron Henry Taylor, Per-Olof Åstrand and Bengt Saltin entre 1950 y 1960. En la actualidad este parámetro ergoespirométrico se conoce con diversos términos tales como: consumo máximo de oxígeno, máxima capacidad aeróbica, máxima potencia aeróbica, entre otros.

El término más común que establece la actividad metabólica de carácter anaeróbico se conoce comúnmente como umbral anaeróbico (UA), aunque en realidad se debería denominar como transición aeróbica-anaeróbica (véase capítulo 2). La atribución histórica de este concepto no es fácil, debido a dos consideraciones: 1ª) la dificultad de su comprensión y determinación mediante ergoespirometría y 2ª) la publicación en revistas de los hallazgos de una investigación. Teniendo en mente estas dos consideraciones, pensamos que el verdadero investigador que propuso conceptualmente el UA fue Hollman. Este autor fue el primero en demostrar la relación entre el incremento de la concentración de ácido láctico y el aumento de la ventilación, identificando un "punto de ruptura" (Hollmann 1985). Por una parte, este hallazgo fue presentado mediante una comunicación a un congreso y por otra, el término (*Punto de optima eficiencia respiratoria*) que utilizó Hollman para caracterizar este "punto de ruptura" no tuvo calado internacional. Sin embargo, fueron Karlman Wasserman y los que acuñaron el "termino de umbral anaeróbico" que de forma ordinaria se conoce a este fenómeno (Wasserman and McIlroy 1964).

4. RESUMEN DE LA EVOLUCIÓN HISTÓRICA DE LA ERGOESPIROMETRÍA

Las dos técnicas han sido analizadas de forma separada por las razones señaladas en la introducción. Sin embargo, desde una concepción integradora y su aplicación a la respuesta y adaptación del organismo al ejercicio, a lo largo de la historia los investigadores han "ligado" ambas técnicas. Aunque destacar a algunos investigadores en este resumen, citados anteriormente, puede ser erróneo, pensamos que hay "avances" fundamentales que es conveniente destacar. Los estudios de Lavoissier fueron fundamentales en su momento para comprender la importancia de las "respiraciones" interna y externa. Ya en el siglo XIX, destacar la contribución de Joseph von Pettenkofer, que diseña y construye, probablemente, el primer calorímetro indirecto. Pettenkofer sienta los cimientos, sobre los cuales Nathan Zuntz desarrolla su famoso "espirómetro portátil". Los primeros 50 años del siglo XX constituyen un impulso fundamental al desarrollo de esta técnica de valoración. Concretamente, la contribución de las escuelas alemana (Knipping, Brauer, Kelso, Hellebrandt), escandinava (Krogh, Lindhard, Asmussen y

Nielsen.) y anglosajona (Haldane, Douglas, Benedict) son determinantes para la ergoespirometría. Finalmente, la implicación de las empresas en el desarrollo de los aparatos da el impulso final para la ergoespirometria actual, donde las aplicaciones informáticas han sido determinantes para los dos parámetros centrales de esta metodología: el consumo máximo de oxígeno y el umbral anaeróbico. La mejor demostración de la relación entre informática y ergoespirometría es el método desarrollado por Wasserman y Bever para determinar el umbral anaeróbico

5. BIBLIOGRAFÍA

Babini, J. and P. L. Entralgo (1980). Historia de la medicina, Gedisa.

Gunga, H. C. (2009). Nathan Zuntz. His Life and Work in the Fields of High Altitude Physiology and Aviation Medicine, American Physiological Society.

Hill, A. V. (1925). "The Present Tendencies and Methods of Physiological Teaching and Research." Science 61(1577): 295-305.

Hill, A. V., C. N. H. Long, et al. (1924). "Muscular exercise, lactic acid, and the supply and utilisation of oxygen." Proceedings of the Royal Society of London. Series B. Containing Papers of a Biological Character, 97(681): 84-138.

Hollmann, W. (1985). "Historical remarks on the development of the aerobic-anaerobic threshold up to 1966." International Journal of Sports Medicine 6(03): 109-116.

Hollmann, W. and J. P. Prinz (1997). "Ergospirometry and its history." Sports Medicine 23((2)): 93-105.

Krogh, A. (1913). "A bicycle ergometer and respiration apparatus for the experimental study of muscular work." Acta Physiologica, 30(3): 375-394.

McArdle, W. D., F. I. Katch, et al. (2009). <u>History makers. Wilburn Olin Atwater (1844-1907)</u>, Lippincott Williams & Wilkins.

Pettenkofer, M. J. v. (2008). <u>Complete dictionary of scientific biography.</u>

Pickstone, J. V. (2001). <u>Ways of knowing: A new history of science, technology, and medicine</u>, University of Chicago Press.

Schmidt-Nielsen, K. (1987). <u>Per Fredrik Thorkelsson Scholander</u>.

Singer, C. J. and E. A. Underwood (1962). <u>A short history of medicine</u>, Oxford University Press.

Spriggs, E. A. (1978). "The history of spirometry." <u>British journal of diseases of the chest</u> **72**: 165-180.

Tipton, C. M. (2014). <u>History of exercise physiology</u>, Human Kinetics.

Wasserman, K. and M. B. McIlroy (1964). "Detecting the threshold of anaerobic metabolism in cardiac patients during exercise." <u>The American journal of cardiology,</u> **14**((6)): 844-852.

CAPÍTULO 2. PRINCIPIOS GENERALES DE ERGOESPIROMETRÍA

1. INTRODUCCIÓN

En el sentido etimológico de la palabra ergoespirometría, éste método mide el trabajo mecánico desarrollado al tiempo que se realiza una espirometría. Sin embargo, como se ha indicado en el capítulo 1, la espirometría tiene una connotación diferente a sólo la medición de los volúmenes y capacidades del aparato respiratorio. En una ergoespirometría, además de medir el volumen de aire movilizado en una determinada unidad de tiempo, se mide la composición tanto del aire inspirado como del espirado. Por consiguiente, en este capítulo se aborda el estudio de los instrumentos que permiten medir el trabajo desarrollado (ergómetros) y el volumen y composición del aire espirado (espirometría). Además, se analizan los procedimientos empleados (protocolos de esfuerzo) que permiten aumentar: 1) el trabajo mecánico desarrollado y 2) el volumen de aire y las diferencias en la composición del aire espirado.

El desarrollo de la ergoespirometría ha sido considerable sobre todo a partir de la segunda mitad del siglo XX (véase capítulo 1), donde la incorporación de las empresas tecnológicas ha resultado decisiva. El impulso definitivo para que cualquier persona formada pueda interpretar la considerable cantidad de parámetros que aporta esta técnica ha sido debido a las aplicaciones informáticas. Así, la suma de tecnología e informática ha sido determinantes en el desarrollo de la ergoespirometria. Sin embargo, la realidad es que **el fundamento de este método no ha cambiado desde los orígenes de esta técnica.**

De alguna manera, la tecnología ha tenido un resultado aparentemente contradictorio. Por un lado, los aparatos modernos han facilitado el uso y aplicaciones de la ergoespirometría al ser muy fácil de manejo. Paradójicamente, esta facilidad de uso ha ido en perjuicio de la comprensión de ésta metodología. Para ilustrar esta diferencia, se expone un caso práctico en el que se aborda como una incorrecta utilización de los instrumentos de medición puede conducir a errores considerables (véase resumen: los aparatos compactos actuales).

2. ERGÓMETROS

El primer aparato destinado a cuantificar el trabajo mecánico ha sido probablemente un cicloergómetro. Como señala Hollman (Hollmann 1985), el primer ingenioso ergómetro de bicicleta fue desarrollado por el estudiante de medicina Bouny en 1896. Ciertamente, existieron cintas o bandas rodantes anteriores a la bicicleta desarrollada por Bouny, pero su uso era más indicado para cuestiones agrícolas o en la industria. Tal como conocemos el uso de los tapices rodantes en la actualidad, pensamos que no fue hasta mitad del siglo XX cuando Robert A. Bruce, médico de la Universidad de Washington en Seattle, desarrollo el tapiz o cinta rodante. El objetivo de Bruce fue su aplicación al diagnóstico de la cardiopatía isquémica (Luong, Ignaszewski et al. 2016).

A partir de entonces, las empresas han ido desarrollando tapices rodantes y cicloergómetros cada vez más sofisticados y aplicados a diferentes poblaciones. Incluso se han popularizado en el campo la condición física para mejorar su estado de salud, lo que genéricamente se denomina como fitness. Finalmente señalar que la aplicación de la ergoespirometría de forma habitual al deporte ha determinado el desarrollo de ergómetros específicos, tales como remorergómetro, kayaergómetro, etc. La descripción que se realiza a continuación de los ergómetros se divide en: 1) ergómetros generales, es decir, el tapiz rodante y el cicloergómetro y 2) ergómetros específicos, es decir, los aplicados en el deporte. La descripción se limita a señalar las características de los ergómetros en cuanto al concepto global de ergoespirometría, obviando cualquier detalle técnico.

2.1 Ergómetros generales. Se describen los dos ergómetros más habituales en un laboratorio de esfuerzo: 1) tapiz o cinta rodante que reproduce el movimiento semiautomático mejor conocido: la locomoción o marcha y 2) el cicloergómetro, que como se ha indicado anteriormente, es el ergómetro inicialmente más utilizado en ergoespirometría. Dada la comercialización de estos ergómetros, simplemente se hará mención a las características más notables que pueden pueden ser determinantes en la interpretación de los resultados de una ergoespirometría.

Tapiz o cinta rodante. Es un ergómetro que permite desarrollar el movimiento más natural de cualquier animal, la locomoción o marcha, pero que presenta algunas diferencias que son pertinentes resaltar. En la marcha normal, la musculatura de los miembros inferiores se activa y desarrolla fuerza para "avanzar", mientras que en el tapiz rodante actúan para "resistir" al retroceso que supone el sentido de giro de la cinta rodante. Estas diferencias son necesario tenerlas en cuenta cuando se evalúa a un deportista. Es muy probable que la forma en la que se produce el orden de reclutamiento de las unidades motoras sea muy diferente en la cinta que corriendo en la pista de atletismo.

El trabajo mecánico externo desarrollado en el tapiz rodante es fácil de calcular pues se trata de un problema elemental de plano inclinado en el que se manejan tres variables: peso, velocidad del tapiz y grado de inclinación. Así el trabajo desarrollado es:

$$W\ externo = peso\ (Kg) \cdot velocidad\ (m \cdot min^{-1}) \cdot sen\ \theta\ (ecuación\ 1)$$

Siendo □ el ángulo que forma el tapiz con el suelo.

Como habitualmente no se conoce el ángulo pero si el porcentaje de inclinación, la ecuación 1 se puede reescribir de la siguiente forma

$$W\ externo = peso\ (Kg) \cdot velocidad\ (m \cdot min^{-1})$$

$$\cdot\ \%\ de\ \frac{inclinación}{100}\ (ecuación\ 2)$$

El problema del cálculo del trabajo externo es cuando el ángulo es cero, es decir, cuando el tapiz no tiene pendiente. En esta situación una aproximación consiste en poner un cinturón en el sujeto y mediante un sistema de poleas colocar un peso equivalente a la velocidad que el sujeto desarrolla, de forma que el trabajo externo se calcula de la siguiente manera:

$$W\ externo = velocidad\ (m \cdot min^{-1})$$

$$\cdot\ Peso\ que\ el\ sujeto\ tira\ (Kg)\ (ecuación\ 3)$$

Cualquiera de estas expresiones, además de para el diseño de protocolos (véase el apartado protocolos), se utiliza para el cálculo elemental de la eficiencia energética. En efecto, cuando se aplica la ergoespirometría al deporte, puede ser importante conocer la eficiencia energética. Así, conociendo que parte de la energía liberada durante el metabolismo se "utiliza" para realizar trabajo y qué cantidad de oxígeno se emplea para llevar a cabo el trabajo, se puede calcular la eficiencia. Así, la eficiencia viene dada por la siguiente ecuación elemental:

Eficiennc

Las características de este ergómetro se resumen en la tabla 1, en la que se destacan las ventajas e inconvenientes. Indudablemente, es un tipo de ejercicio que no requiere mucho aprendizaje, si bien debido al diseño de los aparatos comerciales exige una serie de atenciones. Por ejemplo, la superficie "rodante" es estrecha en la mayor parte de los aparatos comerciales de forma que cuando aumenta la velocidad la persona tiene que llevar cuidado de no pisar entre la banda que se desplaza y la superficie fija. Aun mayor es el peligro en personas físicamente activas o deportistas cuando el patrón de movimiento pasa de caminar a la carrera.

Tabla 1. Características del tapiz rodante		
	Ventajas	Inconvenientes
Tipo de movimiento: la marcha humana	No necesita un gran aprendizaje	A altas velocidades peligro de caída
Exigencia del organismo	Elevada por movilización de una gran masa muscular	Ninguna
Trabajo externo desarrollado	Fácil de calcular (ver ecuaciones 1 y 2)	Dependiente del peso; excepcional el cálculo de trabajo negativo
Coste económico		Elevado: oscila entre 57.600 y

		104.000 €

La masa muscular activa en este tipo de ergómetros es muy elevada, De hecho es una de las explicaciones que se dan para indicar que los valores alcanzados son superiores a cualquier otro ergómetro tanto en deportistas (Saltin 1961, Faulkner, Roberts et al. 1971) como en enfermos (Myers and Bellin 2000). Finalmente, señalar que el coste económico de una cinta rodante que tenga los mínimos elementos de precisión y seguridad es elevado. Ciertamente, depende del tipo de población que se valore en un determinado laboratorio. Si el laboratorio es de carácter médico cualquier cinta comercial cumpliendo los estándares mínimos puede ser válida y la inversión es de unos 60.000 €. Cuando la población es deportista el esfuerzo económico es elevado y los requisitos de seguridad muy altos. Las cintas para deportistas (figura 1) permiten:

1) Desarrollar altas velocidades, necesarias para la determinación del metabolismo anaeróbico
2) La persona puede emplear su propia bicicleta o silla de ruedas para la valoración real en el aparato que utiliza en condiciones reales
3) Se puede medir tanto el trabajo desarrollado para intentar "avanzar" como para no "retroceder". Es decir, para medir el gasto de energía tanto subiendo como bajando una determinada pendiente

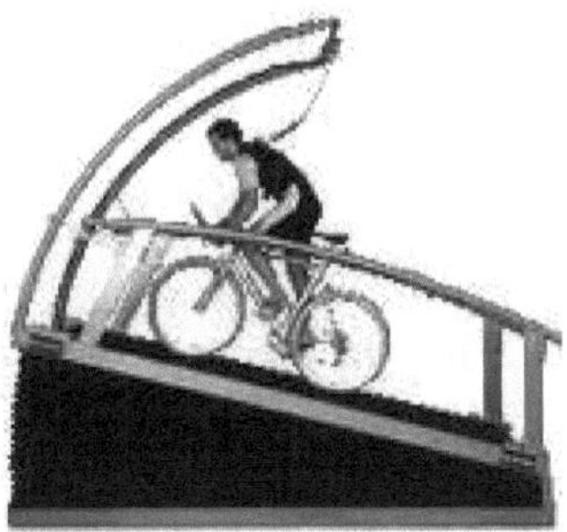

Figura 1. Cinta rodante en la que se puede poner la bicicleta normal de uso de un ciclista, de manera que se intenta reproducir mejor el gesto mecánico real

Cicloergómetro. Como se ha señalado en el capítulo 1, el cicloergómetro es una bicicleta "sofisticada" a la que se le aplica una resistencia que puede ser de tipo mecánico o electromagnético. La descripción pormenorizada de los cicloergómetros de freno mecánico o electromagnético escapa a los objetivos de este texto. De forma elemental, los cicloergómetros de freno mecánico consisten en una rueda o disco metálico que mueve el propio sujeto y a la que se le coloca una serie de cintas, una de las cuales se sujeta a un resorte metálico. Cuando gira la rueda las cintas frenan a la rueda metálica.

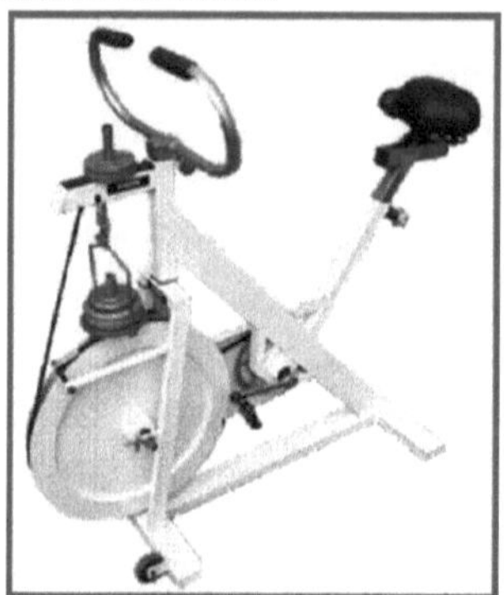

Figura 2. El conocido e ingenioso cicloergómetro de Monark que ha experimentado mejoras tecnológicas, pero guardando el principio original, muy sencillo.

El cálculo de la potencia se realiza multiplicando la fuerza de frenado por el recorrido de la rueda

$$Potencia = \frac{Fricci\acute{o}n\ (Kg) \cdot 2\pi r \cdot revoluciones\ (\frac{vueltas}{min})}{60}$$

La calibración de los cicloergómetros se puede realizar de forma sencilla (Maxwell, Withers et al. (1998). , Van Praagh, Bedu et al. (1992).). Los cicloergómetros de freno electromagnético consisten en dos bobinas cilíndricas que tienen un hilo de cobre enrollado en forma de hélice. Estas dos bobinas se conectan en serie y son alimentados eléctricamente por un generador de corriente continua que permite controlar la intensidad del campo magnético generado. Entre las bobinas gira un disco de inercia. Las corrientes tienen un sentido opuesto al movimiento del disco en el interior del campo magnético, de manera que se genera un efecto de frenado que disminuye el movimiento del disco. La intensidad del efecto de frenado aumenta cuanto más grande sea el campo magnético de las bobinas y cuanto más elevada sea la velocidad del disco.

Las ventajas y desventajas de un cicloergómetro de freno mecánico o electromagnético se muestran en la tabla 2. Las consideraciones realizadas en ésta tabla no se deben de tomar en un sentido absoluto a la hora de decidir cuál de los cicloergómetros es más adecuado en relación a los objetivos del interesado. Por ejemplo, ciertamente los cicloergómetros de freno mecánico tienen la "relativa desventaja" de tener que calibrarlos periódicamente dado que la carga es dependiente de la frecuencia de pedaleo y el desajuste de las cintas es habitual. Por el contrario, de la calibración de un cicloergómetro de freno electromagnético se encarga el fabricante o la empresa comercial, lo que indudablemente representa una ventaja para el usuario, pero al mismo tiempo, puede constituir una desventaja, pues el usuario fiándose de la tecnología o porque le supone un gasto añadido no se ocupa de solicitar periódicamente la calibración.

Tabla 2. Características del cicloergómetro		
	Ventajas Cicloergómetro de freno mecánico versus cicloergómetro electromagnético	Desventajas Cicloergómetro de freno mecánico versus cicloergómetro electromagnético
Coste económico	Coste económico bajo	Coste económico elevado
Control de la carga	Carga dependiente de la frecuencia de pedaleo	Carga independiente de la frecuencia de pedaleo
Calibración	Calibración muy sencilla y realizada de forma periódica por parte del usuario	Calibración por el fabricante o empresa vendedora

Ciertamente, la carga no dependiente de la frecuencia de pedaleo permite el ajuste continuo y automático de la carga en función de la velocidad, manteniéndose la potencia constante. Otros elementos del cicloergómetro, como son la regulación de la altura del sillín, la distancia hasta el manillar, el tipo de pedales, el tipo de manillar no deben de representar diferencias entre cualquiera de los dos tipos de ergómetros. Muchos de estas características son determinantes en pruebas de ergoespirometría realizadas a deportistas que utilizan la bicicleta, como son ciclistas o triatletas. Pero son poco determinantes cuando las pruebas se realizan a enfermos.

¿Tapiz rodante o cicloergómetro? Cualquier laboratorio de ergoespirometría debería tener los dos tipos de ergómetro. Sin embargo, cuando es una persona particular y no una entidad pública o privada la que debe de realizar una inversión debería sopesar los pros y contras de cada

uno de los dos ergómetros más comunes. La elección es muy dependiente del tipo de población que de forma general se valora en un determinado laboratorio y de los objetivos perseguidos. A pesar de estas dos consideraciones, ni siquiera en un laboratorio muy especializado, se pueden adquirir todos los ergómetros del mercado (véase ergómetros especiales)

La tabla 3 resume las ventajas e inconvenientes entre los dos cicloergómetros más tradicionales. De la misma manera que se han considerado las ventajas/desventajas de forma individual, a la hora de analizarlas en conjunto también tienen cierta relatividad. En efecto, el tipo de movimiento desarrollado en el tapiz rodante es "más natural" como se indica en la tabla 3, pero paradójicamente también es más difícil de desarrollar. Aunque caminar es el paradigma de movimiento semiautomático, es complejo cuando su ejecución se lleva a cabo sobre una plataforma que se desplaza hacia el ejecutante y además el peso del sujeto puede ser un factor determinante. El menor movimiento durante la realización de la prueba en el cicloergómetro permite un mejor registro del electrocardiograma y una mejor adquisición de los valores de presión arterial, lo que a todas luces es mucho mejor sea cual sea el objetivo (médico o rendimiento). Por otra parte, aunque el tipo de movimiento es más sencillo en el cicloergómetro, en personas mayores no habituadas a pedalear puede ser al principio algo complicado, si bien tras un muy breve periodo de adaptación, se realiza de forma eficaz.

Tabla 3 Ventajas y desventajas de cada uno de los dos ergómetros tradicionales

	Ventajas/Desventajas del cicloergómetro	Ventajas/Desventajas del tapiz rodante
Tipo de movimiento	Movimiento sencillo	El movimiento más natural
Masa muscular activa	Menor. Limitada a los miembros inferiores	Mayor. Miembros inferiores y superiores
Mejor registro de variables absolutamente necesarias (ECG y Presión arterial) y de extracción sanguínea	Mejor registro y obtención de muestras	Peor registro (sujeto a interferencias de todo orden) y peor obtención de muestras sanguíneas
Nivel de seguridad requerido	Menor	Mayor
Versatilidad	Algunos cicloergómetros pueden "convertirse" en cicloergómetros de manos	Algunos tapices rodantes pueden valor el trabajo externo negativo
Coste económico	Coste económico bajo	Coste económico elevado

Un aspecto diferenciador entre ambos ergómetros es la determinación de uno de los parámetros máximos más importantes a la hora de valorar una prueba de ergoespirometría (véase los parámetros centrales para la valoración de una ergoespirometría: El consumo de oxígeno máximo en el capítulo 3). En estudios comparativos metodológicamente bien pensados y llevados a cabo con los dos cicloergómetros se demuestra unos valores de VO_2 max superiores en tapiz que cicloergómetro (Saltin 1961, Faulkner, Roberts et al. 1971, Miyamura, Kitamura et al. 1978)

2.2 Ergómetros especiales. Dentro de este grupo de ergómetros se citan algunos muy sencillos y otros muy sofisticados. En realidad este tipo de ergómetros han nacido de la "teórica" especialización en el deporte (Dal Monte and Lupo 1989). Señalamos teórica, porque aunque en efecto el patrón de movimiento es importante, en ningún ergómetro por especial que sea se reproduce exactamente. Por ejemplo, en los grandes tapices se puede colocar la bicicleta del ciclista, pero con toda seguridad la mecánica del movimiento no es igual a la que desarrolla el ciclista en tierra. Por otra parte, hay ergómetros especiales que no han sido consecuencia de la aplicación al deporte, como por ejemplo, el cicloergómetro de manivela que como se ha señalado en el capítulo 1, se utilizó de forma prioritaria por la escuela alemana (véase capítulo 1). Así pues, a continuación se exponen de forma sencilla este tipo de ergómetros.

Ergómetros aplicados a deportes que se desarrollan en móvil acuático (remo-ergómetro, kayak ergómetro, canoa-ergómetro). El remo-ergómetro es un tipo de ergómetro diseñado para remeros, del que existen diversos diseños (Smith and Hopkins 2012) aunque el principio es el mismo se diferencia en pequeños detalles (sistema de frenado, movilidad de la empuñadura), aparentemente intrascendentes a la hora de valorar de forma integral una ergoespirometría. El kayak-ergómetro, para valoración de piragüistas (von Someren, Phillips et al. 2000.) utiliza como base un cicloergómetro en el que se sustituyen las bielas y pedales por unas manivelas acorde a las que se utilizan en la competición que se encuentran unidas por una barra central que varía en función de la envergadura del deportista. Además el ergómetro dispone de una silla similar a la empleada en el barco. Los estudios comparativos respecto a situaciones reales demuestran la validez de estos aparatos (von Someren, Phillips et al. 2000.). El canoa-ergómetro (Dal Monte and Lupo 1989) es un aparato en el que el deportista adopta la misma posición que en la canoa y consta de dos guías articuladas de 2,5 m una a cada lado de manera que puede ejecutar el gesto deportivo que realiza habitualmente. El sistema de frenado es de freno mecánico, pues se trata de una cinta que se enrolla en un disco que ofrece resistencia cuando la pala se mueve hacia atrás y que no dificulta el desplazamiento en la fase de recuperación de la pala. La aplicación de un sistema de medición de la tensión, permite el cálculo de la fuerza aplicada en la fase de actividad.

Otros ergómetros especiales. Además de los señalados anteriormente, para otros deportes (esquí y natación) se han diseñado variantes de ergómetros tradicionales, como es el caso del esquí o bien el más sofisticado de los ergómetros conocidos, el swimming-flume específico para el estudio de la natación. Para el esquí, se utiliza un aparato similar a los esquíes que se coloca en el tapiz rodante (Bortolan, Pellegrini et al. 2008.). Este aparato consiste en dos rodillos en la parte frontal, dos raíles de 2,5 m que impiden las desviaciones laterales. En los pies se colocan dos soportes en los pies que tienen dos transductores lineales que valoran la fuerza desarrollada. Para las extremidades superiores se emplea unos bastones en cuya empuñadura se coloca un transductor lineal para la valoración de la fuerza.

Aunque el interés por el estudio de la natación data de principios del siglo XX, es a partir de la mitad de siglo cuando se produce una verdadera eclosión del interés por la fisiología y biomecánica de este deporte. El interés por la fisiología de este deporte radica en el hecho de que por desarrollarse en un medio adverso para el ser humano determina una serie de condiciones únicas: 1ª) es el único deporte que se realiza en posición de decúbito, 2ª) es el único deporte en el que se traslada el cuerpo en un medio distinto al que la evolución nos ha deparado, y por consiguiente, no está adaptado desde el punto de vista biomecánico, lo que a su vez, afecta a las condiciones fisiológicas.

El swimming flume se desarrolló en Suecia y tuvo como finalidad única y exclusivamente investigar (Holmér 1979). Es tal la complejidad tecnológica del aparato que su utilización en la práctica es prácticamente testimonial. De forma elemental es como "una cinta contínua de agua", la cual se mueve bajo el impulso de unas hélices dispuestas longitudinalmente, de manera que el nadador intenta nadar contracorriente, aunque al igual que en la cinta rodante siempre está en el mismo sitio. Como método alternativo se ha utilizado el sistema de valoración denominado *Swiming thetered*. Se trata de un sistema de sujeción que fija al nadador mediante una serie de poleas a una balanza en la que se pone el peso necesario para que nade en el sitio o como mucho se desplace ligeramente. A diferencia del swimming-flume, el nadador se propulsa de forma similar a como lo hace en situación real.

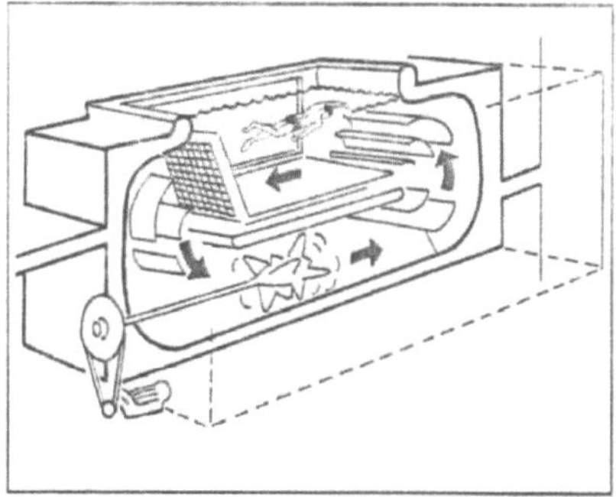

Figurqa 3. Representación esquemática del swimming flume o ergómetro para la natación.

Ergómetros utilizados para la evaluación de no deportistas. Cuando la disponibilidad de ergómetros no era fácil, se desarrollaron aparatos elementales que posteriormente fueron perfeccionados. La realidad es que en la actualidad este tipo de pseudo-ergómetros, tienen más un interés histórico que de utilidad práctica. Nos referimos al *escalón* y a la manivela ergométrica. El primero, aunque en sentido estricto no se debe de considerar un ergómetro, adquirió una gran popularidad gracias al laboratorio de Harvard (véase capítulo 1) que desarrollo el conocido test Harvard y las considerables variantes que se introdujeron. Sin embargo es enormemente útil, pues reproduce un tipo de movimiento, cada vez desgraciadamente, menos frecuente: subir y bajar escaleras. En efecto, las pruebas realizadas en el escalón permiten estimar tanto el trabajo mecánico positivo (subir el escalón) como negativo (bajar el escalón). El problema del escalón es precisamente el tipo de movimiento de subida que limita el hecho de alcanzar valores máximos. Variantes del escalón son: 1) el step-treadmill (21) y el escalón de altura variable (22). El primero es una combinación de subir escaleras desplazándose. En otras palabras las escaleras mecánicas que encontramos en los grandes almacenes y en el metro, pero yendo en contra del sentido en el que se desplazan los escalones. El escalón de altura variable es una plataforma que se va desplazando según se requiere desarrollar mayor trabajo mecánico positivo, comenzando por una altura de 10 cm y aumentando progresivamente de 5 en 5 cm hasta alcanzar los 50 cm (Kaltenbach, Bischofs et al. 1982).

3. PROCOLOS DE ESFUERZO

El diccionario de la Real Academia de la Lengua española define protocolo como *"secuencia detallada de un proceso de actuación científica, técnica o médica"*. En el caso que nos ocupa, un protocolo de esfuerzo sería la secuencia seguida para que el organismo alcance un determinado nivel de estrés en su organismo. En el caso del cicloergómetro, se maneja una sola variable, la resistencia al pedaleo, mientras que, para la cinta rodante, la carga de trabajo se puede aumentar mediante la velocidad o la pendiente (ecuaciones 2 y 3).

3.1 Ideas generales sobre los protocolos de esfuerzo

El diseño de los protocolos depende principalmente del objetivo perseguido y las posibilidades dependen de la imaginación de la persona que las diseña. De forma general, en los deportistas, no es aconsejable que la pendiente de la cinta rodante, por ejemplo, sea muy elevada, pues produce sobrecarga muscular que condiciona la obtención de los valores máximos.

1) Según el objetivo. Para deportistas, es frecuente que los protocolos en tapiz rodante incrementen la velocidad de forma progresiva manteniendo fija o elevando hasta un 5 % como máximo la pendiente. Por el contrario, la evaluación de un sujeto sedentario o enfermo, conviene elevar más la pendiente y no tanto la velocidad.
2) Según a qué nivel de estrés se pretenda someter al organismo del sujeto. Íntimamente ligado al objetivo, es importante considerar cual es la intensidad que se pretende alcanzar en los sujetos
3) Según la imaginación. Aunque en la actualidad los protocolos están muy estandarizados, el diseño de un nuevo protocolo depende de la imaginación del investigador. La forma de responder el organismo al esfuerzo dinámico depende de la manera de incrementar las cargas de trabajo. En éste sentido, es necesario hacer mención a investigadores que diseñan sus propios protocolos de acuerdo al objetivo perseguido.

3.2 Protocolos de esfuerzo

Son numerosos los protocolos propuestos a lo largo de la historia. La mayor parte de los aparatos comerciales tienen incorporados los protocolos más habituales y además tienen la posibilidad de grabar los que el usuario diseñe. Por este motivo, en este apartado no se expondrán de forma pormenorizada cada uno de ellos, es decir, indicando las velocidades y pendientes o los incrementos de carga. En razón a las consideraciones anteriores, es corriente dividir los protocolos en: 1) de carga creciente continua y 2) de carga creciente discontinua y 3) de carga constante (figura 4)

Protocolos de carga creciente continua. Por diversas razones, que se comentan posteriormente, son las formas regladas de esfuerzo más habituales en los laboratorios de ergoespirometría. Como su nombre indica, la intensidad aumenta de forma gradual hasta alcanzar una que el sujeto no puede mantener, obteniéndose los datos máximo de una ergoespirometría. Debido a ser los más habituales, son muy numerosos y en la tabla 4 se indican las características principales de los más habituales y que ha sido elaborada con la consulta del libro de Ellestad (Ellestad 1988). Como se ha señalado anteriormente las variaciones en pendiente y/o velocidad en el tapiz rodante de cada uno de los protocolos mostrados en la tabla 4 vienen en los programas de los aparatos compactos comerciales.

Tabla 4. Protocolos de carga incremental continua		
Denominación	Ergómetro	Objetivo
Protocolo de Balke	Tapiz rodante: velocidad constante variando la pendiente Cicloergómetro: incrementos de 25 vatios	Valoración médica; cardiológica Valoración médica; cardiológica
Protocolo de Naughton	Tapiz rodante: velocidad constante variando la pendiente	Valoración médica: cardiologíca
Procolo de Astrand	Tapiz rodante: velocidad constante variando la pendiente	Valoración de personas sanas
Protocolo de Ellestad	Tapiz rodante: velocidad y pendiente variables	Valoración médica: cardiologíca y en deportistas
Protocolo de Bruce	Tapiz rodante: velocidad y pendiente variables	Valoración médica: cardiologíca
Protocolo de Siconolfi	Cicloergómetro: incrementos de 25 vatios	Valoración médica
Protocolo de Storer	Cicloergómetro: incrementos de 15 vatios	Valoración médica
Protocolo para deportistas (diferentes autores)	Tapiz rodante: pendiente fija (entre el 2 y el 5 %) y aumento progresivo de la	Valoración de deportistas

	velocidad	

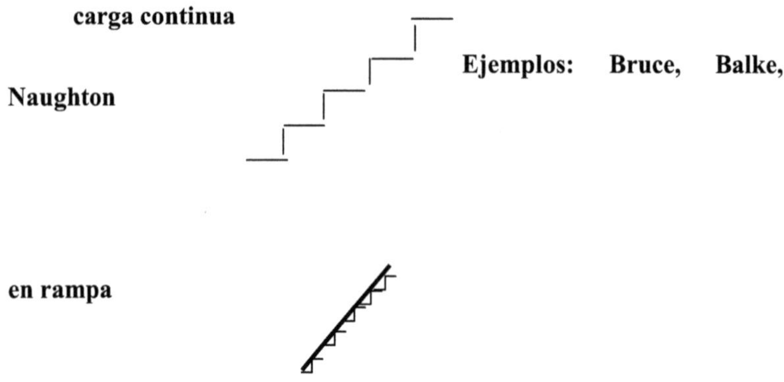

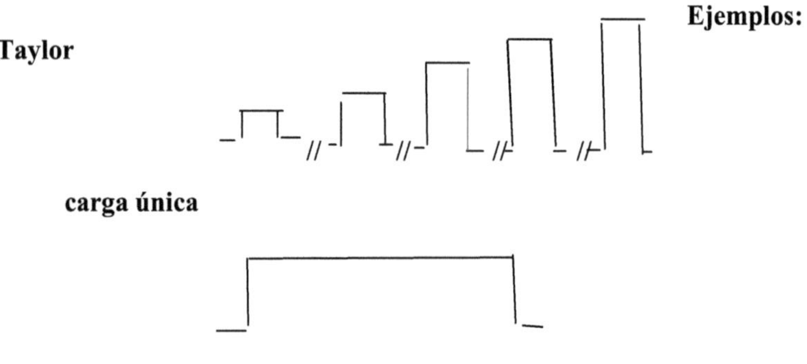

Figura 4. Representación esquemática de los protocolos de esfuerzo

Lo importante de los protocolos de carga creciente y continua es tener presenta las siguientes consideraciones:

1ª) Como se ha señalado anteriormente tener muy presente cual ha sido el objetivo del diseño de cada uno. Por este motivo, no tiene objeto aplicar el protocolo de Bruce a personas sanas y menos aún a deportistas. La sobrecarga del organismo en este protocolo depende fundamentalmente de la pendiente (comienza en un 10 % y se incrementa cada 3 minutos en un 2 %), siendo la velocidad muy baja (se camina en todas las fases). Por este motivo su aplicación está claramente dirigida a la valoración en cardiología. La sobrecarga de miembros inferiores es considerable y el sujeto puede finalizar con parámetros inferiores a los esperados por este motivo y sin embargo, la actividad cardiaca es moderada.

2ª) Carácter máximo o submáximo de la ergoespirometría. Los protocolos señalados pueden considerarse como máximos o submáximos. Un paciente que al realizar un protocolo de Bruce, por ejemplo, no alcanza el último estadio, pero se detecta una alteración del electrocardiograma sugerente de cardiopatía isquémica, es de carácter submáximo.

3ª) Tiempo en cada escalón. Tradicionalmente, para la valoración médica, cada escalón tiene una duración determinada (2 a 3 minutos), al objeto de que el organismo ajuste las determinadas variables y sea más fácil valorar síntomas, alteraciones del electrocardiograma, etc). Sin embargo, cuando el objetivo no es que la persona vaya alcanzando "estabilidades temporales" de la respuesta de su organismo al ejercicio, sino conocer "los valores topes", los periodos de tiempo prolongados en cada estadio pueden no tener sentido. Además, si los escalones no están muy bien graduados respecto a la respuesta del organismo, el sujeto puede "percibir" los escalones como saltos exagerados de intensidad.

Por este último motivo han surgido protocolos de carga creciente continua en los que no se permite la estabilización del organismo a cada carga. Este tipo de protocolos se denominan *protocolos en rampa*. Los incrementos de carga son muy pequeños en un determinado tiempo, habitualmente unos segundos. Por ejemplo, incrementos de carga de unos 4 vatios cada 15 segundos en lugar de incrementar de golpe a los 3 minutos la carga en unos 50 vatios. Así este tipo de protocolos tienen la ventaja de no provocar cambios bruscos de ritmo con los incrementos de carga. No obstante, hay autores que analizan de forma crítica la validez general de este tipo de protocolos (Myers and Bellin 2000).

Protocolos de carga creciente discontinua. Esta forma de provocar la respuesta del organismo al ejercicio consiste en aumentar de forma progresiva la intensidad, pero a diferencia de los anteriores, con intervalos de descanso. Teóricamente, como consecuencia de los periodos de descanso los sujetos pueden alcanzar valores superiores a los protocolos continuos. La realidad es que este tipo de protocolos están pensados para poder obtener determinadas variables, tales como la extracción de sangre para la determinación de diversas variables. También se sugiere la facilidad del registro del electrocardiograma y la presión arterial. La tabla 5 muestra alguno de estos.

El diseño de ese tipo de protocolos está más orientado hacia la investigación que a la práctica ordinaria. Este hecho significa que la gran versatilidad que puede tener el diseño, dado que se ajustan a los intereses concretos de los investigadores. Su interés radica, como se ha señalado anteriormente, en la obtención de datos complementarios a la prueba ergoespirométrica tradicional. Por consiguiente, son poco utilizados cuando el objetivo es la valoración médica. Finalmente, señalar que los protocolos de carga discontinua se pueden adaptar a la hora de valorar un determinado tipo de entrenamiento interválico (Billat 2001). Si bien hasta hace poco este tipo de entrenamiento era utilizado en el deporte, últimamente también es empleado en personas enfermas (Buchheit and Laursen 2013)

Tabla 5. Algunos protocolos de carga discontínua más conocidos		
Denominación	Ergómetro	Objetivo
Protocolo de Astrand	Tapiz rodante: pendiente al 3 %, aumento velocidad 15 m/min y descansos de 4 a 5 min	Valoración del rendimiento
Protocolo de Mader	Tapiz rodante: pendiente del 1,5 al 3 %, aumento de la velocidad 2,5 m/seg, descansos de 3-5 min a 0,5 m/seg	Valoración del rendimiento
Procolo de Sedlok	Cicloergómetro y cicloergómetro de brazos: cargas de 6 min a 6 vatios (c de piernas) en el primero y 12,5 vatios (c. brazos)	Valoración específica para personas en sillas de rueda
Protocolo de Gleim	Diversos ergómetros: cicloergómetro, remoergometro, tapiz rodante, cicloergómetro de brazos 3 min de trabajo y 30 seg descanso	Valoración de rendimiento comparativa

Protocolos de carga única. En este tipo de protocolos la carga es la misma durante toda la prueba. La determinación de la intensidad se realiza en función del objetivo, sea de valoración de la condición física sea para el control del rendimiento. Se llevan a cabo en cualquiera de los ergómetros habituales (cinta rodante o cicloergómetro) o bien en plataformas o escalón. Entre otros están: 1) la prueba del escalón de Master, 2) la prueba de Harvard, 3) la prueba de Astrand-Ryhming. Actualmente, este tipo de pruebas se han utilizado en estudios de investigación para conocer el máximo estado estable de lactato en el campo del rendimiento deportivo

(Beneke 2003)y en menor medida para la valoración de la evolución de cardiopatías (Ades, Waldmann et al. 1993).

4. MEDICIÓN DE LA VENTILACIÓN Y ANÁLISIS DEL GAS ESPIRADO

4.1 Introducción

Tradicionalmente, la medición de la ventilación y composición del aire espirado no ha tenido por objeto la evaluación de la respuesta del organismo al ejercicio. En efecto, como se indica en el capítulo 1, esta técnica ha tenido por objeto la medición de calor (calorimetría). A través de la calorimetría los investigadores estiman el gasto de energía para diferentes aspectos de la vida animal: crecimiento, trabajo, nutrición. A lo largo de la historia de la ciencia, el calor se ha podido medir directamente por métodos físicos (calorimetría directa) o puede ser inferida (calorimetría indirecta) a partir de la medición de algún producto final del metabolismo. Esta alternativa (calorimetría indirecta) tiene su fundamento en las leyes de la termodinámica, principalmente la primera ley sobre conservación de la energía y la ley de Hes relativa al calor liberado en una cadena de reacciones. **¡Estas dos leyes aseguran que el calor producido en las complejas reacciones que se dan en el organismo en su conjunto es exactamente el mismo que el medido cuando el mismo combustible es convertido a los mismos productos finales por combustión en el laboratorio o en un calorímetro!**

La figura 5 muestra en negro como la energía de los sustratos almacenados se utiliza para mantener la actividad mínima (gasto basal) y en rojo durante un ejercicio (gasto energético) como el que se desarrolla durante una ergoespirometría.

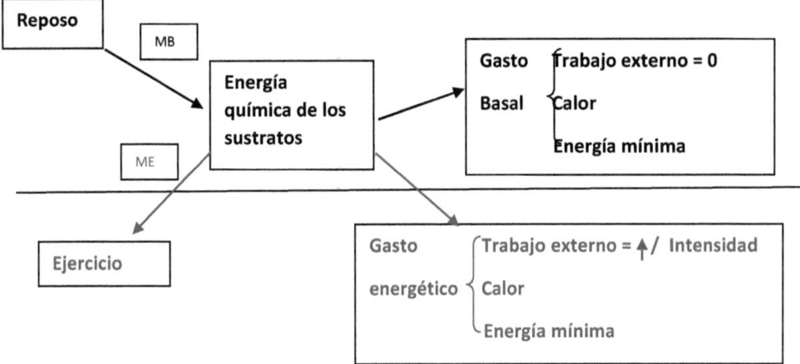

Figura 5. Esquema de la obtención de energía a partir de determinados sustratos. En negro en situación de reposo, en la cual el trabajo mecánico es nulo. En rojo la energía es utilizada para realizar trabajo mecánico: la energía utilizada se relaciona directamente con la intensidad.

Como para obtener la energía de los sustratos requerimos el comburente (O_2) y uno de los productos de desecho es el dióxido de carbono (CO_2) durante una ergoespirometría se puede medir el calor generado, es decir, realizar una calorimetría indirecta. Ciertamente, con este método la estimación del calor producido tiene un error que ya señalaron Atwater y Benedict a finales del siglo XIX. Pero la finalidad de la ergoespirometría no es medir el calor producido sino valorar la respuesta del organismo a un ejercicio gradual.

4.2 Instrumentos para el análisis de los gases.

En la precisión de estos aparatos radica el hecho de que los parámetros dados en una ergoespirometría sean los más exactos y fiables posibles. A lo largo de la historia, la determinación de la composición del aire ha sido un reto para los científicos. En los orígenes de la calorimetría indirecta se utilizaron métodos químicos. El más utilizado ha sido el aparato de Haldane, si bien Scholander, por su portabilidad ha sido una buena alternativa (véase capítulo 1). Cuando se comenzó a desarrollar la tecnología se utilizaron métodos físicos, es decir, midiendo el comportamiento "físico" de los dos componentes principales de la ergoespirometría: el oxígeno y el dióxido de carbono. Sin embargo, muchas empresas en la actualidad incorporan métodos tanto físicos como químicos para la determinación de estos gases. Pero resulta curioso que después de tanto desarrollo tecnológico todavía en muchos laboratorios importantes se sigan utilizando los métodos químicos (aparatos de Haldane y Scholander) para la determinación de los dos gases.

Escapa a los objetivos de este texto la descripción pormenorizada de los métodos tanto químicos como físicos. El lector interesado puede consultar el excelente libro de McLean y Tobin (McLean and Tobin 1987) sobre calorimetría animal y humana, donde se expone con rigor los instrumentos de medición. No obstante, una visión general es necesaria para que el lector cuando compre un aparato solicite de la empresa los métodos de medición de los gases. Sólo así será conocedor del rigor de los datos que obtiene.

1) Métodos químicos.

El aparato de Haldane (Haldane 1898) básicamente utiliza las transformaciones químicas que experimentan diferentes compuestos químicos cuando reaccionan con el O_2 y CO_2. Aunque el aparato experimentó numerosas modificaciones, básicamente el aparato consta de dos buretas: 1) contiene hidróxido de potasio para la absorción de CO_2 y 2) contiene un compuesto (1,2,3 triolbenceno o bien 1,2,4 triolbenceno) que absorbe el O_2. La precisión en valores de desviación estándar es de $\pm0,02$ % para el CO_2 y $\pm0,03$ % para el oxígeno. Posteriormente, Carpender (Carpenter 1923) realizó unas mejoras en el aparato de Haldane que aumentaron la precisión 10 veces.

El aparato de Sholander (Scholander (1947).) diseñó un aparato portátil y compacto que permitía el análisis de pequeñas muestras de gas de un volumen inferior a 0,5 ml. Además demostró una exactitud y precisión similar a la obtenida con el aparato de Haldane. De forma sencilla, lo que hace este aparato es medir la cantidad de CO_2 a través de la reacción con una solución formada por hidróxido potasio y dicromato potásico. Esta solución se dispone en una cámara que se encuentra separada de otra que contiene la solución (hidróxido potásico, hidrosulfito de sodio y antraquinona sulfato de sodio) para la reacción con el oxígeno. Como la composición de los gases es calculada a partir de los cambios de volumen, es necesario que la presión del vapor de las dos soluciones deba ser igual ya que durante el análisis se puede producir un cambio de volumen. Por este motivo, posteriores modificaciones del aparato aseguran este aspecto concreto necesario para el análisis riguroso. Se ha demostrado que el aparato de Scholander es tan exacto como el de Haldane y que presenta la ventaja de ser más manejable. No obstante, como cualquier aparato tiene una fuente de errores que los especialistas en los métodos químicos deben de conocer

2) Métodos físicos.

En la actualidad, los métodos para la determinación de los gases a través de las propiedades físicas del O_2 y el CO_2 se han impuesto en los aparatos "compactos", si bien algunos han cambiado sus sistemas de valoración a métodos electroquímicos. La ventaja de los métodos físicos es la comodidad y rapidez de manejo, pero en ningún caso demuestran tener mayor precisión de las mediciones que los métodos químicos.

Muchos aparatos que utilizan los métodos físicos miden realmente la presión parcial de los gases y o su concentración, de manera que asumen que la relación presión/volumen es constante, lo que de sobra conocido que no es así. Esto significa que se debe de ser riguroso en el "estado de la muestra" (véase apéndice I). Los sistemas más frecuentes para el análisis de los gases son: 1) paramagnéticos, 2) infrarrojos, 3) electrodo de oxígeno, 4) espectrómetros de masas, 5) diaferómetros, 6) células de combustible y 7) cromatografía.

1) Paramagnetismo. Mclelan y Tobin (McLean and Tobin 1987) opinan que este tipo de analizadores son los más adecuados para medir concentración de oxígeno en la calorimetría indirecta, que es la metodología utilizada en ergoespirometría. Los analizadores miden la

presión parcial de oxígeno por lo que es necesario poner especial atención a las condiciones de la muestra (véase apéndice I). Se basan en la sensibilidad de la molécula de oxígeno a los campos magnéticos que es inversamente proporcional a la temperatura absoluta. Los valores se ajustan a 760 mm Hg y 20 ºC. Como señalan Mclelan y Tobin (McLean and Tobin 1987), el paramagnetismo es un método muy adecuado para medir el oxígeno en aire, dado que en éste no están presentes gases cuyas sensibilidades a los campos magnéticos son similares a las del oxígeno y podrían ser motivo de error. Dentro de este principio paramagnético, se han desarrollado diversos tipos, cuya descripción escapa a los objetivos de este libro, pero que se indican brevemente. Los tipos que utilizan el paramagnetismo son: 1) termo-magnéticos, 2) magneto-dinámicos y 3) susceptible a los cambios de presión. Como simple comentario, señalar que la marca Jaeger, durante mucho tiempo incorporaba los analizadores magneto-dinámicos a sus equipos.

2) Infrarrojos. Este tipo de instrumentos se utilizan prácticamente en la totalidad de los aparatos modernos compactos para medir el dióxido de carbono. Básicamente este tipo de analizadores responden a un determinado espectro de la radiación electromagnética que se produce a partir de una fuente de calor y se transmite por una célula de absorción. Así la cantidad de radiación absorbida por una muestra de CO_2 en un determinado rango de frecuencia del espectro es medida por un sensor. Las diferencias entre los diferentes aparatos que miden el CO_2 por este método difieren en la amplitud de la radiación emitida por la fuente calor. Escapa a los objetivos de este texto describir los diferentes aparatos, de manera que se remite al lector interesado a consulta la bibliografía indicada en el libro de McLelan y Tobin (McLean and Tobin 1987).

3) Electrodos de oxígeno o células polarográficas. Su base física consiste en el fenómeno de la electrolisis de soluciones con potencial oxido-redox al pasar por un electrodo de metal (mercurio, plata o platino) y compararlo con un electrodo de referencia. Para el oxígeno, el cátodo es una tira fina de platino que se encuentra inmersa en un material aislante, de manera que sólo la punta del electrodo está en contacto con electrolito. El ánodo es un electrodo de cloruro de plata o hidróxido de plata. El

electrolito es de cloruro potásico, hidróxido potásico o una mezcla de cloruro potásico y cloruro de fosfato. La punta del cátodo está cubierta con una fina membrana (polietileno u otro material) que sólo es permeable al oxígeno, hecho fundamental pues evita la contaminación con otros gases. Este tipo de analizadores se utilizan tanto para medir oxígeno en aire como en sangre. Las ventajas de estos analizadores son las siguientes: 1) rapidez de respuesta (0,4 seg), 2) respuesta lineal en un amplio rango de concentraciones, 3) elevada exactitud y precisión cuando se compara con otro tipo de analizadores. El inconveniente es que debido al principio en el que se sustentan (la electrolisis), tanto los electrodos como el electrolito debe de ser reemplazados periódicamente, lo que determina un coste añadido pues se debe de realizar por personal especializado. Ciertamente, las casas comerciales han solventado este inconveniente gracias al desarrollo tecnológico de este tipo de analizadores, pues permite al usuario hacerlo el mismo.

4) Espectrómetro de masas. Estos instrumentos para el análisis de los gases se basan en unos sensores que detectan de forma específica la relación carga eléctrica/masa de un determinado ion. Aquellos iones con una relación concreta alcanzan el detector, mientras que los que tiene una relación diferente no son detectados. Cuando se alcanza la estabilidad al aplicar el voltaje, los iones serán mostrados como una serie de picos. Como los espectrómetros más comunes para la determinación de los gases tiene cuatro polos ("cuadrupolares o quadropoles), cuando se aplique el voltaje correspondiente se detectarán y cuantificaran los gases de la muestra. Las ventajas de este tipo de analizadores son las siguientes: 1) detectan varios gases a la vez, 2) no son afectados por las condiciones de presión y vapor de agua, 3) tienen una linealidad elevada, gran precisión y exactitud en un amplio rango de concentraciones. El inconveniente es los caros que son estos aparatos, pues aunque miden varios gases a la vez, su coste es muchísimo más elevado que el correspondiente a analizadores individuales para el oxígeno, dióxido de carbono y nitrógeno.

5) Diaferómetros. Estos instrumentos se basan en que la resistencia de un alambre varía con su temperatura. Se emplea una corriente eléctrica para calentar el alambre, de manera que cualquier variación de la

resistencia del material será el resultado de la perdida de calor. Cuando pasa el flujo de aire a través del alambre la variación en la perdida de calor del alambre calentado será debida a las variaciones en la conductividad térmica de los gases.

6) Células de combustible. Básicamente se trata de materiales como el zirconio que cuando se eleva su temperatura (hasta 1000ºC) actúa como una membrana semipermeable que posee una alta conductividad para el oxígeno. El electrodo de zirconio calentado actúa como sensor y otro electrodo de platino actúa como electrodo de referencia. Las ventajas de este tipo de analizadores son las siguientes: 1) es exacto cuando se compara con métodos químicos o paramagnéticos, 2) el tiempo de respuesta es muy rápido con una constante de tiempo (tiempo en alcanzar el 63 % de su valor) de 10 a 20 miliseg a flujos de aire muy bajos (100 a 500 ml). Las desventajas son inherentes al propio principio, pues es necesario reemplazar la célula de zirconio, de manera que es un coste añadido a tener en cuenta.

7) cromatografía de gases. Según McLean y Tobin (McLean and Tobin 1987) son aparatos bastante baratos, rápidos y exactos (en comparación con métodos químicos) que han sido utilizados para el análisis de los gases. Para una descripción del principio se recomienda la lectura de bibliografía específica

4.3 Instrumentos para medir el volumen de aire.

Los otros grandes instrumentos para obtener las numerosas variables (véase Apéndice III) que aportan los aparatos modernos de ergoespirometría, son aquellos que miden el volumen de aire en la unidad de tiempo, es decir, la ventilación (V_E) (véase parámetros básicos o fundamentales en el capítulo 3). A nuestro entender y experiencia estos instrumentos son el fundamento para que los valores sean coherentes. De forma tradicional (véase el capítulo 1), el aire era recogido en unos sacos y posteriormente se medía el volumen de aire que contenían, mediante los siguientes aparatos:

1) Gasómetros secos

2) Gasómetros húmedos
3) Anemómetro de Wright

Con diferencia, el gasómetro seco ha sido el más utilizado para medir en ergoespirometría el volumen de los gases contenidos en los sacos de Douglas, aunque son menos exactos (±1%) que los gasómetros húmedos (McLean and Tobin 1987). No obstante, los sacos de Douglas son procedimientos muy laboriosos de forma que en la actualidad son poco utilizado, salvo cuando se requiere en estudios concretos. Dada la importancia del tema y debido a los objetivos de este texto, se remite al lector a trabajos (McLean and Tobin 1987, Ballal and Macdonald (1982). , Baker and Pouchot. (1983).) dónde se analizan las ventajas de cada instrumento.

Debido a las dificultades señaladas, en ergoespirometria se impusieron los instrumentos que medían flujo de aire, es decir, como se ha señalado anteriormente, la ventilación. De forma elemental se abordarán los tres tipos de aparatos utilizados en muchos ámbitos de la ciencia que son: 1) Instrumentos de medición de flujo/volumen, 2) instrumentos de medición flujo/masa y 3) rotámetros

1) Instrumentos de medición flujo/volumen.
*Instrumentos de turbina (*figura 6*)*. Consisten en aparatos de turbina que tienen dos "palas" que giran como una veleta y montadas sobre un rotor. Las palas que giran conjuntamente con el rotor están dispuestas sobre un disco que se encuentra alineado con un haz de luz y una fotocélula. El disco dispone de zonas claras y oscuras. A medida que el dispositivo rota su parte opaca interrumpe el haz de luz y la fotocélula genera señales eléctricas a una velocidad proporcional a la velocidad de rotación del rotor que a su vez es proporcional al caudal de gas a través de él. El problema principal se centra en eliminar la fricción y la inercia de los mecanismos que hacen girar el rotor y con ello las palas. El aparato muestra una buena linealidad a diversos flujos, pero su exactitud es bastante variable. Diferentes estudios han encontrado errores de diferente magnitud en las medidas de flujo según los flujos sean bajos (5 L/min) o altos (hasta 60

L/min). Sin embargo, últimamente se ha mejorado esta tecnología y algunos autores han encontrado una correspondencia entre los flujos medidos con el método de turbinas respecto a los sacos de Douglas de un 99 % a flujos elevados

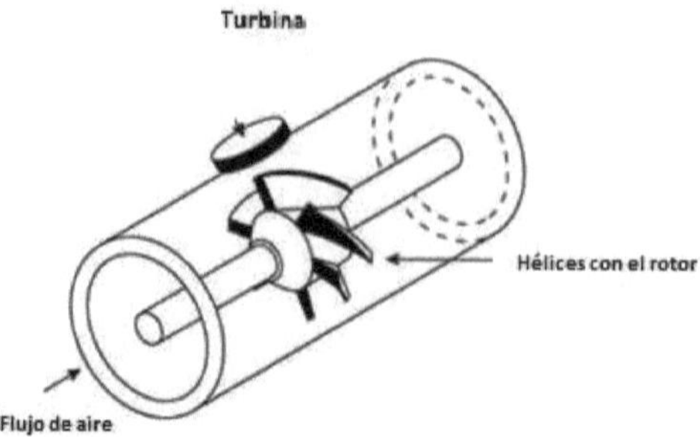

Figura 6. Esquema simplificado del sistema de turbina para la medición del volumen de aire.

Neumotacógrafo (figura 7). Este conocido aparato fue desarrollado por Fleisch en 1925, de manera que todavía se sigue llamado en algunos ámbitos neumotacógrafo de Fleisch. Aunque el principio es el mismo, la realidad es que se ha mejorado notablemente. El principio es la ley de Poiseuille que establece que para un flujo laminar, la cantidad de gas que pasa a través de una sección transversal por unidad de tiempo es inversamente proporcional a la viscosidad y directamente proporcional al descenso de presión por unidad de longitud del vaso y a la cuarta potencia del radio (ecuación 5)

$$F = \Delta P x \; \frac{\pi r^4}{8L\eta} \; (ecuación\ 5)$$

La aplicación de esta ecuación permite conocer que la caída de la presión (ΔP) es directamente proporcional al flujo de aire (F). Al objeto de crear un flujo laminar y poder aplicar la ecuación de Poisseuille, Fleish utilizó una serie de tubos muy estrechos dispuestos en paralelo empaquetados en un cilindro: posteriormente, se ha utilizado una pantalla cilíndrica en forma de malla o unas placas verticales. Pantallas cilíndricas de diferente tamaño se han empleado para conseguir que la resistencia al flujo sea la correspondiente a cualquier valor de éste último. La caída de presión que muestra el flujo al atravesar el neumotacógrafo se mide a través de un manómetro diferencial o bien con un transductor de presión. La ventaja de un transductor diferencial de presión es que permite medir tanto el volumen de aire en inspiración como en espiración, es decir, medir V_I y V_E (véase parámetros básicos o fundamentales en el capítulo 3).

El problema justamente es conocer si estos dispositivos guardan linealidad en todos los rangos de flujo que habitualmente pudiéramos encontrar en personas que movilizan una gran cantidad de aire. Algunos autores han confirmado la linealidad. Por ejemplo, un atleta de gran tamaño y una excelente función ventilatoria puede movilizar desde 0,1 L/seg (7 L/min) hasta 2,8 L/seg (170 L/min), de forma que es absolutamente necesario conocer si en este rango el neumotacógrafo muestra linealidad. A pesar de lo que indiquen las casas comerciales puede ser dudosa la linealidad en la respuesta de los neumotacógrafos, pues algunos autores sostienen que la linealidad depende del sistema en el que está incorporado el flujómetro (Zock 1981.). Las razones de la no linealidad puede ser la interferencia que pueden hacer determinado fluidos como saliva en la relación P/V, de manera que el flujo pueda llegar a ser turbulento y no se puede aplicar la ecuación 5. Aunque todos los neumotacógrafos comerciales, al objeto de prevenir el efecto de la condensación que afecte a la relación P/V, tienen un sistema de calentamiento, no es seguro que no pasen fluidos a través del dispositivo. Por consiguiente es de gran importancia que el técnico calibre minuciosamente el neumotacógrafo en las condiciones de uso y no sólo en reposo. Según algunos autores si se lleva a cabo de forma rigurosa la calibración la linealidad está asegurada en una exactitud del 0,5 %.

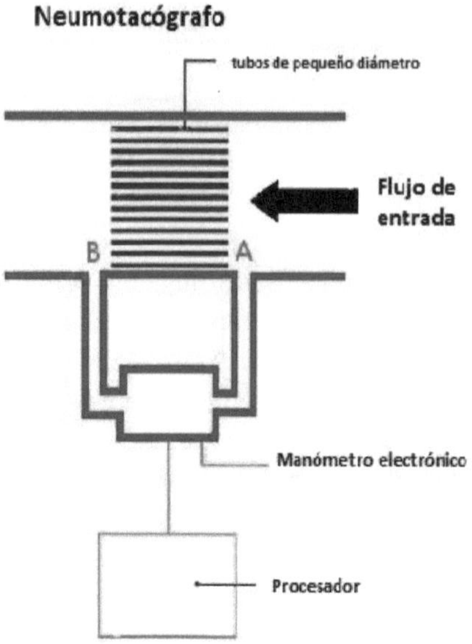

Figura 7. Representación esquemática de una neumotacógrafo

2) Instrumentos de medición flujo/masa (flujómetros de masa crítica, flujómetros de temperatura). En general estos dispositivos se utilizan para la calibración de otros aparatos de medición del flujo. La selección del aparato de calibración depende del rango que se pretenda medir. Así, los denominados flujómetros críticos aportan linealidad en rango superiores a 200 L/min (McLean and Tobin 1987). A pesar de ser muy adecuados para la calibración a rangos altos (Sparkes (1968).), McLelan y Tobin (McLean and Tobin 1987) opinan que sólo son útiles para este fin no para medir de forma habitual los flujos de aire.

Los anemómetros de alambre caliente consisten de forma elemental como su nombre indica en un alambre calentado que está dispuesto al flujo de aire. La velocidad con la que se enfría y por consiguiente la temperatura del alambre varía con la masa de aire que lo atraviesa. Estos aparatos son usados en un amplio rango de flujo con una precisión del 1 % y son independientes de la temperatura y presión (McLean and Tobin 1987). Los flujómetros de tubo consisten en un elemento cilíndrico calentado con dos sensores de temperatura que se colocan de forma equidistante. McLelan y Tobin (McLean and Tobin 1987) han encontrado que este tipo de flujómetros son fiables (±0,2 %), precisos (0,5 %), lineales (flujos superiores a 50 L/min) y estables.

3) Flujómetros de área variable o rotámetros. El rotámetro consiste en un tubo vertical graduado con un diámetro que aumenta desde el fondo hasta la parte superior. Dentro del tubo hay un pistón o flotador que indica caudal o flujo (Nelson 1971.). La precisión cuando se determina una escala concreta es del 2 al 5% pero puede mejorar con una calibración precisa según McLelan y Tobin (McLean and Tobin 1987), hasta alcanzar valores del 0,5 al 2 %

4.4 Instrumentos de calibración
Dado que las condiciones en las que se mide la composición de los gases en el aire atmosférico y en el aire espirado son diferentes, parece coherente que los investigadores a lo largo del tiempo se dedicaran a diseñar instrumentos de la mayor precisión posible para calibrar sus aparatos de medición. En la actualidad todos los aparatos modernos tienen incorporados en los correspondientes softwares las correcciones que se deben de realizar a la hora de presentar los volúmenes del pulmón durante una espirometría. En el apéndice I se muestran los factores de corrección que se han establecido por convenio: BTPS, ATPS y STPD. La importancia de corregir es fundamental, pues se pueden cometer errores y sobre todo si no se tienen en cuenta en que unidades se determinan los valores no deberían ser comparados.

4.4.1 Calibración de las condiciones ambientales de presión, temperatura y humedad. De los instrumentos que más problema han constituidos a lo largo de la historia ha sido aquellos destinado a medir la humedad. No es objeto de este texto la descripción pormenorizada de estos instrumentos, pero en cualquier caso, ¡es necesario que en los laboratorios de esfuerzo sean los más exactos posibles! Para que las concentraciones de los gases dados en una ergoespirometría sean exactos es fundamental que el registro de la presión, temperatura y humedad sean los más exactos posibles

La medición de la temperatura es fundamental y se realiza con termopares o termómetro de resistencia. Todos estos aparatos de medición de la temperatura se han desarrollado de forma comercial y se encuentran disponibles en el mercado, de manera que no es necesario una descripción de los mismos. Sin embargo, es fundamental que la exactitud sea de $\pm 0,1°C$, aunque algunos instrumentos presenten valores de $\pm 0,025°C$ o $\pm 0,01°C$. Variaciones de $0,1°C$ pensamos son suficientes en el control de la temperatura en un laboratorio de ergoespirometría.

La medición lo más exacta posible de la humedad es necesaria de cara a las correcciones en STPD (véase apéndice I). Realmente ha constituido un problema durante mucho tiempo. La mayor parte de los instrumentos de medición de la humedad están basados en los cambios de las propiedades físicas de diferentes materiales sensibles al agua en estado gaseoso. Desde hace algún tiempo se utilizan los siguientes instrumentos:

1. Los que miden un determinado punto de referencia para la temperatura a la que el vapor de agua en el ambiente se condensa a la forma líquida, es decir, el agua en forma de gotas que aparece en finas hileras. En inglés estos instrumentos se denominan dewcells.
2. Los que se componen de dos termómetros, uno de los cuales tiene su depósito humedecido con agua o alcohol y por comparación de las temperatura indicados en los termómetros se calcula el grado de humedad
3. Aparatos de tecnología termoeléctrica conocidos como módulos Peltier de enfriamiento.

Con independencia del instrumento utilizado, la precisión recomendada para calcular la presión del vapor de agua (PpH_2O) debería ser de $\pm 0,1$ mm Hg sobre un punto de referencia con un rango de temperatura de 0 a 25°C.

Los instrumentos para la determinación de la presión barométrica están muy desarrollado comercialmente, pero requieren un control periódico con un barómetro de mercurio. Por consiguiente, cualquier aparato es válido siempre y cuando sea controlado periódicamente y se sepa el error que se comete.

4.4.2 Calibración de los instrumentos de medición del volumen y composición del gas. El control de estos instrumentos es fundamental a la hora de tener la certeza que los parámetros dados en una ergoespirometría son correctos. Ciertamente, con el desarrollo de la tecnología este aspecto ha sido muy simplificado, lo que no significa que toda persona dedicada a este a metodología no debe de conocer con la mayor profundidad posible el procedimiento de calibración. Como señalan Mclelan y Tobin (McLean and Tobin 1987) aceptar una determinada precisión experimental requiere un aumento del número de observaciones al cuadrado de la menor precisión de la medición, es decir, si el coeficiente de variación de una medición desciende a la mitad se deberían realizar el cuádruple de las mediciones. En éste apartado se tratará brevemente los procedimientos de calibración.

Para calibrar correctamente los analizadores que miden la composición del aire se debe tener una botella con un gas estándar que contenga nitrógeno, oxígeno y dióxido de carbono. Para establecer el cero, el nitrógeno debería tener una pureza del 99,999 %. El aire ambiente tiene una concentración de 20,93 a 20,96, con un valor medio admitido de 20,95 %. La composición de los gases de la botella las realizan entidades locales cuya mezcla tiene una tolerancia del 1 al 5 %. Lo ideal sería que se pudiera comprobar la composición de la mezcla con analizadores químicos (aparatos de Haldane o Scholander). No obstante es fácil deducir que el usuario debe de fiarse de que la mezcla de gases suministrada por la compañía es correcto y que sigue los controles de calidad adecuados (Barratt.1981).

Para el oxígeno la precisión debería ser del 1 % y comprobar linealidad entre el 19 y el 21 % y por extrapolación del 0 al 21 %; para el dióxido de carbono el rango de precisión va desde el 0 % al 1 % (McLean and Tobin 1987). Sin embargo, los analizadores por infrarrojos son inherentemente no lineales (McLean and Tobin 1987), de manera que la mayor parte de los aparatos que llevan este tipo tienen circuitos eléctricos que ajustan la linealidad. Mclelan y Tobin indican que una mezcla de gases del 0,1 al 1,0 % medidos mediante el aparato de Haldane y con un analizador por infrarrojos da un error comprendido entre el 0 y el 1 % (McLean and Tobin 1987).

Finalmente, señalar que la calibración de los instrumentos de medición del volumen de aire son complejos y escapa su descripción a los objetivos de este texto. No obstante, como se ha referido anteriormente, se llevan a cabo mediante aparatos especiales (véase Instrumentos de medición flujo/masa). El lector puede encontrar información sobre la calibración de los espirómetros y flujómetros en la bibliografía referida.

RESUMEN: LOS APARATOS COMPACTOS ACTUALES

Como se ha referido en el capítulo 1, el desarrollo tecnológico a partir de la segunda mitad del siglo XX ha supuesto un gran avance en la utilización de los métodos de calorimetría indirecta aplicados al ejercicio. Pero, paradójicamente, han supuesto un "cierto inconveniente". El usuario, fiándose de las casas comerciales, puede olvidar los principios básicos de medición de esta metodología. Por ello, nos parece inexcusable que el lector lea detenidamente los epígrafes anteriores, pudiendo ampliar la información en la bibliografía referenciada u otra disponible sobre los procedimientos de medición y calibración del volumen y composición de los gases. No obstante es inevitable que actualmente en la mayor parte de los laboratorios de fisiología del ejercicio se utilizan aparatos compactos.

Estos están constituidos por todos los sistemas de medición reseñados en los epígrafes anteriores, pero en un solo aparato. De ahí el nombre de compactos. Para alcanzar la máxima reproductibilidad del análisis y composición del aire, algunas casas comerciales dedicadas a la función cardio-respiratoria han desarrollado aparatos realmente portátiles como el que se ilustra en la figura 1 del capítulo 1. Se ha cumplido el sueño de Zunt y Gepper (figura 1 a la izquierda). Pero como todos los aparatos miniaturizados, tiene serios problemas de uso sino se conoce y se está pendiente del aparato. En nuestro laboratorio tenemos una gran experiencia en el manejo de este tipo de aparatos.

Las ventajas de los aparatos compactos modernos (de sobremesa y portátiles) son indudables y se reseñan a continuación:

1) Exactitud y precisión de los sistemas de medición de la ventilación y composición del aire inspirado y espirado garantizados
2) Todos los parámetros que suministra el aparato son "gestionadas" de forma muy rápida por programas informáticos que controlan los ergómetros coordinándolos con el análisis del intercambio respiratorio. La posibilidad de pasar los ficheros a formato de hojas de cálculo o de bases de datos es considerada fundamental
3) Las calibraciones de los sistemas de medición del volumen y composición del aire son extraordinariamente sencillas. Es más, se incorpora sistemas de auto calibración y control antes y durante la prueba. El usuario se tiene que despreocupar de hacer correcciones a las condiciones de medición (ATPS, BTPS y STPD), pues vienen incorporadas en el software.
4) La elaboración de los informes es considerablemente simple y versátil, pues permite que el usuario realice los que considere más adecuados, además de poder incorporar variables "cruentas".
5) Sólo para los aparatos portátiles, permiten obtener de forma rápida los parámetros ergoespirométricos en condiciones reales de esfuerzo. Probablemente, estos aparatos portátiles sólo sean útiles en el campo del rendimiento

De lo expuesto es obvio que todos son ventajas y que la desventaja es sólo de tipo económico, pues un aparato compacto completo cuesta alrededor de 40.000 €. Además, al ser tan simples, a priori, no requiere mucho personal y se necesita poco mantenimiento. Craso error, sin embargo, es considerar a estos aparatos compactos como exentos de problemas. Si un usuario no estudia con profundidad el aparato y sobre todo no analiza dónde pueden estar los errores la fuente de errores es considerable. Por tanto, lo adecuado es comprobar periódicamente el funcionamiento de estos aparatos con los sistemas expuestos en los epígrafes anteriores. Para ilustrar cómo estos aparatos compactos pueden constituir una considerable fuente de errores se presentan los posibles errores metodológicos (calibración etc) y un caso real dónde hubo un claro error

Problemas metodológicos (véase capítulo 3 para completar esta información).

1º) Errores en la calibración y determinación del volumen y composición de los gases. La medición errónea de la ventilación (V_E), fracción espirada de oxígeno (F_EO_2) y fracción espirada de dióxido de carbono (F_ECO_2) puede ser una fuente importante de errores en los valores obtenidos. La calibración de los gases con la mezcla en botellas suministradas por el fabricante o una empresa puede ser también una fuente de errores. Chin Naruse y Cotes (Chinn, Naruse et al. 1986) encontraron diferencias en el análisis efectuado por distintos laboratorios: 1,8-5,3 % para el oxígeno y un coeficiente de variación del 8,9 para el dióxido de carbono para el oxígeno las diferencias. Algunos autores proponen que en vez de establecer dos puntos, aire ambiente y aire de la botella, se debería establecer tres o más puntos para comprobar la linealidad de los analizadores en todos los puntos.

Los errores en la determinación de las condiciones ambientales (presión barométrica, temperatura del gas y presión del vapor de agua) tienen menos efecto que valores inadecuados de V_E, F_EO_2 y F_ECO_2. Por ejemplo, un error de 7-8 mm Hg en los valores de presión causa un error del 1 % (7,6/760) y un error de temperatura de 3°C (3/273) igual. Los errores de la F_EO_2 son del orden de menos de 1,5 %- 2 %. Los errores en la medida de la V_E puede alcanzar valores muy elevados cuando se comparan los sistemas de medición que de ordinario llevan los aparatos compactos (neumotacógrafos y turbinas) con el espirómetro de Tissot (error de este aparato ± 2 %). El error en la medición de la V_E puede no ser lineal y aumentar de forma exponencial a flujos elevados, como sucede en deportistas.

Aunque los errores señalados pueden parecer insignificantes, la realidad es que pueden ser importantes en la valoración de deportistas, cuando se exige mayor rigor al dar valores de VO_2 max y de la transición aeróbica-anaeróbica. Pero es que además, los errores pueden ser aditivos, es decir, de la composición de los gases en el aire espirado (F_EO_2 y F_ECO_2 y del volumen (V_E), pudiendo alcanzar valores del 5 %. Así, para un VO_2 real de 60 ml/kg/min o bien de 3,5 L/min, un error acumulado podría dar valores de 3,3 L7min o 57 ml/Kg/min. Ciertamente, este error puede ser asumible, pero se trata de realizar las pruebas con el máximo rigor posible.

2°) errores derivados de los tiempos de registro de los gases. Hay aparatos que llevan una cámara de mezclas de gases, de manera que el tiempo de retraso necesario para que los analizadores de gases respondan, que debería ser constante, no lo es. El tiempo de lavado de la cámara es inversamente proporcional a la V_E: a menor V_E más tiempo se requiere para limpiar la cámara de gases. Otro problema lo pueden constituir los periodos de tiempo de recogida del gas espirado. Prácticamente todos los aparatos modernos tienen la posibilidad de medir respiración a respiración. Algunos autores sostienen que los errores pueden ser superiores cuando los gases se recogen de 20 a 30 seg.

Un caso de un error en las medidas de una aparato compacto. A continuación se muestra un caso práctico relativo a cómo se puede cometer errores con los aparatos compactos a pesar de haber seguido de forma rigurosa las calibraciones. Antes de caso concreto se exponen como resumen dos posible fuentes de errores.

1ª) Fuente de error. Supongamos que hay no linealidad del espirómetro, pero los analizadores miden correctamente. Nuestro sistema mide 110 L/min y posteriormente se comprueba que hay un error del + 5 %. La F_EO_2 es en de 16,9 %. Veamos el valor de VO_2, asumiendo que V_E es igual a V_I. Sustituyendo en la ecuación 1, tenemos:

$$VO_2 \text{ medido} = 110 \, (0{,}209 - 0{,}169) = 4{,}4 \text{ L/min}$$

$$VO_2 \text{ real} = 115{,}5 \, (0{,}209 - 0{,}169) = 4{,}6 \text{ L/min}$$

Es decir, con un error del 5 % encontramos una desviación del VO_2 del 4,3 %.

2^a) Fuente de error. Supóngase que hay no linealidad de los analizadores, pero el espirómetro mide de forma incorrecta. El analizador de oxígeno mide una $F_EO_2 = 17{,}9$ y posteriormente se comprueba que la F_EO_2 es 17,8. El valor correspondiente de V_E es de 115 L/min. Aplicando de nuevo la ecuación 1 tenemos

$$VO_2 \text{ medido} = 115{,}5 \, (0{,}209 - 0{,}179) = 3{,}46 \text{ L/min}$$

$$VO_2 \text{ real} = 115{,}5 \, (0{,}209 - 0{,}178) = 3{,}58 \text{ L/min}$$

Teniendo en cuenta las diferencias del VO_2 máximo para los deportistas entrenados habríamos cometido un error del 3 % con una pérdida de linealidad del analizador del oxígeno del 0,56 %. De nuevo, comprobamos los informes de calibración y vemos que, en efecto, son correctos. Podríamos asumir el error considerando que se ha utilizado el mismo aparato en los dos momentos de la determinación. Pero, ¿y si el aparato se ha desajustado a la mitad del estudio?

Caso práctico. En la tabla 6 se muestran los valores de un deportista de triatlón. ¿Son los valores verosímiles?

<table>
<tr><td colspan="1" align="center">Tabla 6. Resultado de una ergoespirometría</td></tr>
</table>

Sistema de medición de la V_E neumotacógrafo

Sistema de análisis de la composición de los gases: célula de zirconio para el oxígeno y absorción de infrarojos para el dióxido de carbono

Informes de calibración correcto de acuerdo a las especificaciones del fabricante, tanto en los volúmenes como en las concentraciones de los gases y tiempos de retraso

VO_2 máximo = 5894 ml/min ó 77,8 ml/Kg/min

V_E máxima = 215,2 l/min

V_T máximo = 3466 ml

B_F máxima = 62 resp/min

En primer lugar, se deberían comparar los valores dados con los correspondientes a la población de triatletas. En segundo lugar, como no se disponen de todos los datos necesarios, en principio no se puede conocer si pudiera existir algún error. Sin embargo, supongase una F_IO_2 de 20,9 %, se deduce que para el VO_2 (5894 ml/min) y V_E (215,2 l/min), el valor de la F_EO_2 sería de 18,16 %. Los valores máximos de F_EO_2 no llega al 18,16 %. Por tanto, parece probable que pueda haber existido un error en el aparato.

Por otra parte, los tres valores correspondientes a la función respiratoria (V_E, V_T y B_F), cuanto menos son sospechosos de ser erróneos. Por ejemplo, ¿puede funcionar el aparato respiratorio a 1 ciclo/seg (B_F = 62 resp/min) movilizando un volumen de casi 3,5 l?. A priori parece verosímil. Sin embargo, si la V_E máxima es de 215,2 l/min, ¿Qué valor de máxima ventilación voluntaria (MVV) tendría este atleta?. Considerando que los valores de MVV son alrededor de un 25 % superiores a la V_E máxima alcanzada en esfuerzo máximo significa que este deportista tendría una MVV de 269 l/min

En conclusión, los valores dados son erróneos. Concretamente, parece que el neumotacógrafo no tiene una respuesta lineal, ya que se asume que ha sido perfectamente calibrado. A rangos elevados ventilatorios el aparato da valores por encima de los reales.

BIBLIOGRAFÍA

Ades, P. A., M. L. Waldmann, E. T. Poehlman, P. Gray, E. D. Horton, E. S. Horton and M. M. LeWinter (1993). "Exercise conditioning in older coronary patients. Submaximal lactate response and endurance capacity." Circulation **88**(2): 572-577.

Baker, W. C. and J. F. Pouchot (. (1983).). "The measurement of gas flow part ii." Journal of the Air Pollution Control Association, **33**((2)): 156-162.

Ballal, M. A. and I. A. Macdonald ((1982).). "An evaluation of the Oxylog as a portable device with which to measure oxygen consumption. ." Clinical Physics and Physiological Measurement, **3**((1)): 57.

Barratt, R. S. (.1981). "The preparation of standard gas mixtures. A review. ." Analyst, **106**(1265): 817-849.

Beneke, R. (2003). "Methodological aspects of maximal lactate steady state—implications for performance testing." European journal of applied physiology **89**(1): 95-99.

Billat, L. V. (2001). "Interval training for performance: a scientific and empirical practice." Sports Medicine 31(1): 13-31.

Bortolan, L., B. Pellegrini, G. Finizia and F. Schena (2008.). "Assessment of the reliability of a custom built Nordic Ski Ergometer for cross-country skiing power test." Journal of Sports Medicine and Physical Fitness, 48(2): 177.

Buchheit, M. and P. B. Laursen (2013). "High-intensity interval training, solutions to the programming puzzle." Sports Medicine 43(5): 313-338.
Carpenter, T. M. (1923). " An apparatus for the exact analysis of air in metabolism investigations with respiratory exchange chambers." J. metab. Res, 4((1).).

Chinn, D., Y. Naruse and J. Cotes (1986). "Accuracy of gas analysis in lung function laboratories." Thorax 41(2): 133-137.

Dal Monte, A. and S. Lupo (1989). "Specific ergometry in the functional assessment of top class sportsmen. ." The Journal of sports medicine and physical fitness, 29(1): 4-8.

Ellestad, M. H. (1988). "Pruebas de esfuerzo: bases y aplicación clínica.".

Faulkner, J. A., D. E. Roberts, R. L. Elk and J. Conway (1971). "Cardiovascular responses to submaximum and maximum effort cycling and running." Journal of Applied Physiology 30(4): 457-461.

Haldane, J. (1898). "Some improved methods of gas analysis." The Journal of physiology, 22((6)): 465-480.

Holmér, I. (1979). ". PHYSIOLOGY OF SWIMMING MAM. ." Exercise and sport sciences reviews, 7(1): 87-124.

Hollmann, W. (1985). "Historical remarks on the development of the aerobic-anaerobic threshold up to 1966." International Journal of Sports Medicine 6(03): 109-116.

Kaltenbach, M., W. Bischofs, R. Hopf and D. B HMER (1982). "Physical and physiological work in treadmill testing compared with other types of ergometry." European heart journal **3**(2): 93-99.

Luong, M. W., M. Ignaszewski and C. Taylor (2016). "Stress testing: A contribution from Dr Robert A. Bruce, father of exercise cardiology." British Columbia Medical Journal **58**(2): 70-76.

Maxwell, B. F., R. T. Withers, A. H. Ilsley, M. J. Wakim, G. F. Woods and L. Day ((1998).). "Dynamic calibration of mechanically, air-and electromagnetically braked cycle ergometers." European journal of applied physiology and occupational physiology, **78**(4): 346-352.

McLean, J. A. and G. Tobin (1987). Animal and human calorimetry., Cambridge University Press.

Miyamura, M., K. Kitamura, A. Yamada and H. Matsui (1978). "Cardiorespiratory responses to maximal treadmill and bicycle exercise in trained and untrained subjects." The Journal of sports medicine and physical fitness **18**(1): 25-32.

Myers, J. and D. Bellin (2000). "Ramp exercise protocols for clinical and cardiopulmonary exercise testing." Sports Medicine **30**(1): 23-29.

Nelson, G. O. (1971.). "Controlled test atmospheres; principles and techniques. In Controlled test atmospheres; principles and techniques." Ann Arbor Science.

Saltin, B. (1961). "Maximal oxygen uptake and heart rate in various types of muscular activity." Journal of Applied Physiology **16**(6): 977-981.

Scholander, P. F. ((1947).). "Analyzer for accurate estimation of respiratory gases in one-half cubic centimeter samples. ." Journal of Biological Chemistry, **167**: 235-250.

Smith, T. B. and W. G. Hopkins (2012). " Measures of rowing performance. ." <u>Sports Medicine,</u> **42**(4): 343-358.

Sparkes, D. W. ((1968).). "A standard choked nozzle for absolute calibration of air flowmeters. ." <u>The Aeronautical Journal</u> **72**(688): 335-338.

Van Praagh, E., M. Bedu, P. Roddier and J. Coudert ((1992).). "A simple calibration method for mechanically braked cycle ergometers." <u>International journal of sports medicine,</u> **13**(01): 27-30.

von Someren, K. A., G. R. W. Phillips and G. S. Palmer (2000.). " Comparison of physiological responses to open water kayaking and kayak ergometry.". <u>International journal of sports medicine</u> **21**(03): 200-204.

Zock, J. P. (1981.). "Linearity and frequency response of Fleisch type pneumotachometers. ." <u>Pflügers Archiv European Journal of Physiology,</u> **391**((4)): 345-352.

CAPÍTULO 3. ANÁLISIS DE LOS PARÁMETROS OBTENIDOS

1. PRINCIPIO GENERAL DE ERGOESPIROMETRÍA

Por sofisticado tecnológicamente que sea un aparato de ergoespirometría, su mecanismo de funcionamiento es similar al representado en la figura 1 (sistema abierto). Se denomina sistema abierto pues el sujeto recoge el aire atmosférico y después de pasar por todos los órganos y tejidos elimina el aire espirado, siendo previamente analizado tanto el volumen como su composición por aparatos destinados al efecto, como se expuso en el capítulo 2.

La entrada de aire se realiza bien a través de una mascarilla o de una boquilla. En cualquiera de estos dos sistemas de recolección se dispone el instrumento de medición del volumen de aire (véase capítulo 2), siendo los más habituales la turbina y el neumotacógrafo. Además estos dispositivos disponen de unos tubos que van a los instrumentos de medición de la composición del aire (véase capítulo 2). Así, el sistema compuesto por un medidor de flujo y los dos analizadores para los dos gases importantes para la valoración ergoespirométrica (oxígeno y dióxido de carbono), suministra una serie de parámetros básicos. A partir de estos, el desarrollo de la informática y la aplicación de programas concretos han permitido obtener una cantidad muy numerosa de parámetros.

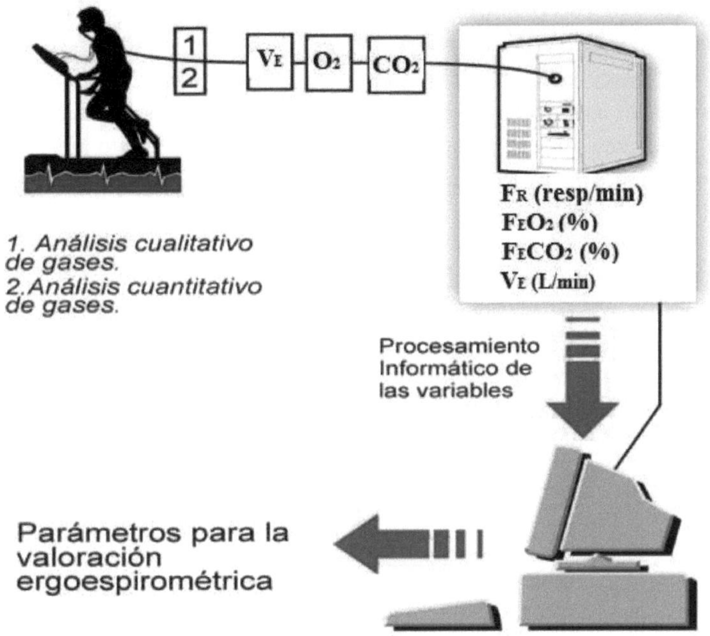

Figura 1. Representación simplificada de los componentes de una ergoespirometría. Los aparatos modernos miden una serie de variables fundamentales que mediante aplicaciones informáticas dan como resultado un número considerable de variables.

La mayor parte de estos parámetros son resultado de operaciones aritméticas sencillas. Por consiguiente, los parámetros convencionales o que de forma más habitual aportan los aparatos modernos se pueden dividir: 1) básicos o fundamentales y 2) derivados. Cuando, además, de forma simultánea a la prueba, se extrae sangre, se pueden obtener múltiples parámetros, que de forma conjunta se abordan como: 3) parámetros cruentos

1.1 Parámetros básicos o fundamentales: Diferencia de O_2, Diferencia de CO_2, y Ventilación

Diferencia de O_2 (Dif O_2). Como se ha expuesto en el capítulo 2, el control de las condiciones ambientales es fundamental. Como el analizador para el oxígeno mide la proporción de oxígeno en el aire tanto ambiental como espirado, parece coherente que el porcentaje de oxígeno consumido vendrá dado por:

Los valores de Dif O_2 expresados en porcentaje se transforman en unidades de volumen al multiplicar los dos parámetros de la ecuación 1 por los valores de la ventilación correspondientes, obteniéndose el consumo de oxígeno (VO_2). Así, tendremos:

Como V_E, F_IO_2 y F_EO_2 son medidas por el aparato, para conocer el VO_2 basta con calcular o medir V_I. Cuando la cantidad de oxígeno consumido es igual a la cantidad de dióxido de carbono eliminado, entonces V_I es igual a V_E. Como eso no siempre sucede se debe de aplicar la transformación de Gepper y Zunt (Geppert and Zuntz 1888), pero conocida más frecuentemente de forma improcedente como transformación de Haldane, pues no fue este último el que la ideó, como se indica en el capítulo 1.

2) Diferencia de dióxido de carbono (Dif CO_2). Igualmente, se obtiene el porcentaje de dióxido de carbono eliminado (F_ECO_2), ya que la F_ICO_2 es prácticamente despreciable (0,03 %). El hecho de que la F_IO_2 sea casi cero, es necesario tenerlo en cuenta a la hora de efectuar una prueba en condiciones estrictas: el laboratorio debe estar bien ventilado y no es aconsejable que en el mismo hayan muchas personas. Así, tendremos:

De la misma manera que para la Dif O_2, la ecuación 3 se multiplica por la ventilación, obteniéndose la cantidad de dióxido de carbono eliminado

$$\dot{V}CO_2 = \dot{V}_E \cdot F_E CO_2 \ (ecuación\ 4)$$

3) <u>Ventilación</u> (V_E). La ventilación se obtiene directamente a través de la integración de la señal electrónica que el neumotacógrafo envía al aparato o bien por el registro de la turbina (véase capítulo 2). Como también se conoce la frecuencia respiratoria (F_R), averiguar el volumen corriente (V_T) es una simple división (V_E/F_R). Como las condiciones del organismo, en cuanto a temperatura, humedad y presión son diferentes de las ambientales, es necesario que el aparato realice las correspondientes transformaciones de condiciones ATPS a BTPS (véase apéndice II).

4) <u>Frecuencia cardíaca</u> (FC). El registro de la frecuencia cardiaca se realiza a través de la señal que se envía del electrocardiógrafo. Aunque el registro de la frecuencia cardiaca se puede realizar con un cardiotacómetro, la información es absolutamente incompleta. Cualquier prueba de ergoespirometría es un acto médico que debe tener la supervisión correspondiente.

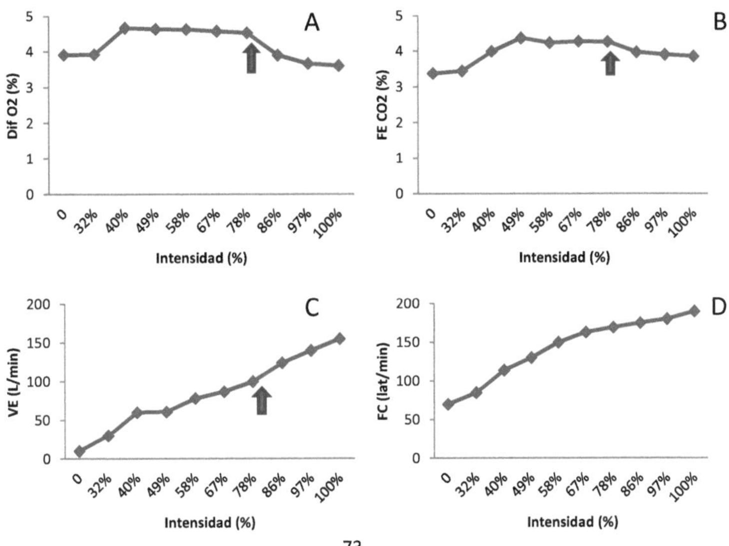

Figura 2. Respuesta de las variables fundamentales (Dif O_2, F_ECO_2 y V_E) durante una prueba de ergoespirometría de intensidad creciente con un protocolo continuo incremental de intensidad creciente. Se considera la F_ECO_2 (panel b), dado que la F_ICO_2 se puede considerar como cero.

Estos 4 parámetros (Dif O_2, Dif CO_2, V_E y FC) son los básicos, a partir de los cuales se pueden obtener un considerable número de parámetros (véase parámetros derivados y apéndice III). Si además se tiene en cuenta la F_R, entonces son 6 parámetros básicos (Dif O_2, Dif CO_2, V_E, FC, F_R y V_T).

La respuesta de estas variables durante una prueba de ergoespirometría con protocolo de carga creciente continuo se ilustra en la figura 2.

Dif O_2 durante un ejercicio de intensidad creciente (figura 2a). El aumento inicial de la Dif O_2 se produce por un aumento abrupto del oxígeno consumido por los tejidos. A medida que progresa el ejercicio esta variable tiende a disminuir debido a que progresivamente va descendiendo la capacidad de los tejidos para consumir oxígeno. A una determinada intensidad, la Dif O_2 desciende (señalado por la flecha en la figura 2a), siendo una manifestación del incremento desproporcionado de la ventilación y el hecho de la imposibilidad de los tejidos de consumir más oxígeno, pues debe de existir un retorno mínimo de oxígeno a la circulación.

Dif CO_2 durante un ejercicio de intensidad creciente (figura 2b). Como se indica en la ecuación 3, en realidad lo que se mide es la F_ECO_2. El aumento inicial de esta variable se produce por el incremento de la eliminación de dióxido de carbono. A continuación la F_ECO_2 tiende a estabilizarse debido a que la eliminación del dióxido de carbono por el aparato respiratorio iguala la producción por los tejidos. De la misma manera que para la Dif O_2, a partir de cierta intensidad, la F_ECO_2 comienza a descender (señalado por la flecha en la figura 2b), pues el incremento desproporcionado de la ventilación hace que en realidad el aparato respiratorio tienda a movilizar el aire del espacio muerto, cuya proporción de CO_2 es inferior a la del aire alveolar.

Ventilación total (figura 2c). El incremento de la ventilación durante el ejercicio físico es un hecho evidente y obvio. Inicialmente se produce un incremento abrupto de la ventilación desproporcionado a las necesidades de consumo de oxígeno y eliminación de dióxido de carbono por los tejidos. Desde los trabajos iniciales de Asmunssen (Asmussen 1983) esta fase se le conoce como componente rápido. Posteriormente, dependiendo de la intensidad, tipo de ejercicio y otras variables, la V_E experimenta un incremento menor, denominándose a esta fase como componente lento. Finalmente, cuando a partir de una determinada intensidad la V_E muestra un incremento desproporcionado a las necesidades de oxígeno y eliminación de dióxido de carbono (señalado por la flecha en la figura 2c), debido a la imposibilidad de mantener el componente lento estable. Durante una prueba incremental es habitual localizar en la relación V_E/intensidad dos puntos de ruptura de respuesta lenta (figura 3). Estos puntos se denominan umbral ventilatorio 1 y umbral ventilatorio 2, cuyos acrónimos en inglés son VT_1 y VT_2 y se emplea para la determinación de la transición aeróbica anaeróbica (véase La transición aeróbica-anaeróbica). El problema es la interpretación fisiológica de la hiperventilación durante el ejercicio. Como señala Grodins (Grodins 1981), todavía se desconocen los mecanismos fisiológicos que pudieran explicar la respuesta de la ventilación al ejercicio.

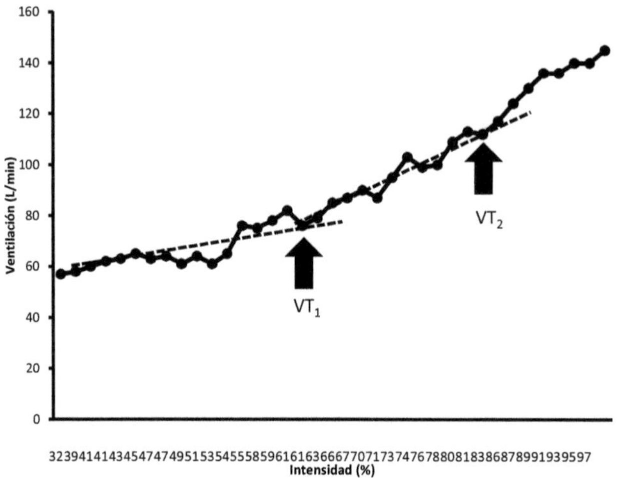

Figura 3. Relación entre la ventilación y la intensidad. Se muestran con flechas los dos momentos dónde se observa una rotura de la respuesta lineal entre estas dos variables.

La frecuencia cardiaca (FC) (figura 2d y figura 4). La FC aumenta también linealmente con la intensidad del ejercicio (figura 4), pero experimenta variaciones en la pendiente en la relación FC/intensidad debido a las mismas consideraciones señaladas anteriormente. Así, en los primeros instantes se produce un incremento abrupto con un valor elevado de la pendiente de la recta

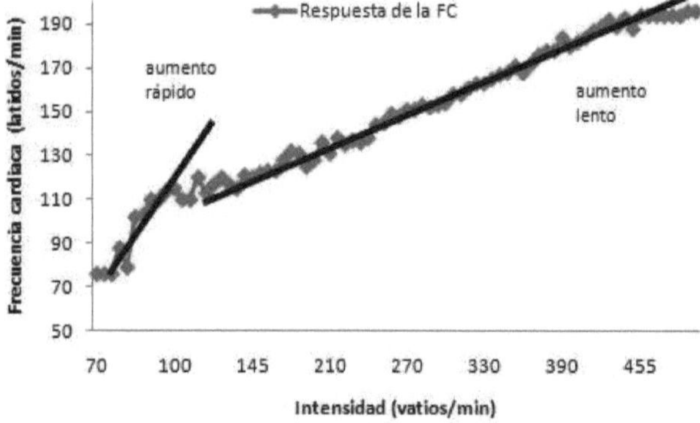

Figura 4

A partir de una cierta intensidad, la pendiente de la relación FC/intensidad desciende respecto a la respuesta inicial (aumento rápido). Finalmente, aunque no se muestra en la figura 4, la respuesta de la FC/intensidad disminuye la pendiente hasta alcanzar la FC máxima. Este cambio de pendiente ha servido para determinar el umbral anaeróbico (véase transición aeróbica-anaeróbica), conocido como test de Conconi y cuya explicación fisiológica se justifica en el capítulo 4.

En resumen, los cuatro parámetros fundamentales ergoespirométricos (Dif O_2, Dif CO_2, V_E) muestran a una determinada intensidad una ruptura del comportamiento lineal durante un ejercicio de intensidad incremental. La respuesta de la FC al ejercicio de intensidad creciente no se la considera una variable ergosepirométrica, aunque es fundamental a la hora de la valoración de una prueba. La relación FC/intensidad se considera lineal y ha servido durante mucho tiempo para determinar indirectamente el VO_2 máximo.

Parece coherente que si las variaciones experimentadas de los parámetros fundamentales (Dif O_2, Dif CO_2, V_E) muestran un cambio, el resultado de multiplicar estos por la V_E (ecuaciones 2 y 4) también experimentaran el mismo cambio. La explicación fisiológica de esta variación de la respuesta se analiza en el capítulo 4.

1.2 Parámetros derivados

El tratamiento informático de las variables anteriormente descritas permite obtener un gran número de parámetros que se obtienen por simples operaciones aritméticas. La ventaja de estas variables derivadas estriba en que son más fáciles de interpretar y algunas de ellas pueden sugerir eficiencia. La tabla 1se muestran alguno de los parámetros derivados que se utilizan de forma más habitual en la valoración de una prueba ergoespirométrica. A continuación se comentan estas variables y en el siguiente epígrafe el VO_2 y la transición aeróbica-anaeróbica. En el apéndice III, se exponen todas las variables que el software de los aparatos compactos aporta. Para una mejor comprensión, las figuras que se adjuntan para cada variable se han realizado sobre la base de una prueba real efectuada en el laboratorio de fisiología del esfuerzo en el INEF de Madrid, de forma resumida al establecer la abscisa en unidades relativas a la intensidad.

Volumen corriente (V_T) y Frecuencia respiratoria (F_R)(figura 5). El V_T es el volumen de aire que se moviliza en un ciclo respiratorio completo. En condiciones normales es de unos 500 ml. La F_R es el número de ciclos respiratorios completos que se realiza en la unidad de tiempo, ordinariamente un minuto. Nótese como a partir de una determinada intensidad el V_T tiende a estabilizarse, mientras la F_R aumenta desproporcionadamente.

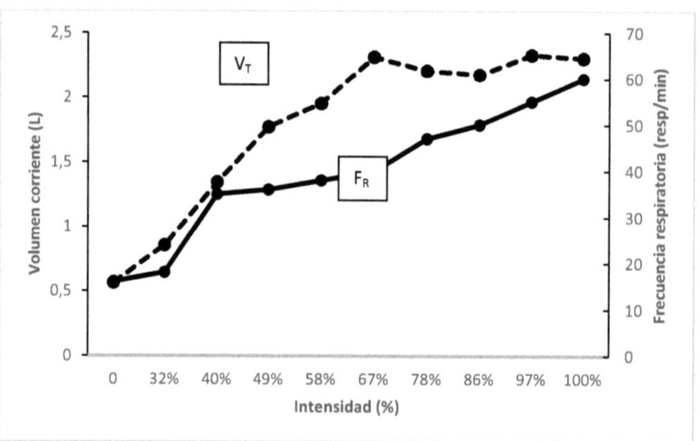

Figura 5. Respuesta del volumen corriente y de la frecuencia respiratoria durante un ejercicio de intensidad creciente.

Eliminación de dióxido de carbono (VCO_2) y oxígeno consumido (VO_2) (figura 6). El VCO_2 es volumen de dióxido de carbono eliminado en una determinada unidad de tiempo, de ordinario 1 minuto. La evolución del VCO_2 se muestra en la figura 6, conjuntamente con el consumo de oxígeno (VO_2). Nótese como el VCO_2 aumenta de forma paralela al VO_2, pero a medida que aumenta la intensidad se aproxima a este parámetro y posteriormente lo sobrepasa. Como consecuencia la relación entre el dióxido de carbono eliminado y el oxígeno consumido medidos en la boca, es decir, el CR, se aproxima a la unidad y luego supera este valor. Indirectamente, el CR representa los combustibles utilizados durante una prueba ergoespirométrica (véase capítulo 5)

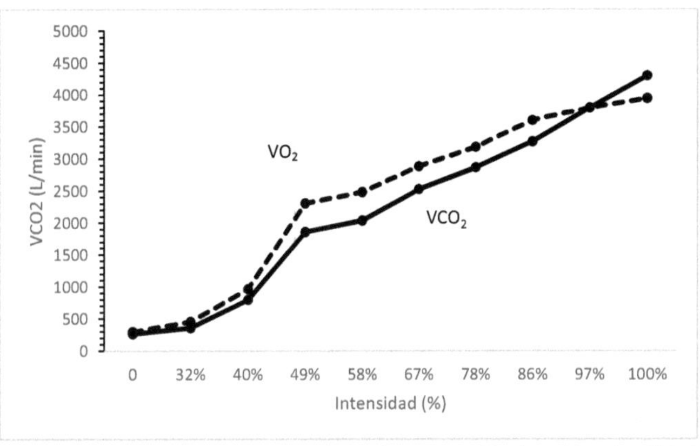

Figura 6. Respuesta del consumo de oxígeno y eliminación de dióxido de carbono durante un ejercicio de intensidad creciente. Estos dos parámetros representan la relación de intercambio respiratorio, es decir, el cociente respiratorio.

Pulso de oxígeno (VO₂/FC). Al ser un cociente, representa de alguna manera la eficiencia cardiaca en general y del ventrículo izquierdo en particular. Indica la cantidad de oxígeno que el organismo en su conjunto consume en cada ciclo cardiaco completo. Cuanto más elevado sea el valor mayor será la eficiencia de la bomba cardiaca.

Unidad metabólica (Met). Se basa en el volumen de oxígeno estimado que una persona consume en relación a su peso corporal. Se estima que el oxígeno consumido por una persona en reposo es alrededor de 3,5 ml/Kg/min de oxígeno y se le da el valor de 1 (1 Met). Por tanto múltiplos de este valor son: 2, 3, 4 etc Mets. Ha tenido sentido cuando tradicionalmente la ergometría se ha realizado sin el análisis del volumen y composición del gas espirado. Así, ha servido para catalogar la capacidad "metabólica", de manera que a mayor valor de los Mets alcanzados, mayor es la oferta de comburente y presumiblemente también la utilización del mismo por los dos principales combustibles utilizados (carbohidratos y ácidos grasos).

Equivalentes respiratorios para los gases (Equiv O_2 y Equiv CO_2) (figura 7). Expresa la cantidad de oxígeno consumido (VO_2) o del dióxido de carbono eliminado (VCO_2) en relación a la cantidad de aire movilizado en una determinada unidad de tiempo, ordinariamente 1 minuto, es decir V_E. Por tanto, son parámetros adimensionales, cuya importancia ha sido considerable a la hora de determinar la transición aeróbica-anaeróbica

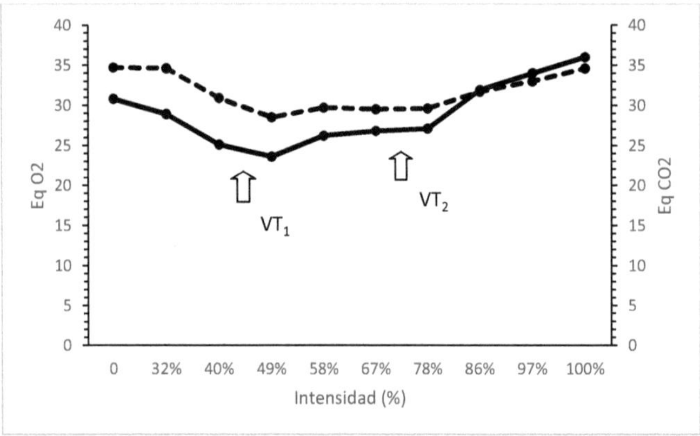

Figura 7. Respuesta de los equivalentes respiratorios para los gases respiratorios de importancia en la valoración de una ergoespirometría. . Se indican con flechas los momentos de cambio de ambos equivalentes que deben de corresponder con los momentos señalados en la figura 3.

Al ser los equivalentes respiratorios valores relativos al VO_2 y VCO_2 reflejan de alguna manera eficiencia respiratoria, pues expresan cuanta cantidad de aire se debe de movilizar para consumir 1 L de oxígeno (EqO_2) o eliminar 1 L de dióxido de carbono ($EqCO_2$). Estos parámetros, como se ilustra en la figura 7, muestran un descenso al comienzo del ejercicio, un ligero aumento del EqO_2 a partir de una cierta intensidad sin cambios en el $EqCO_2$ y un aumento de ambos equivalente al alanzar una intensidad elevada. Estos puntos de "ruptura" se han adscrito a diversas situaciones del estado metabólico del organismo en su conjunto (véase explicación de la transición aeróbica-anaeróbica en el capítulo 4).

Desde la concepción de eficiencia señalada anteriormente llama la atención el hecho de que estos parámetros desciendan al comienzo de una prueba incremental porque se puede formular la siguiente pregunta: ¿pierde eficiencia el aparato respiratorio hasta una determinada intensidad, puesto que los valores de los equivalentes descienden?, o bien ¿es acaso menos eficiente el aparato respiratorio en reposo que a una intensidad ligera, puesto que los valores son más elevados en reposo? Por coherencia, la contestación a cualquiera de las dos cuestiones formuladas es la siguiente: el aparato respiratorio no pierde eficiencia durante el ejercicio de intensidad ligera, ni es menos eficiente en reposo. Por ejemplo, del reposo a intensidad ligera (< 50 %) lo que sucede es que las pendientes de las relaciones entre V_E y VO_2 o VCO_2, para los equivalentes para el oxígeno y el dióxido de carbono son diferentes.

Las presiones de oxígeno y dióxido de carbono al final de la respiración (Pet O₂ y Pet CO₂). Los aparatos modernos tienen la capacidad de registrar la presión de los gases al final de cada respiración. La respuesta de éstas variable es similar a la observada para la F_EO_2 y la F_ECO_2. Se utiliza también para la determinación de la transición aeróbica-anaeróbica (véase transición aeróbica-anaeróbica).

Tiempos respiratorios (T_T, T_i, T_e) y relaciones (T_i/T_T, T_E/T_T, 1/T_i, 1/T_E). Los aparatos modernos al tener una respuesta muy rápida pueden medir la duración de completa (T_T) de cada ciclo respiratorio y las duraciones de los dos momentos de un ciclo respiratorio, inspiración (T_i) y espiración (T_e). Por consiguiente los software de los aparatos pueden establecer relaciones entre estos parámetros, tales como T_i/T_T, T_E/T_T. Todos estos parámetros tienen su punto de partida en los trabajos realizados por Clark y Von Euler en gatos relativos a la profundidad y frecuencia de la respiración a diferentes situaciones (Clark and von Euler 1972). Posteriormente, se ha sustituido el modelo de funcionamiento del aparato respiratorio tradicional ($V_E = V_T \cdot B_F$) por un modelo que aporta una mayor información ($V_E = (V_T/T_i) \cdot (T_i/T_T)$) a la hora de determinar ligeras variaciones durante el ejercicio. La figura 8 muestra las variaciones de los tiempos respiratorios y sus inversos durante una prueba de intensidad creciente. Aunque Calderón y cols (Calderón, Benito et al. 2002) sostienen que se puede utilizar el modelo para determinar la transición aeróbica-anaeróbica (figura 8), pero la realidad es que no se emplea de forma rutinaria en la valoración de una ergoespirometría.

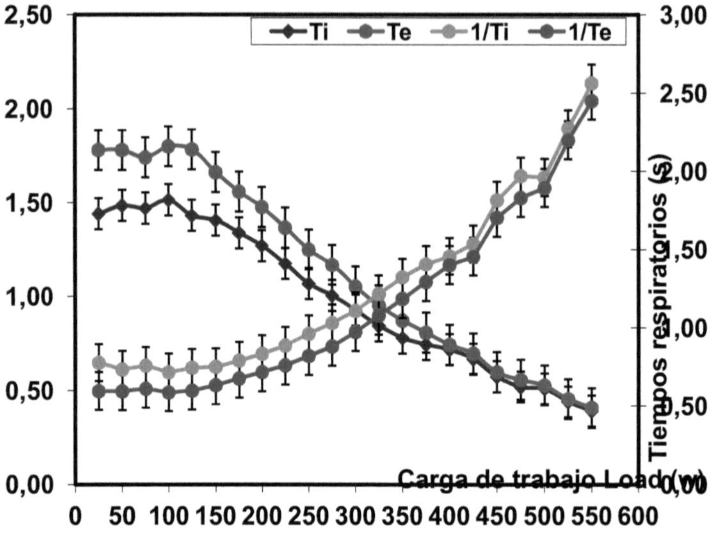

Figura 8

Tabla 1. Variables principales que aportan las aplicaciones informáticas de los aparatos compactos modernos

Variable derivada	Abreviatura	Forma de obtención
Volumen corriente (ml)	V_T ó V_C	Dividiendo la ventilación entre el la frecuencia respiratoria
Eliminación de dióxido de carbono (ml/min)	VCO_2	Mediante la ecuación 4
Consumo de oxígeno absoluto (l/min o ml/min)	VO_2	Mediante la ecuación 2
Consumo de oxígeno relativo (ml/Kg/min)	VO_2	El resultado de la ecuación 2 se divide por el peso corporal de la persona
Cociente respiratorio	CR ó RQ ó RER	Se divide el CO_2 eliminado (ml/min) entre el consumo de oxígeno (ml/min)
Pulso de oxígeno (ml/latido)	Pulso de O_2	Se divide el consumo de oxígeno (ml/min) entre la frecuencia cardiaca (latidos/min) (VO_2/FC)
Equivalente respiratorio para el oxígeno	Equiv O_2	Se divide la ventilación (ml/min) entre el consumo de oxígeno absoluto (ml/min) (V_E/VO_2
Equivalente respiratorio para el dióxido de carbono	Equiv CO_2	Se divide la ventilación (ml/min) entre la eliminación de dióxido de carbono (ml/min) V_E/VO_2
Presión al final de la espiración o Presión tele espiratoria de oxígeno (mm Hg)	PET O_2	En algunos aparatos se mide directamente
Presión al final de la espiración o Presión tele espiratoria de dióxido de carbono (mm Hg)	PET CO_2	En algunos aparatos se mide directamente

Relación entre el volumen del espacio muerto y el volumen corriente *(V_D/V_T)*. En condiciones normales, el V_D es aproximadamente 1/3 del VT y en ejercicio se reduce a 1/5 o más, alcanzando la relación VD/VT más baja cuando la relación VA/Q es uniforme.

1.3 Parámetros cruentos. Como se ha indicado más arriba, se pueden obtener múltiples parámetros que complementan la información de una ergoespirometría convencional cuando se extrae un determinado volumen de sangre, es decir, se realizan actuaciones "cruentas" o "invasivas". El significado del término "cruento" o "invasivo" es que se "penetra" en el cuerpo mediante una incisión en la piel y se accede a un vaso sanguíneo. Es fácil comprender que la información aportada es considerablemente elevada, pues teóricamente se pueden obtener todos los parámetros de una analítica estándar o específica a los objetivos perseguidos. Naturalmente, cuando se lleva a cabo este tipo de método en una ergoespirometría hay que considerar a aquellos parámetros que pueden aportar nueva información o complementar la información del intercambio de gases respiratorios. Otra cuestión, es si la ergoespirometría "cruenta o invasiva" se utiliza como una parte de un estudio experimental, en cuyo caso se pueden registrar todos los parámetros que se estimen oportunos.

Desde el punto de vista práctico, los parámetros relevantes en una ergoespirometría invasiva son: la concentración de ácido láctico y los parámetros del estado ácido-base (gasometría), directamente relacionados con el primero. La determinación cruenta de la presión arterial se lleva a cabo mediante la implantación de un traductor de presión en una arteria central o periférica y se registra con un polígrafo. Respuestas anómalas de la presión arterial son aquellas que superan los 200 a 230 mm Hg para la sistólica y 110 a 120 para la diastólica

Concentración de lactato durante una ergoespirometría (figura 9). Dado que se ha vinculado el UA con la "desviación" del metabolismo hacia una situación anaeróbica, la concentración de ácido láctico en plasma ha constituido el "patrón oro" de este fenómeno fisiológico. No obstante, paradójicamente, este patrón oro ha sido y es origen de gran controversia. Las razones de la controversia, relacionadas entre sí son: 1) de carácter metodológico y 2) de carácter fisiológico, pues la concentración de ácido láctico es el resultado de la relación producción/eliminación (véase explicación fisiológica de la transición aeróbica-anaeróbica en el capítulo 4)

La relación establecida entre el comportamiento de este metabolito durante un ejercicio de intensidad incremental se muestra en la figura 9. El momento dónde se produce un incremento de la concentración de lactato se denomina umbral láctico (indicado por la flecha en la figura 9). A continuación se exponen los métodos de forma simple. Para una mayor información se puede consultar, por ejemplo, el trabajo de Pundir (Pundir, Narwal et al. 2016). Los métodos de determinación de lactato son los siguientes:

1) Amperométricos. Como su nombre indica se basan en medir la intensidad de corriente (amperios) en un electrodo sensible al lactato que se encuentra protegido por una membrana y que tiene una solución electrolítica. La membrana se compone de tres capas: capa exterior (permeable al lactato), capa media (enzimática) y capa interior (permeable al peróxido de hidrógeno). Las moléculas de lactato atraviesan la capa exterior de la membrana y se transforman en piruvato mediante la acción de la enzima (lactato oxidasa) de la capa media, obteniéndose la siguiente reacción:

$$lactato + O_2 \rightarrow piruvato + H_2O_2 \ (peróxido \ de \ hidrógeno)$$

El peróxido de hidrógeno producido por la reacción enzimática atraviesa la capa interior de la membrana y llega al ánodo del electrodo, realizándose la siguiente reacción

$$H_2O_2 \rightarrow 2H^+ + O_2 + 2e^-.$$

Al aplicar un potencial eléctrico al electrodo se produce una intensidad de corriente eléctrica directamente proporcional a la concentración de lactato. Los métodos amperométricos pueden estar incorporados a los gasómetros de manera que permiten medir de forma simultánea el estado ácido-base y la concentración de lactato. La desventaja de estos métodos es que pueden dar valores de lactato falsamente elevados debido a la sensibilidad de la enzima lactato oxidasa a otros componentes de la muestra.

2) Espectrofotométricos. Como indica su denominación, estos métodos miden las variaciones de longitud de onda cuando se produce la siguiente reacción:

$$Lactato + NAD^+ \rightarrow Piruvato + NADH + H^+$$

La enzima que cataliza esta reacción es la lactato deshidrogenasa. Así, un mol de NAD^+ se transforma en un mol de NADH y H^+. Para que la reacción se dé en un único sentido (de Lactato a Piruvato) es conveniente que el piruvato formado se transforme, ordinariamente mediante una reacción de transaminación en la que se obtiene el aminoácido correspondiente, es decir, la alanina. La reacción es la siguiente:

$$Piruvato + glutamato \rightarrow Alanina + \acute{a}ciodo\ \alpha\ ceto\ glutarato$$

Esta reacción es catalizada por la glutamato-piruvato-transaminasa. De esta forma, combinando las dos reacciones (de lactato a piruvato y de piruvato a alanina) se consigue que la estequiometria: para 1 mol de lactato presente en la muestra se obtiene un mol de NADH, el cual se mide por medio de su absorción a una determinada longitud de onda

Con estos métodos, las muestras de plasma hemolizadas pueden no ser adecuadas por presentar interferencias. Existen también algunos métodos espectrofotométricos que utilizan la enzima lactato oxidasa que no presentan interferencias significativas por la hemólisis.

3) Métodos de oxidación química. Utilizan permanganato o dióxido de manganeso para degradar el lactato a acetaldehído, monóxido o dióxido de carbono. El acetaldehído puede medirse espectrofotométricamente o por cromatografía de gases. Al ser muy laboriosos y susceptibles de falta de precisión por el extremo cuidado que se debe de tener en el control de las reacciones, no se utilizan en ergoespirometría.

En la actualidad, existen métodos de análisis del lactato que permiten valorar su concentración en sangre capilar, venosa o arterial. A parte de los problemas metodológicos (extracción, hemolisis, manipulación), hay dos problemas: 1) el tipo de muestra, que puede generar una mala interpretación y 2) la precisión de los métodos de medición. Por ejemplo, para obtener una información completa como la que se ilustra en la figura 9, se requeriría realizar una cantidad numerosa de punciones en el pulpejo de los dedos o en lóbulo de la oreja, zonas habituales para medir el lactato a nivel capilar: a menor número de análisis menor precisión. Por otra parte, los diferentes laboratorios indican una buena sensibilidad (0,02 mmol/L), especificidad (sensibles a cualquiera de las formas de lactato L o D) y reproductibilidad intra e inter observación. Sin embargo difieren en la linealidad, pues la mayor parte de estos métodos a partir de una determinada concentración (alrededor de 8 mmol/L) pierden la linealidad. Esto para personas sedentarias o moderadamente entrenadas no tiene significación, pero si puede ser importante en deportistas que llegan a alcanzar hasta 20 mmol/L

La determinación de este parámetro en sangre es muy importante en la valoración de la "ergoespirometría cruenta", pero depende del objetivo perseguido. Para personas cuyo objetivo es el rendimiento puede llegar a ser fundamental a la hora de planificar y controlar el entrenamiento (Billat 1996). Por el contrario, para enfermos no es tan relevante determinar la concentración de lactato. Por este motivo, se han desarrollado los métodos ergoespirométricos incruentos.

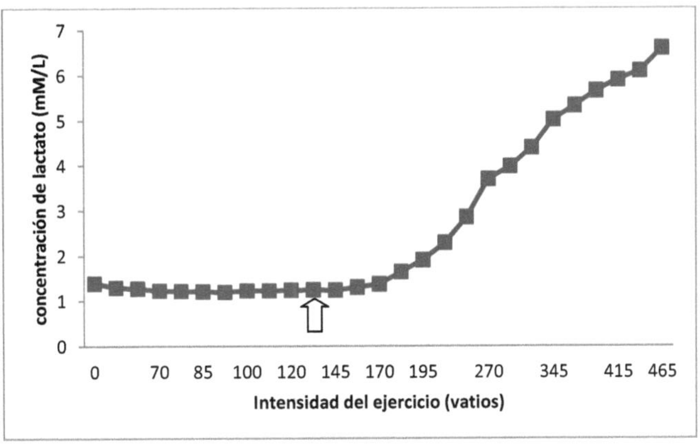

Figura 9

Con independencia de las consideraciones indicadas anteriormente, en la tabla 2 se muestran de forma resumida los diferentes métodos propuestos para determinar el UA mediante la medición de la concentración de ácido láctico en sangre (UA$_{láctico}$), según los diferentes autores consideren que la concentración de ácido láctico experimenta una o dos inflexiones o bien que la relación láctico/intensidad sea una función exponencial.

Tabla 2. Métodos para determinar el umbral láctico
Inspección visual del incremento [láctico] (Davis et al)
Determinación de la pendiente de la recta tangente en un punto
[láctico] determinada o fija representativa de la acumulación de láctico en plasma
[láctico] individual para cada persona en relación a la [láctico] al final de la prueba
Transformación logarítmica de la relación [láctico]/intensidad

Estado ácido-base durante una prueba de ergoespirometría (figura 10). Cuando la intensidad del ejercicio alcanza un valor determinado, el incremento de la concentración de ácidos en plasma determina un aumento de la concentración de protones ($[H^+]$) o descenso del pH, con un descenso de la concentración de bicarbonato ($[HCO_3^-]$).

El ácido láctico es el principal ácido liberado por los tejidos activos durante el ejercicio que puede desencadenar el estado de acidosis metabólica. Al ser un ácido fuerte, cuando difunde a plasma, una parte del mismo reacciona con el bicarbonato y otra parte se disocia en el anión (L$^-$) y un protón (H$^+$), según las siguientes reacciones:

$$LH + H_2O \rightarrow L^- + H_3O^+$$

$$LH^+ + N_aHCO_3 \rightarrow LN_a + H_2CO_3$$

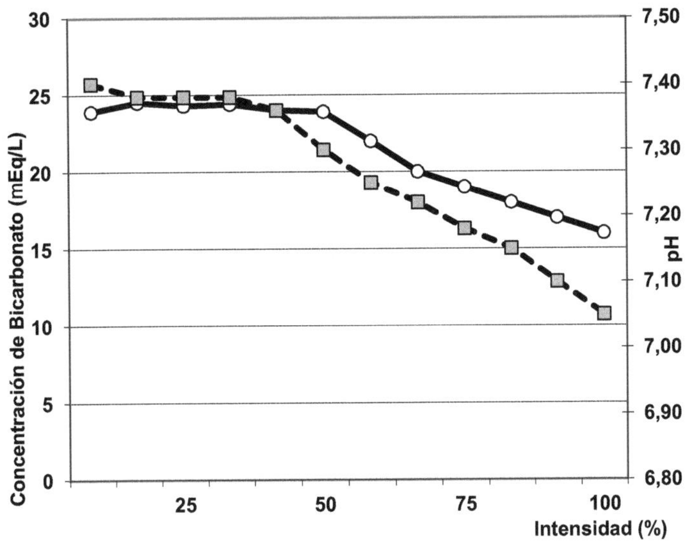

Figura 10. Respuesta del estado ácido-base durante un ejercicio de intensidad creciente

Así, a mayor concentración de láctico en plasma, mayor es el descenso del pH. Mientras que la cantidad liberada por el tejido muscular es baja, la mayor parte del ácido láctico reacciona con el ion bicarbonato, no produciéndose un descenso acusado del pH (en la figura 10 hasta alrededor del 50 %). Pero cuando la cantidad de ácido láctico liberada por el músculo aumenta considerablemente, la mayor parte se disocia, dando lugar al aumento de la concentración de protones y el consiguiente descenso del pH (en la figura 10 a partir del 50 %).

No obstante, la descripción señalada de la respuesta del estado ácido-base durante el ejercicio de intensidad incremental es sencilla y de fácil compresión, pero tiene considerables limitaciones que se exponen de forma puntual y que se amplían en el capítulo 4: 1ª) no tiene en cuenta las variaciones que se pueden producir individualmente en cada uno de los compartimentos afectados (intracelular, eritrocitario y plasmático) cuando se añaden protones, 2ª) no tiene en cuenta las relaciones entre los tres compartimentos, de manera que las variaciones en uno de ellos determinan cambios en el otro y 3ª) la capacidad amortiguadora intracelular no es uniforme.

2. LOS PARÁMETROS CENTRALES PARA LA VALORACIÓN DE UNA ERGOESPIROMETRÍA

Como se visto anteriormente, los aparatos comerciales que se disponen en la actualidad presentan la característica de ofertar una cantidad considerable de parámetros. Sin embargo, tal cantidad de variables es difícil de manejar, de manera que cuando se quiere dar una visión práctica de la ergoespirometría, necesariamente haya que reducir el número de variables a valorar. Pero además, muchas de las variables tienen en realidad un significado menor. Así, a lo largo de la historia de esta técnica y desde el punto de vista de aplicación son el consumo máximo de oxígeno y la transición aeróbica-anaeróbica las que interesa analizar. En este apartado se abordará el estudio de estas dos variables únicamente desde el punto de vista metodológico. El significado fisiológico de estas variables se expone en el capítulo 4.

2.1 El consumo máximo de oxígeno. La respuesta de este parámetro integrador a un esfuerzo incremental continuo se ilustra en la figura 6. A continuación se exponen: 1°) los procedimientos para determinar este parámetro, 2°) la unidades en las que se expresa este importante parámetro de la ergoespirometría y 3°) los factores que condicionan la obtención del VO_2 max

Consideraciones metodológicas. Como todas las variables ergoespirométricas, el VO_2 muestra una respuesta lineal con una pendiente variable (figura 6). De forma similar a la relación FC/intensidad, a partir de una determinada intensidad, el VO_2 se estabiliza o la pendiente disminuye considerablemente a pesar de aumentar la carga de trabajo. Los valores alcanzados en esta fase final, denominada "meseta", son considerados como el VO_2 máximo a partir del trabajo de Hill (Hill, Long et al. 1924). Sin embargo, dado el procedimiento de medición de éste parámetro (véase ecuación 2), incluso en esta fase, el VO_2 puede mostrar una oscilación que en valores absolutos o relativos oscila considerablemente, como se muestra en la tabla (Howley, Bassett et al. 1995). Estos criterios han sido y son muy debatidos a lo largo de la historia de esta prueba de valoración.

Tabla 3. Criterios establecidos por diferentes autores para determinar el VO_2 max	
Criterio	Análisis crítico
Alcanzar o superar el 100 % de la máxima frecuencia cardiaca teórica	Las ecuaciones de predicción de la FC máx teórica en relación a la edad pueden no ajustarse a la realidad
Superar cierto valor del cociente respiratorio CR $\geq$ 1,15 (Issekutz et al, 1961 y 1962) CR $\geq$ 1,12 (Otros autores) CR $\geq$ 1,91 a 1,11 (Otros autores)	No se admite de forma universal este criterio y menos aún el CR $\geq$ 1,15. Se puede alcanzar la meseta del VO_2 sin haber logrado un valor cercano, ni siquiera a la unidad
Alcanzar la estabilización del VO_2 (platteau o meseta) 1) Astrand descenso (levelling off) del VO_2. Protocolo incremental discontínuo en tapiz 2) Taylor et al variaciones del VO_2 < 2,1 ml/Kg/min o 150 ml/min. Protocolo incremental discontínuo en tapiz 3) Mitchell et al: variaciones del VO_2 < 54 ml/min. Protocolo incremental discontínuo en tapiz 4) Astrand: variaciones del VO_2 < 80 ml/min. Protocolo incremental discontínuo en cicloergómetro 5) Issekultz et al: variaciones	Todos los criterios han sido considerados mediante protocolos crecientes discontínuos, que son los menos habituales en la rutina de las pruebas de ergoespirometría. Por consiguiente, puede no tener sentido su aplicación. Además estos puntos de corte para establecer la meseta están influidos por: 1) población, 2) protocolo y 3) motivación individual

del VO_2 < 100 ml/min. Protocolo incremental discontínuo en cicloergómetro 6) Cumming y Friesen: variaciones del VO_2 < 50 ml/min. Protocolo incremental discontínuoen cicloergómetro	
Lactato en plasma Astrand: [lactato postejercicio] = rango 6,7 a 10 ,1 mM/L valores medios (6,7-10,1) Issekutz et al: [lactato postejercicio] = 7,3	La utilización del lactato postejercicio es cuestionable
Agotamiento manifestado por el sujeto o mediante escalas de percepción del esfuerzo Borg: escala	Elevado componente de subjetividad, relacionado con la experiencia del sujeto

Aunque el criterio de la "meseta" es el más coherente, como se exponen en la tabla 3, presenta muchos inconvenientes. A continuación se comentan los problemas de la meseta del VO_2, principalmente y de otros métodos de forma resumida. Una mayor profundidad se puede encontrar en la revisión de (Howley, Bassett et al. 1995).

1°) Todos los criterios establecidos por diferentes autores para determinar los puntos de corte a la hora de obtener los criterios máximos, ¡han sido realizados con protocolos de carga creciente discontinuos! Aunque la mayor parte de los investigadores han utilizado el tapiz porque se consiguen valores más elevados, otros lo han hecho en cicloergómetro

2°) Los estudios para determinar los criterios de la "meseta del VO_2 max", ¡se han realizado mediante la determinación de la ventilación por gasómetros y de la composición de los gases con analizadores químicos! (véase capítulo 2). Es decir, recogiendo el aire con sacos de Douglas, midiendo el aire contenido con un gasómetro, extrayendo una muestra de gas para medirla con el método de Haldane (véase capítulo 2)

3º) ¡La aplicación de los puntos de corte es muy dependiente de la población estudiada, el protocolo de esfuerzo y la motivación! Estos factores, por sí solos condicionan el obtener o no la "meseta del VO_2 max"

4º) Otros parámetros ergoespirométricos (frecuencia cardiaca máxima, cociente respiratorio y lactato) utilizados para determinar cuándo se alcanza el VO_2 max son menos precisos aún que la obtención de la "meseta del VO_2 max". Así por ejemplo, Astrand cuando se alcanzaba el descenso del VO_2 (leaving off) el valor medio fue de 6,7 a 10,1, mientras Issekutz consideró 7,3 mM/L. Igualmente, no se admite el valor del CR $\geq$ 1,15 de Issekutz. Y tampoco el de la frecuencia cardiaca máxima teórica. Estos valores dependen de los mismos factores anteriores, por lo que no se pueden aplicar de forma universal. Para conocer la frecuencia cardiaca máxima se pueden utilizar diversas ecuaciones de estimación, tales como las siguientes:

$$FC_{max} = (210 - 0,65y); \text{ Jones y Cambel (1982)}$$
$$FC_{max} = (220 - y); autor\ desconocido$$
$$FC_{max} = (209 - 0,7y) para\ mujeres$$
$$FC_{max} = (214 - 0,8y) para\ hombres$$

De lo anteriormente señalado, es difícil establecer criterios específicos de forma general que permitan determinar la "meseta del VO_2 max". Es coherente que el lector interesado se preguntará: ¿Cómo desde el punto de vista de la práctica puedo obtener el VO_2 max?. Porque otra cuestión muy diferente es si se está desarrollando algún estudio en el que sea necesario determinar el VO_2 max real y no estimado. Entonces, la recomendaciones son las que se han señalado, estableciendo previamente los criterios de meseta del VO_2 max, en conjunción con otros criterios, de los cuales es la concentración de lactato la más conveniente.

Sin embargo, la realidad es que la mayor parte de los laboratorios de ergoespirometría emplean sistema automatizados y con protocolos de carga creciente continuos. Este hecho determina que hay que ser muy escrupuloso con: 1) sistemas de calibración de las condiciones ambientales, 2) sistemas de calibración de los aparatos de medición (neurotacógrafos y turbina) y 3) control de los tiempos de retraso de los aparatos de medición.

Para una mayor información véase capítulo 2. El resultado práctico es que en la actualidad en lugar de hablar de VO_2 max, es corriente determinar más el denominado VO_2 pico, pues dependiendo de la población, protocolo y ergómetro se puede alcanzar del 70 al 93 % del VO_2 max real. Por consiguiente, el VO_2 pico es el valor más alto obtenido durante una prueba de ergoespirometría incremental continua.

Como en muchas ocasiones todas las características no se pueden o son muy difíciles de alcanzar, se puede realizar una extrapolación a partir de la relación lineal entre la FC y la intensidad, a pesar del cambio de pendiente en el última fase (véase FC). Por este motivo hay numerosos nomogramas basados en la relación VO_2/FC para determinar el VO_2 max a partir de pruebas submáximas. No obstante, las extrapolaciones son muy controvertidas por las siguientes consideraciones:

1º) a carga intensas de trabajo la relación VO_2/FC no es absolutamente lineal, ya que las pendientes FC/carga y VO_2/carga no son iguales: la pendiente de FC/carga es menor que la de VO_2/carga

2º) a pesar de que la frecuencia cardiaca máxima declina con la edad, las ecuaciones de predicción subestiman la que realmente se alcanza

3º) la eficiencia mecánica condiciona la estimación del VO_2 max, ya que se puede alcanzar un VO_2 más elevado a una carga de trabajo concreta. Este descenso de la eficiencia mecánica puede subestimar el VO_2 max porque la FC aumentará a consecuencia de la peor eficiencia mecánica.

Unidades de medida del VO_2 max. La utilización del VO_2 max en términos absolutos (L/min o ml/min) o relativos (ml/Kg/min) depende de la aplicación que se le quiera dar al parámetro. En deportes en los que cambia el centro de gravedad conviene valorar el VO_2 en valores relativos al peso corporal. Igualmente, se aconseja dar el VO_2 max en valores relativos en personas sanas o enfermas que realizan la actividad física habitual. Por el contrario, en deportes dónde el centro de gravedad permanece estable es más conveniente expresar el VO_2 max en valores absolutos. Así mismo, en personas enfermas, muchas veces es más conveniente expresar el VO_2 max en valores absolutos, pues las variaciones del peso y composición corporal pueden no acompañarse de cambios en la cantidad y proporción de músculos activos u otros factores fisiológicos (véase capítulo 4) que condicionan este parámetro (Bassett Jr and Howley 1997, Hawkins, Raven et al. 2007, Levine 2008). Los valores máximos encontrados (véase anexo III) en la población deportiva está experimentando un "crecimiento" exagerado a nuestro juicio. En efecto, el valor de VO_2 max más elevado encontrado en la literatura es de 7,4 L/min y 4,5 L/min y de 94 ml/Kg/min y 77 ml/Kg/min para un varón y una mujer esquiadores de fondo en valores absolutos y relativos, reseñados en el libro de Astrand (Astrand and del Campo Román 2010).

Factores que condicionan el VO_2 max. Los parámetros que condicionan este parámetro máximo son la herencia (Klissouras 1971, Weber, Kartodihardjo et al. 1976, Rico-Sanz, Rankinen et al. 2004), las condiciones ambientales en cuanto a presión (Kayser, Marconi et al. 1994, Frisancho, Frisancho et al. 1995, Brutsaert, Parra et al. 2003) y la temperatura (Constable, Bishop et al. 1994, Febbraio, Snow et al. 1994), la edad (Dehn and Bruce 1972, Pollock, Miller et al. 1974, Krahenbuhl, Skinner et al. 1985, Pollock, Foster et al. 1987, Armstrong and Welsman 1994, Betik and Hepple 2008), el sexo (Krahenbuhl, Skinner et al. 1985, O'Toole 1988, Armstrong and Welsman 1994), la composición corporal (Tolfrey, Barker et al. 2006, Minasian, Marandi et al. 2014, Toriola, Monyeki et al. 2015) y el estado de entrenamiento (Klissouras 1997, Klissouras, Casini et al. 2001, Wang, Tanaka et al. 2016). A continuación se comentan de forma simple los factores que consideramos más importantes (genética, edad, sexo y composición corporal) a la hora de la aplicación práctica de la ergoespirometría.

Carga genética. La importancia de la herencia en el VO_2 max alcanzado por una persona ha sido muy debatido a lo largo de la historia de la valoración de éste y otros parámetros que condicionan el rendimiento. Mientras que algunos autores sostienen que la heredabilidad puede explicar menos del 50 % del VO_2 max, otros opinan que puede alcanzar la cifra del 70 %. El desarrollo de la genética a partir del estudio del genoma humano puede contribuir en el futuro a aclarar la contribución de la herencia en el VO_2 max, si bien al ser un parámetro fisiológicamente multifactorial (véase capítulo 4) pensamos que la explicación "genética" de este parámetro es compleja.

Edad y sexo (figuras 11 y 12). Como es coherente pensar, al ser el VO_2 max un parámetro integrador (véase capítulo 4), a medida que el organismo va creciendo, los órganos y tejidos (sistema cardiovascular, aparato respiratorio, concentración de hemoglobina, tejido muscular) que determina este parámetro también lo hacen. Así el VO_2 max absoluto va aumentando conforme avanza la edad, pero condicionado al nivel de actividad física y entrenamiento. No obstante, el VO_2 max relativo a partir de una determinada edad se mantiene constante en los niños y desciende en las niñas.

A partir de alcanzar el máximo desarrollo corporal, el VO_2 max desciende con la edad. Las estimaciones del descenso del VO_2 max con la edad indican un valor de 0,4 ml/kg/min por año o un 10 % por cada década respecto al valor conseguido al final de la época de crecimiento. Estos valores son discutidos pues se ha demostrado que el descenso del VO_2 max puede ralentizarse mediante el entrenamiento adecuado, de manera que el descenso puede reducirse a la mitad, es decir a un 5 %, teniendo en cuenta la dotación genética. El descenso del VO_2 max se atribuye a: pérdida de la función ventricular, pérdida de la masa muscular, pérdida de la función pulmonar.

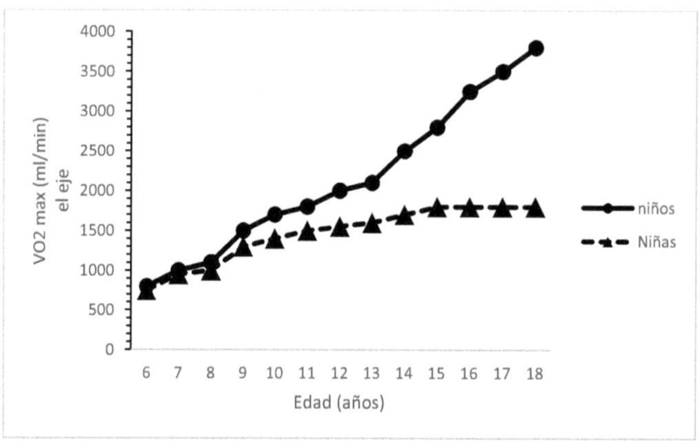

Figura11. Valores medios aproximados del VO_2 absoluto a lo largo de la edad. Realizada a partir de los datos de Krahenbuhl, G. S. et al (Krahenbuhl, Skinner et al. 1985) y de Armstrong, N. (Armstrong and Welsman 1994).

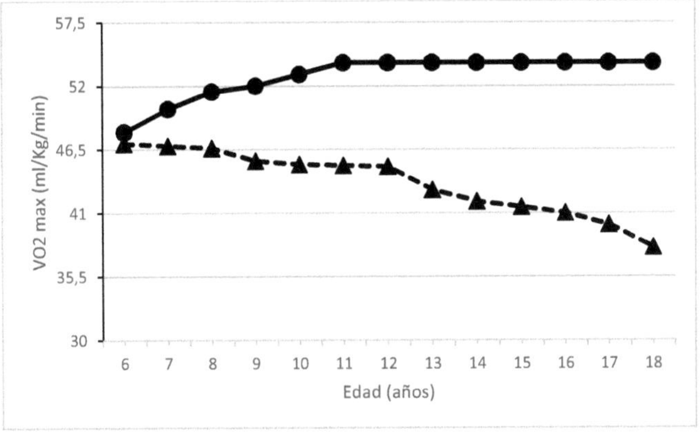

Figura 12. Valores medios aproximados del VO_2 relativos al peso coproral a lo largo de la edad. Realizada a partir de los datos de Krahenbuhl, G. S. et al (Krahenbuhl, Skinner et al. 1985) y de Armstrong, N. (Armstrong and Welsman 1994).

La innegable diferencia en los valores de VO_2 max entre varones y mujeres se atribuye a las diferencias de composición corporal y capacidad de transporte del oxígeno. El mayor porcentaje de grasa en las mujeres respecto a los varones parece explicar el menor VO_2 max, ya que al expresar este parámetro en relación al peso libre de grasa o peso magro, las diferencias son prácticamente inexistentes, sobre todo en personas entrenadas. Por otra parte, la menor concentración de hemoglobina en la mujer determina una menor capacidad de transporte (véase capítulo 4). Hasta que se produce la pubertad, las diferencias entre varones y mujeres no se hacen tan ostensibles (figuras 11 y 12)

Composición corporal. Como se ilustra en las figuras 11 y 12, el tamaño corporal, valorado por el peso total, afecta al VO_2 max. Aunque el VO_2 absoluto va aumentando con la edad, también lo hace el peso corporal, de manera que el VO_2 max relativo se estabiliza a partir de una cierta edad en los varones y desciende en las mujeres. Igualmente, como se ha indicado anteriormente la perdida de VO_2 max con la edad depende entre otros factores de la masa muscular, la cual va descendiendo con la edad.

2.2 La transición aeróbica-anaeróbica

Este parámetro es quizás más importante que el VO_2 max. El problema, respecto al VO_2 max, es tanto desde el punto de vista conceptual (véase capítulo 4) como metodológico. Porque, a pesar de las dificultades metodológicas en la determinación del VO_2 max (véase antes), éste es un parámetro "puntual" mientras, que la transición aeróbica-anaeróbica es un "proceso", como su nombre indica. Para abordar el estudio de este parámetro ergoespirométrico, a continuación, de forma similar al VO_2 max, se exponen los siguientes puntos: 1°) importancia de este parámetro, 2°) análisis metodológico del proceso de transición aeróbica-anaeróbica, 3°) expresión de la transición aeróbica-anaeróbica y 4°) factores que afectan a la transición aeróbica anaeróbica

Importancia de este parámetro. Este parámetro es quizás más importante que el VO_2 max debido a su aplicación tanto en deportistas como en personas sedentarias o enfermas.

1°) La valoración de la transición aeróbica-anaeróbica en deportistas de resistencia radica en lo siguiente. Cuando un deportista se encuentra en situación real (competición), intentará llevar una intensidad de ejercicio lo más próxima a su VO_2 max. Por tanto, adquiere especial relevancia medir cuanto el organismo es capaz de acercarse al límite del rendimiento, pero intentando aguantar el máximo tiempo posible. Sin embargo, parece natural pensar que el "límite fisiológico (VO_2 max)" no se pueda mantener durante mucho tiempo. La capacidad para mantener un ejercicio prolongado se relaciona estrechamente con el metabolismo, de manera que los investigadores pensaron que se podía corresponder con el momento en el que el metabolismo pasaba de una situación aeróbica a otra anaeróbica. Veamos un ejemplo general de la importancia de este parámetro.

Supóngase que un deportista tiene un VO_2 max de 60 ml/Kg/min y que su umbral anaeróbico lo tiene al 85 %, mientras que otro con un VO_2

max mayor ($VO_2 = 65$ ml/Kg/min) tiene el umbral anaeróbico más bajo (80 %). Es obvio que cuando los dos tengan que mantener un determinado ritmo de competición uniforme (85 %), idéntico para ambos, el primero a pasar de tener un VO_2 max inferior ira al límite del oxígeno consumido ($0,85 \cdot 60 = 51$ ml/Kg/min) y estará en condiciones aeróbicas-anaeróbicas. Por el contrario, el segundo probablemente no podrá finalizar la prueba ya que habrá superado con creces umbral anaeróbico ($0,85 \cdot 65 = 52,2$ ml/kg/min). Este deportista, a pesar de tener un VO_2 mayor (52,2 por 51) al ritmo de prueba que el primero, una parte de ese VO_2 será utilizado para intentar compensar el gasto anaeróbico en lugar de utilizarlo para la combustión de los sustratos

La valoración de la transición aeróbica-anaeróbica a personas sedentarias y más aún que presenten una patología tiene su base en lo siguiente. Las personas sedentarias y, sobre todo aquellas que presentan una patología que causa dificultad paraa realizar ejercicio, tienen serias dificultades para desarrollar un esfuerzo al máximo de sus posibilidades, es decir, alcanzar el VO_2 max. Por este motivo, actualmente, se le concede más importancia la valoración de la transición aeróbica-anaeróbica en enfermos.

Análisis metodológico del proceso de transición aeróbica-anaeróbica. Aunque el término utilizado de forma más habitual es el de umbral anaeróbico, desde el punto de vista de concepción del fenómeno, es preferible denominarlo transición aeróbica-anaeróbica. El término umbral supone un valor bien delimitado, como si fuera el dintel de una puerta, mientras que el término transición sugiere un camino, que se acerca más a la realidad. Además, la existencia de "dos umbrales" es un argumento más para que se entienda como zona y no como umbral. No obstante, por comodidad y dado que es lo más extendido, emplearemos el término umbral anaeróbico (UA) para denotar la situación en la que el organismo experimenta una serie de cambios.

La importancia del UA ha determinado que, durante muchos años, el esfuerzo de los investigadores haya ido dirigido a proponer métodos para su determinación. Es tan basta la información que nos limitaremos a exponer lo que de alguna manera esta estandarizado. Como señala Hollmann (Hollmann 2001) (véase capítulo 1) fue la escuela alemana, aproximadamente en los años 50 del pasado siglo, la que originalmente indicó que se producía un cambio en el metabolismo durante un ejercicio incremental. Sin embargo, fue 20 años después cuando Wasserman (Wasserman and McIlroy 1964) acuñó el término de umbral anaeróbico. Simplemente, Wasserman tuvo el reconocimiento de la comunidad científica. En la actualidad, los procedimientos incruentos para la determinación del UA se encuentran considerablemente estandarizados (Svedahl and MacIntosh 2003), de manera que en los sistemas automatizados se han desarrollado softwares específicos (Dickstein, Barvik et al. 1990, Santos and Giannella-Neto 2004). Sin embargo, paradójicamente, como el momento de "cambio metabólico" es un fenómeno fisiológicamente muy complejo, los procedimientos también lo son.

Al ser el UA un fenómeno fisiológico "prolongado" en el tiempo, los investigadores "detectaron" diversos "instantes" en los que se producía. Como se muestra en la figura 3, desde hace tiempo se ha visto que la relación V_E/Intensidad presenta dos puntos en los que se produce un cambio de la respuesta, que al determinarse con la ventilación, se denominan umbral ventilatorio 1 (VT_1 acrónimo en lengua anglosajona) y umbral ventilatorio 2 (VT_2 acrónimo en lengua anglosajona). Sin embargo, han sido numerosos los autores que han propuesto otras denominaciones que se presentan en las tablas 5 y 6. ¿A qué obedece denominaciones tan diferentes? A nuestro entender, la razón es básicamente una: la dificultad de determinar estos puntos de ruptura.

No es objeto de este libro discutir los diferentes métodos propuestos a lo largo del tiempo, pero en cualquier caso se comentan brevemente:
1) Método de la V-slope. Como su nombre indica propone que entre las relaciones VO_2/intensidad y VCO_2/intensidad se establece una forma de "V" entre las dos variables de intercambio respiratorio y que se puede evaluar objetivamente mediante la pendiente de la relación
2) Equivalentes respiratorios. Establece que esta variables (Equiv O_2 y Equiv CO_2), señaladas anteriormente (véase parámetros derivados), experimentan unos cambios que permiten detectar los umbrales con cierta facilidad

3) Exceso de CO_2. Este método se basa en el hecho de que al aumentar la concentración de ácido láctico al entrar en anaerobiosis, se produce un "exceso de CO_2" en relación al CO_2 producido por la combustión de los sustratos energéticos (véase capítulo 4)

4) Ventilación. Este método, anteriormente señalado, se basa en las variaciones que experimenta la relación V_E/intensidad o bien V_E/VO_2

5) Relación V_D/V_T. Este método se basa en la respuesta del volumen del espacio muerto fisiológico (anatómico + alveolar) (V_D) respecto al volumen de aire que una persona moviliza en un ciclo respiratorio completo, es decir, el volumen corriente (V_T)

6) Presiones de los gases al final de la espiración. Como se ha señalado anteriormente (véase parámetros derivados), las presiones parciales de los gases al final de la espiración (PET O_2 y PET CO_2) a una determinada intensidad tienden a los valores correspondientes al aire espirado

7) Cociente Respiratorio. Este método tiene la misma base que el exceso del CO_2

8) Modelo respiratorio de Milic-Emilic. Tiene su base en modelo de función respiratoria propuesto por estos autores y las relaciones entre los tiempos del ciclo respiratorio y los volúmenes (véase parámetros derivados)

La tabla 4 resumen el comportamiento de las diferentes variables durante la transición aeróbica-anaeróbica y que permiten determinar los umbrales ventilatorios

Tabla 4. Comportamiento de diferentes variables ergoespirométricas durante la transición aeróbica-anaeróbica, según el modelo de (Skinner and McLellan 1980)		
Fase I	Fase II	Fae III
$\uparrow V_E$	$\uparrow\uparrow V_E$	$\uparrow\uparrow\uparrow V_E$
$\downarrow F_EO_2$	$\uparrow F_EO_2$	$\uparrow F_EO_2$
$\uparrow F_ECO_2$	$\uparrow F_ECO_2$	$\downarrow F_ECO_2$
$=$ [lactato]	$\uparrow$ [lactato]	$\uparrow\uparrow$ [lactato]
	$\Uparrow$	$\Uparrow$

<table><tr><td>VT$_1$</td><td>VT$_2$</td></tr></table>

El problema de los diferentes métodos estriba en el considerable componente de subjetividad. Al ser métodos visuales adquiere un aspecto importante como el investigador "observa" las variaciones que se producen en el comportamiento de los diferentes parámetros. Para eliminar dicho componente de subjetividad, algunos autores han propuesto procedimientos matemáticos o bien la combinación de diferentes métodos. Además, de la subjetividad, todos los parámetros propuestos tienen su "raíz" en los mecanismos de regulación de la respiración y, como se ha indicado más arriba, todavía son una incógnita, como señala Grodins (Grodins 1981).

Finalmente, señalar brevemente el otro problema en la determinación de la transición aeróbica-anaeróbica: la relación de la transición aeróbica-anaeróbica con el metabolismo. Aunque el fundamento se analiza de forma más pormenorizada en el capítulo 4, a continuación, se exponen los problemas planteados cuando se establece la relación entre los umbrales y el metabolismo. Como se muestra en las tablas 5 y 6, la terminología de los umbrales es confusa.

La denominación de los umbrales como aeróbico y anaeróbico, a lo único a que conduce es a confusión conceptual. El diccionario de la RAE define los términos del siguiente modo

Umbral: 3ª acepción. Valor mínimo de una magnitud a partir del cual se produce un efecto determinado.

Aeróbico: Perteneciente o relativo a la aerobiosis o a los organismos aerobios

Anaeróbico: Perteneciente o relativo a la anaerobiosis o a los organismos anaerobios.

Por consiguiente, ¿significa el umbral aeróbico el valor mínimo a partir del cual el organismo extrae la energía aeróbicamente? La respuesta es rotunda: NO. Consideremos que una persona tiene su umbral aeróbico al 60 % de intensidad (véase Expresión de la transición aeróbica-anaeróbica a continuación), ¿de dónde ha sacado la energía hasta esa intensidad? Acaso ¿ha empezado el aparato respiratorio a introducir el oxígeno en nuestro organismo y el sistema cardiovascular a bombear la sangre sólo a partir del 60 %? Por otra parte, ¿significa el umbral anaeróbico el valor mínimo a partir del cual el organismo extrae la energía anaeróbicamente? La respuesta es en este caso no tan rotunda, pero igualmente se puede contestar de forma negativa, ¿acaso la "derivación" de un metabolismo aeróbico a otro anaeróbico se puede "delimitar" por un valor mínimo? ¿Todos los músculos y sus unidades motoras correspondientes se activan al mismo tiempo?

De lo anteriormente mencionado se deduce que los términos umbral aeróbico y umbral anaeróbico son inadecuados. Lo más lógico es denominarlos en función del método más habitual de determinación. El método convencional es las variaciones que experimentan ciertos parámetros ergoespirométricos. Así, a nuestro juicio lo mejor es proceder a una denominación "aséptica" en el sentido de no hacer una correspondencia con la actividad metabólica. Nosotros, por consiguiente, adoptaremos la terminología de Orr (tablas 5 y 6), es decir, umbral ventilatorio 1 (VT_1) y umbral ventilatorio 2 (VT_2).

Tabla 5. Diferentes denominaciones para el primer incremento de la ventilación	
Denominación	**Autor (*)**
Punto de óptima eficiencia	Hollmann, 1959
Umbral anaeróbico	Wasserman, 1964
Umbral aeróbico	Kindermann, 1979
Transición aeróbica individual	Pessenhofer, 1981
Inicio de la acumulación de ácido láctico en plasma (OPLA en inglés)	Farrell, 1979
Umbral ventilatorio 1	Orr, 1982
(*) citados en López Chicharro y Legido (López Chicharro and Legido 1991) .	

Tabla 6. Diferentes denominaciones para el segundo incremento de la ventilación	
Denominación	**Autor**
Umbral aeróbico-anaeróbico	Mader, 1976
Umbral anaeróbico	Kindermann, 1981Wasserman, 1964
Umbral anaeróbico individual (IAT en inglés)	Stegman y Kindermann, 1981
Inicio de la acumulación de lactato en sangre (OBLA en inglés)	Sjodin y Jacobs, 1981
Umbral ventilatorio 2	Orr, 1982
(*) citados en López Chicharro y Legido (López Chicharro and Legido 1991)	

Expresión de la transición aeróbica anaeróbica. Como consecuencia de la metodología para la determinación de los umbrales (VT_1 y VT_2), las unidades para expresar estos parámetros es también muy diversa (véase tabla 7). La forma de expresar los umbrales depende de dos razones. En primer lugar, del objetivo perseguido, es decir, si los datos son para una persona activa, sea o no deportista, o bien para una persona que presenta una patología.

En segundo lugar, la forma de expresar la transición aeróbica-anaeróbica depende de la utilidad o uso que se le quiera dar y a que persona va dirigida la información.

En este sentido, si la información es para un deportista o persona que quiere mejorar su condición física, la forma práctica de expresión de los umbrales es aquella que puede de alguna manera controlar. Es preferible expresar los umbrales en frecuencia cardiaca o carga de trabajo y no en porcentajes relativos al consumo máximo de oxígeno, que la persona no tiene ninguna forma de conocer. En la actualidad hay dispositivos (cardiotacómetros y potenciómetros) que permiten el registro de la frecuencia cardiaca o de la potencia mecánica desarrollada en la bicicleta. Los cardiotacómetros, más vulgarmente conocidos como pulsómetros, permiten el registro de la frecuencia cardiaca latido a latido, de manera que incluso se puede analizar la variabilidad de la frecuencia cardiaca. Por otra parte, en la actualidad hay aparatos que colocados en el eje del plato pueden medir la potencia desarrollada, aunque su precisión con otros métodos de medición de la potencia está por demostrar.

Además, la persona a la que va dirigido el informe sobre los umbrales no tiene porqué poseer una formación suficiente como para comprender los valores absolutos (de VO_2, V_E etc) o relativos a los valores máximos (% VO_2 max % V_E max, etc). Si el informe es para el entrenador y tiene la formación suficiente se le puede dar en cualquiera de los valores expresados en la tabla 7

Por el contrario, a las personas fisiológicamente sanas, la información que va dirigida a los responsables médicos del paciente, es conveniente expresar los valores de umbrales ventilatorios teniendo en cuenta la pendiente de la recta entre la ventilación y la eliminación de carbónico en el método denominado como "V slope" u otros parámetros, desarrollados por Wasserman.

Tabla 7. Formas de expresar los umbrales ventilatorios	
Umbral ventilatorio 1 (VT$_1$)	• En valores absolutos de consumo de oxígeno (L/min) • En valores absolutos de frecuencia cardiaca (lat/min) • En porcentajes respecto al consumo máximo de oxígeno (%) • En porcentajes respecto a la frecuencia cardiaca máxima (%) • En valores absolutos de potencia para el cicloergómetro o de velocidad para la cinta rodante • En valores absolutos de ventilación (L/min) • En valores relativos a la máxima ventilación alcanzada o máxima ventilación voluntaria • En valores de la pendiente de la relación entre la ventilación y la eliminación de dióxido de carbono
Umbral ventilatorio 1 (VT$_2$)	• En valores absolutos de consumo de oxígeno (L/min) • En valores absolutos de frecuencia cardiaca (lat/min) • En porcentajes respecto al consumo máximo de oxígeno (%) • En porcentajes respecto a la frecuencia cardiaca máxima (%) • En valores absolutos de potencia para el cicloergómetro o de velocidad para la cinta rodante • En valores absolutos de ventilación (L/min) • En valores relativos a la máxima ventilación alcanzada o máxima ventilación voluntaria • En valores absolutos de la relación entre la ventilación y el consumo de oxígeno
Relación entre los umbrales ventilatorios (VT$_1$/VT$_2$)	• Área de la superficie delimitada por la relación entre la ventilación y el consumo de oxígeno

Para finalizar, Calderón ha propuesto establecer un índice que relacione los dos umbrales ventilatorios (VT_1 y VT_2) en razón a la explicación fisiológica que intenta explicar estos dos fenómenos (véase capítulo 4). Éste índice se calcula como el área que queda por debajo de la relación Intensidad/V_E, como se muestra en la figura.

Factores que condicionan la determinación de la transición aeróbica-anaeróbica. De lo expuesto anteriormente, se deduce que diversos factores condicionan la determinación de los umbrales ventilatorios y como consecuencia establecer los criterios de normalidad son difíciles, aunque muy relevantes a la hora de la aplicación práctica (veáse capítulo 5). En primer lugar, de orden metodológico, pues es necesario conocer que umbral (VT_1 o VT_2) es el que se detecta y que método se emplea. En segundo lugar, el factor más determinante de la posible variación de los umbrales ventilatorios es el estado de entrenamiento y en menor medida la edad. Teóricamente aumenta con el entrenamiento y disminuye con la edad. Si otros factores pueden afectar a los umbrales ventilatorios esta por demostrar: tipo de ergómetro, sexo y protocolo. Respecto a esta última consideración llama la atención el hecho de que mientras en la literatura científica se han registrados valores de VO_2 max en deportistas de elite, no se dan de los umbrales ventilatorios. Sin embargo, si hay datos de umbrales ventilatorios en la población sana moderadamente entrenada, presentados en un trabajo de tesis doctoral (54) y se establecen en personas enfermas, fundamentalmente cardiópatas. A título orientativo, en la tabla se describen los valores medios de los umbrales ventilatorios en personas sanas moderadamente entrenadas y en cardiópatas.

Autor	Parámetro	Rango de normalidad
	Pendiente de la relación V_E/VCO_2 (L · L VCO_2)	
Kleber		$26,2 \pm 4,0$
Francis		37 ± 12
Gitt		34.7 ± 8.9
Chua		34.8 ± 10.6
Corrá		35 ± 7

La posible razón de no aportar datos de los umbrales ventilatorios puede ser precisamente que pueden evolucionar con el entrenamiento. Sin embargo, esta mismo cambio, aunque mucho menor también se puede observar en deportistas de elite tanto a lo largo de una temporada como de diversas temporadas (Benito, Peinado et al. 2007).

La variabilidad encontrada en la determinación de los umbrales ventilatorios durante un periodo de entrenamiento es cuanto menos llamativa. En un estudio de revisión de los efectos del entrenamiento en las dos variables ergoespirométricas mas importantes (VO_2 max y transición aeróbica-anaeróbica) (Benito, Peinado et al. 2007), el VT_1 expresado en valores relativos al VO_2 max oscila considerablemente (0,5-22 %,), y es mucho menor para el VT_2 (2,5- 12,8 %). El umbral láctico en los estudios consultados experimenta una variación del 0 % al 36,8 %. Este rango tan amplio se debe a problemas metodológicos, tales como la población estudiada y el método de determinación. Contrariamente al umbral ventilatorio 1, el grado de adaptación no parece ser tan importante.

Mientras en el estudio con ciclistas profesionales las diferencias son del 1,5 al 2,8 %, en ciclistas de subelite son del 0 al 3,6 %.

En resumen, las diferencias observadas en la transición aeróbica anaeróbica son debidas a la terminología y procedimiento de determinación. Teniendo en cuenta que la metodología empleada en la determinación de los umbrales ventilatorios está relacionada directamente con el sistema visual, se comprenderá la facilidad con la que se pueden cometer errores. De hecho, las diferencias encontradas en los parámetros que valoran la transición aeróbica-anaeróbica son mayores que las correspondientes al consumo máximo de oxígeno. No obstante, a pesar de los inconvenientes indicados, los umbrales ventilatorios tienen diferente aplicación práctica: el VT_1 se aplica a población sedentaria y sobre todo a personas con alguna patología y el VT_2 sólo a deportistas o personas muy entrenadas.

BIBLIOGRAFÍA

Armstrong, N. and J. R. Welsman (1994). "Assessment arid Interpretation of Aerobic Fitness in Children and Adolescents." Exercise and sport sciences reviews **22**(1): 435-476.

Asmussen, E. (1983). "Control of ventilation in exercise." Exercise and sport sciences reviews **11**(1): 24-54.

Astrand, P.-O. and P. G. del Campo Román (2010). Manual de fisiología del ejercicio, Editorial Paidotribo.

Bassett Jr, D. R. and E. T. Howley (1997). "Maximal oxygen uptake:" classical" versus" contemporary" viewpoints." Medicine and Science in Sports and Exercise **29**(5): 591-603.

Benito, P. J., A. B. Peinado, V. Díaz Molina, I. Lorenzo Capellá and F. J. Calderón (2007). "Evolución de los parámetros ergoespirométricos con el entrenamiento en deportistas." Arch. med. deporte: 464-475.

Betik, A. C. and R. T. Hepple (2008). "Determinants of V O2 max decline with aging: an integrated perspective." Applied physiology, nutrition, and metabolism **33**(1): 130-140.

Billat, L. V. (1996). "Use of blood lactate measurements for prediction of exercise performance and for control of training." Sports medicine **22**(3): 157-175.

Brutsaert, T. D., E. J. Parra, M. D. Shriver, A. Gamboa, J.-A. Palacios, M. Rivera, I. Rodriguez and F. Leon-Velarde (2003). "Spanish genetic admixture is associated with larger VO2 max decrement from sea level to 4,338 m in Peruvian Quechua." Journal of applied physiology **95**(2): 519-528.

Calderón, F., P. Benito, A. García and A. Melendez (2002). Breathing model during exercise: Does the Hering-Breuer reflex operate during exercise? E. C. o. s. Science. Atenas, European College of sport Science.

Clark, F. and C. v. von Euler (1972). "On the regulation of depth and rate of breathing." The Journal of Physiology **222**(2): 267.

Constable, S., P. Bishop, S. Nunneley and T. Chen (1994). "Intermittent microclimate cooling during rest increases work capacity and reduces heat stress." Ergonomics **37**(2): 277-285.

Dehn, M. M. and R. A. Bruce (1972). "Longitudinal variations in maximal oxygen intake with age and activity." Journal of Applied Physiology **3316**.

Dickstein, K., S. Barvik, T. Aarsland, S. Snapinn and J. Karlsson (1990). "A comparison of methodologies in detection of the anaerobic threshold." Circulation **81**(1 Suppl): II38-46.

Febbraio, M. A., R. Snow, M. Hargreaves, C. Stathis, I. Martin and M. Carey (1994). "Muscle metabolism during exercise and heat stress in trained men: effect of acclimation." Journal of Applied Physiology **76**(2): 589-597.

Frisancho, A. R., H. G. Frisancho, M. Milotich, T. Brutsaert, R. Albalak, H. Spielvogel, M. Villena, E. Vargas and R. Soria (1995). "Developmental, genetic, and environmental components of aerobic capacity at high altitude." <u>American journal of physical anthropology</u> **96**(4): 431-442.

Geppert, J. and N. Zuntz (1888). "Ueber die regulation der athmung." <u>Pflügers Archiv European Journal of Physiology</u> **42**(1): 189-245.

Grodins, F. S. (1981). "Exercise hyperpnea. The ultra secret." <u>Adv. Physiol. Sci</u> **10**: 243-251.

Hawkins, M. N., P. B. Raven, P. G. Snell, J. Stray-Gundersen and B. D. Levine (2007). "Maximal oxygen uptake as a parametric measure of cardiorespiratory capacity." <u>Med Sci Sports Exerc</u> **39**(1): 103-107.

Hill, A. V., C. Long and H. Lupton (1924). "Muscular exercise, lactic acid, and the supply and utilisation of oxygen." <u>Proceedings of the Royal Society of London. Series B, Containing Papers of a Biological Character</u> **97**(681): 84-138.

Hollmann, W. (2001). "42 Years ago—development of the concepts of ventilatory and lactate threshold." <u>Sports Medicine</u> **31**(5): 315-320.

Howley, E. T., D. R. Bassett and H. G. Welch (1995). "Criteria for maximal oxygen uptake: review and commentary." <u>Medicine and science in sports and exercise</u> **27**(9): 1292-1301.

Kayser, B., C. Marconi, T. Amatya, B. Basnyat, A. Colombini, B. Broers and P. Cerretelli (1994). "The metabolic and ventilatory response to exercise in Tibetans born at low altitude." <u>Respiration physiology</u> **98**(1): 15-26.

Klissouras, V. (1971). "Heritability of adaptive variation." <u>Journal of Applied Physiology</u> **31**(3): 338-344.

Klissouras, V. (1997). "Heritability of adaptive variation: an old problem revisited." The Journal of sports medicine and physical fitness 37(1): 1.

Klissouras, V., B. Casini, V. Di Salvo, M. Faina, C. Marini, F. Pigozzi, M. Pittaluga, A. Spataro, F. Taddei and P. Parisi (2001). "Genes and Olympic performance: a co-twin study." International journal of sports medicine 22(04): 250-255.
Krahenbuhl, G. S., J. S. Skinner and W. M. Kohrt (1985). "Developmental aspects of maximal aerobic power in children." Exercise and sport sciences reviews 13(1): 503-538.

Levine, B. D. (2008). ": what do we know, and what do we still need to know?" The Journal of physiology 586(1): 25-34.

López Chicharro, J. and J. Legido (1991). Umbral Anaerobio. Bases fisiológicas y aplicaciones, Interamericana-McGraw-Hill, Madrid.

Minasian, V., S. M. Marandi, R. Kelishadi and H. Abolhassani (2014). "Correlation between aerobic fitness and body composition in middle school students." International journal of preventive medicine 5(Suppl 2): S102.

O'Toole, M. (1988). "Gender differences in the cardiovascular response to exercise." Cardiovascular clinics 19(3): 17-33.

Pollock, M. L., C. Foster, D. Knapp, J. Rod and D. H. Schmidt (1987). "Effect of age and training on aerobic capacity and body composition of master athletes." Journal of Applied Physiology 62(2): 725-731.

Pollock, M. L., H. S. Miller and J. Wilmore (1974). "Physiological characteristics of champion American track athletes 40 to 75 years of age." Journal of gerontology 29(6): 645-649.

Pundir, C. S., V. Narwal and B. Batra (2016). "Determination of lactic acid with special emphasis on biosensing methods: A review." Biosensors and Bioelectronics 86: 777-790.

Rico-Sanz, J., T. Rankinen, T. Rice, A. Leon, J. Skinner, J. Wilmore, D. Rao and C. Bouchard (2004). "Quantitative trait loci for maximal exercise capacity phenotypes and their responses to training in the HERITAGE Family Study." Physiological genomics 16(2): 256-260.

Santos, E. L. and A. Giannella-Neto (2004). "Comparison of computerized methods for detecting the ventilatory thresholds." European journal of applied physiology 93(3): 315-324.

Skinner, J. S. and T. H. McLellan (1980). "The transition from aerobic to anaerobic metabolism." Research quarterly for exercise and sport 51(1): 234-248.

Svedahl, K. and B. R. MacIntosh (2003). "Anaerobic threshold: the concept and methods of measurement." Canadian Journal of Applied Physiology 28(2): 299-323.

Tolfrey, K., A. Barker, J. M. Thom, C. I. Morse, M. V. Narici and A. M. Batterham (2006). "Scaling of maximal oxygen uptake by lower leg muscle volume in boys and men." Journal of applied physiology 100(6): 1851-1856.

Toriola, O. O., M. A. Monyeki and A. L. Toriola (2015). "Two-year longitudinal health-related fitness, anthropometry and body composition status amongst adolescents in Tlokwe Municipality: the PAHL Study: original research." African Journal of Primary Health Care and Family Medicine 7(1): 1-7.

Wang, G., M. Tanaka, N. Eynon, K. N. North, A. G. Williams, M. Collins, C. N. Moran, S. L. Britton, N. Fuku and E. A. Ashley (2016). The future of genomic research in athletic performance and adaptation to training. Genetics and Sports, Karger Publishers. 61: 55-67.

Wasserman, K. and M. B. McIlroy (1964). "Detecting the threshold of anaerobic metabolism in cardiac patients during exercise." The American journal of cardiology 14(6): 844-852.

Weber, G., W. Kartodihardjo and V. Klissouras (1976). "Growth and physical training with reference to heredity." Journal of applied physiology 40(2): 211-215.

CAPÍTULO 4. SIGNIFICADO FISIOLÓGICO DE LA ERGOESPIROMETRÍA

1. INTRODUCCIÓN

Si se atiende a la etimología de la ergoespirometría el significado fisiológico es sencillo. Se trata de una prueba de valoración de la capacidad de trabajo al tiempo que se realiza una espirometría o bien a través de una espirometría. Sin embargo, como se ha señalado en la introducción, a partir de la genialidad de los trabajos de Lavoisier ya se puede deducir que la ergoespirometría representa realmente la integración de diferentes órganos y tejidos para atender a la mayor demanda de trabajo durante el ejercicio físico.

Calderón, siguiendo la idea integradora del funcionamiento del organismo durante el ejercicio propuesta por Henderson en el laboratorio de fatiga de Harvard (véase capítulo 1), indica que la ergoespirometría constituye un paradigma de integración fisiológica. Este autor "integra" la función de órganos y tejidos en dos sistemas "funcionales" al objeto de comprender el funcionamiento en conjunto durante el ejercicio. Estos sistemas son: El Sistema de Aporte de Oxígeno (SAO) y el Sistema de Aporte de Energía (SAE).

El SAO estaría formado por un sistema de captación (aparato respiratorio), un sistema de transporte (sangre) y un sistema de bombeo y distribución (sistema cardiovascular). El objetivo "conjunto" del SAO es el de suministrar el oxígeno necesario para la realización de los procesos de oxidación-reducción. El SAE estaría constituido por un sistema de "asimilación del combustible" (aparato digestivo) y un mecanismo de liberación y utilización de energía (metabolismo y endocrino). El sentido del SAE es de más difícil de "unificar" en un parámetro concreto.

De lo anteriormente expuesto es fácil comprender que exponer el significado fisiológico de una ergoespirometría en unas pocas páginas es realmente una tarea inviable. La ergoespirometría representa un "compendio de fisiología del ejercicio". Así, se entiende que el lector tiene que conocer la respuesta y adaptación del organismo al ejercicio y entrenamiento, respectivamente o bien consultar textos que van desde un nivel elemental (Åstrand 2003, Powers and Howley 2004, McArdle, Katch et al. 2010, Kenney, Wilmore et al. 2015) a uno superior (Laughlin, Korthuis et al. 1996). Por consiguiente, en éste capítulo, a partir de una visión general simplificada del significado de la ergoespirometría, se analizan los dos parámetros "centrales" de éste método de valoración: el consumo máximo de oxígeno (VO_2 max) y el umbral anaeróbico (UA).

2. VISIÓN GENERAL

Cualquiera de las actividades vitales de los animales (alimentación, relación y reproducción) requiere de forma directa la realización de movimiento corporal. Si alguna actividad vital animal está relacionada directamente con el movimiento es la función de relación, que permite "vincularse" con el entorno en el que viven y con otros seres vivos. Es decir, en términos simples, el ejercicio físico es una actividad integradora que permite al animal desarrollarse.

De forma general, el ejercicio físico como actividad animal integradora puede considerarse en función de los dos fenómenos generales que se estudian en fisiología del ejercicio: respuesta o ajuste y adaptación. La respuesta o ajuste consiste en el conjunto de cambios funcionales transitorios que determinan un cambio de la homeostasis. Un ejemplo muy intuitivo es el incremento proporcional del gasto cardiaco en relación a la intensidad del ejercicio. La adaptación, consecuencia de la repetición sistemática y sistematizada del ejercicio físico (entrenamiento), se produce cuando las variaciones permanecen en el tiempo, bien sea consecuencia de una modificación de la estructura, de la función o de ambos. Ésta adaptación puede ser de un órgano concreto o del organismo en su conjunto. La consecuencia de la adaptación es que facilita una mejor respuesta frente a un mismo estímulo. Un ejemplo elemental es la bradicardia que se observa en los atletas de resistencia.

Por consiguiente, el ejercicio físico dinámico de intensidad progresiva, que es el que de forma más habitual se desarrolla durante una ergoespirometría (véase protocolos en el capítulo 3), constituye una actividad animal que integra a la totalidad de las funciones orgánicas (figura 1) y que permite valorar tanto la respuesta como la adaptación del organismo en su conjunto. Esta figura, modificada de Calderón, integra los dos sistemas citados, SAO y SAE. Además, "añade" la activación de las unidades motoras (UM) que permiten la ejecución del movimiento, fundamentalmente caminar, correr o pedalear, que son los más habituales para la ergoespirometría (véase tipos de ergómetros en el capítulo 3). Finalmente, los tres sistemas, SAO, SAE y reclutamiento UM, se encuentran bajo el control del sistema nervioso.

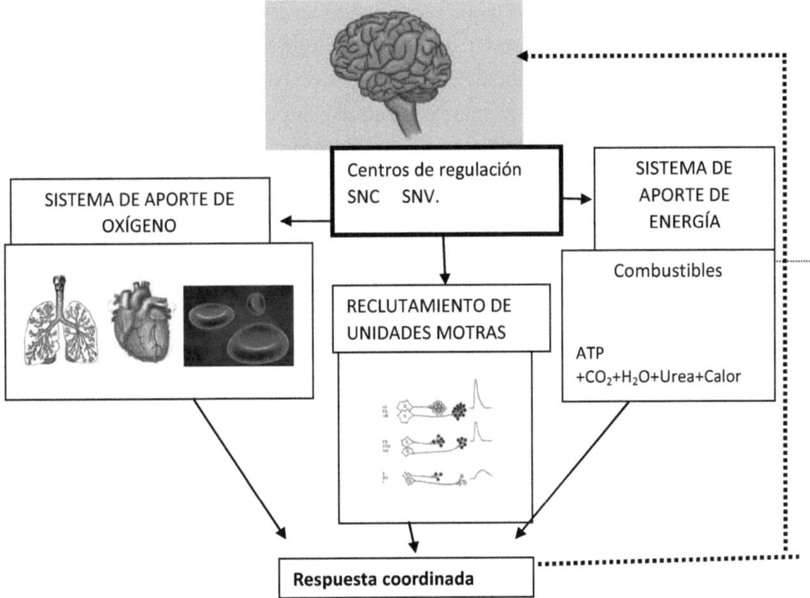

Figura 1. Representación esquemática de la respuesta integrada del organismo al ejercicio de naturaleza dinámica. Las líneas continuas indican el mecanismo "directo" que permite aumentar las funciones del SAO y SAE. La línea discontinua indica el mecanismo de retroalimentación,

2.1 El papel integrador del Sistema Nervioso. Como se señala en la figura 1, el Sistema Nervioso Central (SNC), receptor de toda la información externa e interna, inicia y mantiene el incremento de las funciones conjuntas del SAO, SAE y reclutamiento de las UM en función de la demanda energética del organismo. Para ello, dispone de dos mecanismos: feedforward (en línea continua) y feedback (en línea discontinua). Diversos estudios experimentales atribuyen la participación del SNC a una entidad funcional conocida como gobernador central o comando central (CC). El tratamiento de este centro en singular es inapropiado, pues sugiere un conjunto de neuronas directoras localizadas en un sólo núcleo. Todos los estudios experimentales indican inequívocamente que el comando central sería la "organización" de una serie de núcleos situados a diferentes niveles de la corteza cerebral: 1) corteza prefrontal, 2) corteza del sistema límbico. Estas zonas corticales actuarían de forma coordinada no sólo entre ellas sino con otras estructuras del encéfalo como son: el tálamo ventral e hipotálamo. No obstante por comodidad en este texto se utilizara el término comando central. Las eferencias de esta entidad funcional se dirigen a: hipotálamo, a los núcleos del bulbo raquídeo relacionados con el control respiratorio y cardiovascular. En otras palabras para "dirigir" la respuesta vegetativa durante situaciones de estrés como es el ejercicio físico.

Mecanismo feedforward. La acción del CC, al tiempo que envía las órdenes para el control del movimiento (selección, ejecución y mantenimiento de los programas motores), paralelamente desarrollaría las órdenes a los sistemas que regulan el control del suministro de la energía y oxígeno necesarios. Este mecanismo central (feedforward) explica, por ejemplo, las respuestas anticipatorias al ejercicio de la ventilación, del gasto cardíaco y de la movilización de los sustratos energéticos. La "teoría central" representaría un mecanismo ancestral del ser vivo, que le permite "disponer" de su organismo de forma inmediata para reacciones de huida o agresión. Es operativo, fundamentalmente, en los primeros momentos del ejercicio, consiguiendo un cierto "cebado" del organismo. Es decir, un incremento exagerado de determinadas variables respecto a las necesidades metabólicas en ese instante.

Este mecanismo explica el incremento tan considerable que experimenta por ejemplo la frecuencia cardiaca en los primeros instantes de una prueba ergoespirométrica (figura 2). En ésta figura se comprueba como la frecuencia cardiaca aumenta en los primeros 20 segundos y que los autores atribuyen a la actividad del comando central (Zamorano, Peinado Lozano et al. 2013).

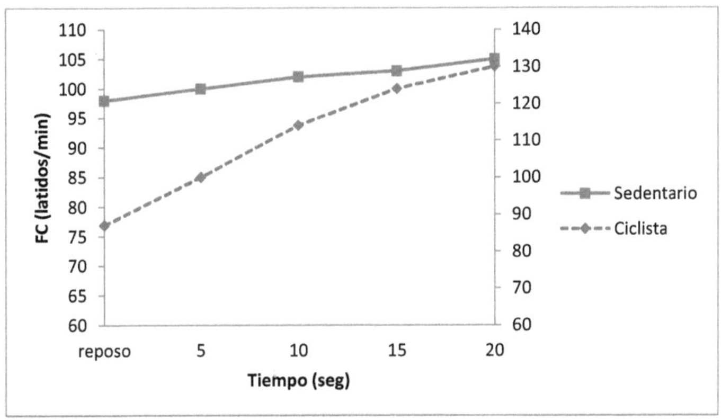

Figura 2. Registro de la frecuencia cardiaca latido a latido (datos promediados cada 5 segundos) durante los primeros 20 segundos de un ejercicio realizado en cicloergómetro. Con permiso del laboratorio de fisiología del esfuerzo de la Facultad de ciencias de la actividad física y del deporte. INEF de la universidad politécnica de Madrid (Zamorano, Peinado Lozano et al. 2013)

Mecanismo feedback. Como todos los mecanismos de retroalimentación propuestos para explicar el control de diversas variables fundamentales para la homeostasis se seguirá un esquema como el representado en la figura 3. En esta figura, se representa un esquema del mecanismo de retroalimentación o retrocontrol adaptado al contexto que se aborda en éste capítulo. El sistema de retroalimentación permite que, una vez que el sujeto inicia el ejercicio, opere un mecanismo, que contrariamente a muchos otros, es positivo. Es decir, a una mayor demanda energética determinada por la intensidad del ejercicio, provoca un aumento de la actividad de los sistema de control, los cuales "equilibran" las variables (V_A, GC, etc,), al objeto de atender al mayor trabajo.

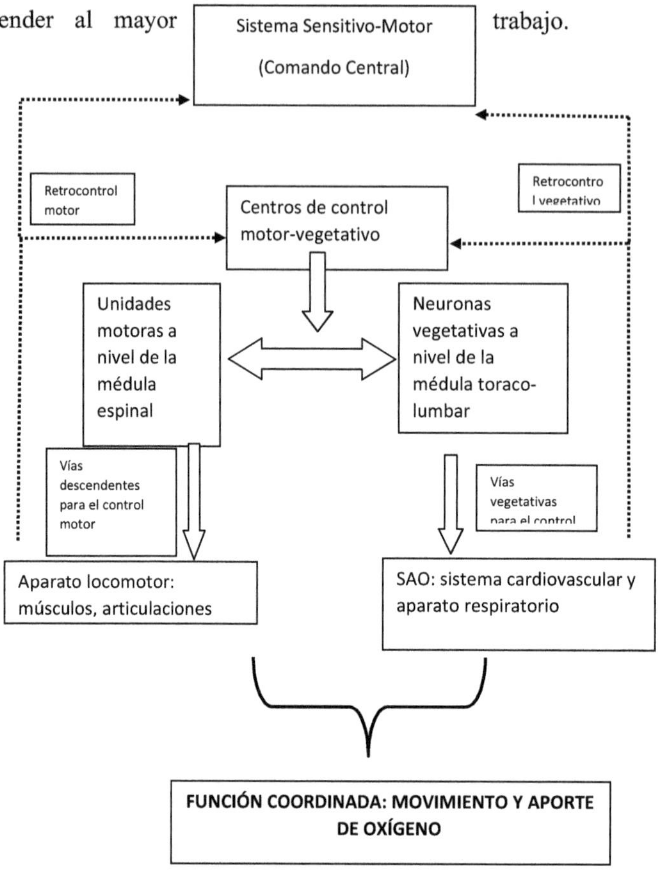

Figura 3. Mecanismo de retroalimentación para el control coordinado del aporte de oxígeno a los tejidos y el control del movimiento

Determinar cuáles son las señales que intervienen en el mecanismo de retroalimentación es tarea compleja que escapa a los objetivos de éste texto. No obstante, a continuación se expone una simplificación de aquellos receptores que pudieran intervenir en la señal de retroalimentación que procesan los centros de control. Probablemente, el retrocontrol se ponga en marcha a través de un número limitado de señales que son detectadas por un número también limitado de receptores. De esta forma se facilita la "interpretación" correcta por los sistemas de control. Las variables y por consiguiente los receptores que intervienen son:

1º) <u>Receptores de presión localizados a la salida de la sangre por la aorta (baroreceptores) que detectarían las variaciones la presión arterial media (PAM).</u> Durante el ejercicio se produce un incremento proporcional a la intensidad del ejercicio, de forma que circunstancialmente la actividad del baroreflejo queda "funcionalmente atenuada". Donde se produce esta "anulación" es una incógnita. Sin embargo, las relaciones de inervación del núcleo dorsal del vago permiten suponer que juegue un papel fundamental tanto en el inicio como en el mantenimiento del mecanismo de retroalimentación. El incremento de la PAM se produce a consecuencia de un aumento proporcional de la FC y un incremento mucho menor de la contractilidad, así como, una modificación del tono arteriolar de todos los vasos sanguíneos de todas y cada una de las circulaciones regionales.

2º) <u>Receptores mecánicos de distensión pulmonar (mecanoreceptores) y receptores que detectan las variaciones de presión parcial de los gases (quimiorreceptores periféricos y quimiorreceptores centrales).</u> Los receptores mecánicos envían información al bulbo raquídeo relativa al grado de llenado/vaciado pulmonar, de forma que el procesamiento de la señal determina en parte lo que se conoce como flujo inspiratorio o débito inspiratorio (VC/T_i). Al centro funcional que coordina la respuesta nerviosa dirigida a la musculatura respiratoria (diafragma e intercostales) se le conoce como generador central inspiratorio (GCI), probablemente entidad funcional que relaciona los centros dorsal y ventral del bulbo raquídeo. La actividad del GCI es modulada por otro centro funcional, denominado interruptor inspiratorio (DI) (en inglés off-switch). Éste centro funcional intervendría en la determinación de la duración de la inspiración respecto al tiempo total de un ciclo respiratorio (T_i/T_T), enviando la señal al GCI para su "desconexión".

Más debatido aún es la participación de los quimiorreceptores en el control de la actividad de los dos centros funcionales citados: GCI e DI. Se ha postulado que los quimiorreceptores periféricos podrían intervenir en la denominada fase II de la respiración durante el ejercicio, a pesar de no producirse una variación en la concentración de H^+ y presiones parciales de los gases. En realidad, los quimiorreceptores periféricos más que responder a las grandes oscilaciones de la composición de la sangre, operarían sobre el aumento de la ganancia de las variables o cambios abruptos de las mismas. Por otra parte, algunos investigadores sostienen que, aunque los valores tanto de la $PpCO_2$ como el pH del líquido cefalorraquídeo no cambian de forma significativa, los quimiorreceptores centrales podrían detectar las oscilaciones del pH arterial a través de los cambios que se producirían en el líquido cefalorraquídeo o bien de variaciones de la $PpCO2$.

Aunque el modelo respiratorio (V_T/T_I y T_i/T_T) adoptado durante una prueba de ergoespirometría difiere según el sujeto y el tipo de ergómetro empleado (véase apartado 4.2 en el capítulo 4), inicialmente esta variable muestra una relación lineal respecto a la intensidad con incremento proporcionalmente mayor del V_T relativo al T_i. Posteriormente, se alcanza una mayor V_E a expensas de un descenso del T_i , es decir, de un incremento mayor de la F_R respecto del V_T.

3º) <u>Receptores mecánicos (mecanoreceptores) a nivel de la musculatura esquelética, de las articulaciones y de la piel.</u> Diversos investigadores han propuesto que parte del incremento de la ventilación durante el ejercicio tendría su origen en receptores para el control de la locomoción situados en las extremidades y en receptores de la musculatura esquelética que participan en la respiración (diafragma e intercostales). La idea más extendida entre los investigadores es que la retroalimentación procedente de los músculos de la respiración ejercería una acción moduladora sobre los centros de regulación de la respiración y en asociación con reflejos espinales intervendría en la coordinación locomoción/respiración. De forma resumida, los receptores que pudieran intervenir modulando la respiración son los siguientes:

    1. Receptores a nivel muscular. En el sistema músculo-tendinoso se encuentran tres tipos de receptores: husos musculares, órganos tendinosos de Golgi y terminaciones libres. La existencia de

receptores que "analizaran" las condiciones metabólicas ("metaloreceptores") o de trabajo ("ergoreceptores") ha estado presente en la mente de los investigadores. La actividad de estos receptores, según algunos investigadores, justificaría en parte la fase rápida de la ventilación a través de un mecanismo reflejo. Numerosos estudios experimentales han conducido a la idea de que el movimiento "per se", a través de estimulación mecánica de hipotéticos propioceptores de la musculatura inferior, provoca un incremento de la ventilación por vía refleja en relación directa al grado de estimulación de estos receptores. Sin embargo, a pesar de los numerosos intentos no se ha demostrado de forma concluyente la existencia de receptores periféricos de miembros específicos. Probablemente no sea necesario "buscar" receptores específicos en la musculatura, pues de alguna manera los husos musculares, órganos tendinosos y receptores articulares, podrían ser los únicos responsables de enviar la información a los centros de control.

2. Receptores a nivel articular. En las articulaciones se encuentran básicamente dos tipos de receptores: terminaciones encapsuladas y terminaciones libres

3. Receptores a nivel de la piel. En la piel se encuentran terminaciones libres que responden tanto a los cambios de temperatura como a estímulos dolorosos

4º) <u>Receptores que detectan la concentración de glucosa en sangre (glucoreceptores).</u> El hecho de que el cerebro sea, metabólicamente hablando, gluco-dependiente no estricto (en determinadas situaciones puede utilizar otros combustibles), implica necesariamente un control de la concentración de glucosa en sangre. La considerable actividad simpatico-adrenal que se produce durante el ejercicio determina la movilización de los sustratos energéticos. Aunque existen mecanismos enzimáticos celulares (ciclos de interconversión, ciclos de sustrato, etc), que permiten acelerar las velocidades de las reacciones en cuestiones de milisegundos, son potenciados por la actividad simpático-adrenal. La liberación de catecolaminas (vía nerviosa u hormonal), por un lado, incrementa la sensibilidad de los mecanismos enzimáticos y por otra parte, permite la coordinación entre los diferentes órganos y tejidos

5º) <u>Receptores que detectan la temperatura periférica (termo-receptores cutáneos) y central (termo-receptores centrales)</u>. Una de las características de los organismos homeotermos es la de mantener constante la temperatura central. La elevación de la temperatura consecuencia de los procesos oxidativos celulares, determina una puesta en marcha de los mecanismos de perdida de calor.

2.2 Resumen del control del SAO, SAE y reclutamiento de las UM

Los centros nerviosos que procesan la señal de retroalimentación habitualmente no alcanzan la consciencia o por lo menos no se les "presta" atención. Cuando el sujeto está "pendiente de sus sensaciones", puede valorar de forma subjetiva la carga que le supone una determinada intensidad de ejercicio, como sucede al aplicar la escala de percepción subjetiva de Borg. El procesamiento de toda la información aferente a los centros de control nervioso desencadena una respuesta compleja, cuya intensidad se relaciona con las necesidades energéticas del organismo. La actividad nerviosa se encuentra sujeta a los procesos bioelectricos, y por consiguiente a una entrada en fatiga sináptica. Sin embargo, el organismo soslaya esta posible eventualidad gracias al sistema neuroendocrino, que permite mantener un elevado grado de respuesta.

La respuesta coordinada permite la coordinación de la actividad cardio-respiratoria y de la activación de las UM, las cuales se ajustan a la mayor demanda metabólica. El incremento funcional determina un aumento creciente del consumo de oxígeno y de la eliminación de dióxido de carbono (véase consumo de oxígeno). La respuesta compleja coordinada indicada en la figura 3 vendría determinada por:
1. la sensibilidad de los centros nerviosos a la señal de retroalimentación
2. la velocidad con la que los centros nerviosos procesan la información y la ejecutan

3. la respuesta tisular a la información procesada.

Todos estos factores dependen considerablemente del grado de adaptación. Por ejemplo, la "sensibilidad" del barorreflejo de un atleta entrenado es mayor que la de una persona sedentaria, como queda puesto de manifiesto, por la mejor recuperación cardiovascular del primero (figura 4). La pendiente de la relación lineal entre la frecuencia cardiaca y el tiempo de recuperación fue mayor en los ciclistas que en los sedentarios, -3,4 versus -2,5 (6)

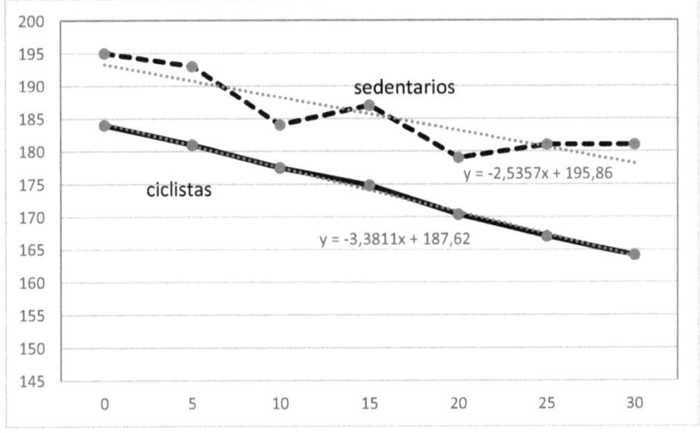

Figura 4. Registro de la frecuencia cardiaca latido a latido durante los primeros 20 segundos de la recuperación (datos promedio cada 5 segundos) de un ejercicio realizado en cicloergómetro. Con permiso del laboratorio de fisiología del esfuerzo de la Facultad de ciencias de la actividad física y del deporte. INEF de la universidad politécnica de Madrid (Zamorano, Peinado Lozano et al. 2013).

3. SIGNIFICADO FISIOLÓGICO DEL CONSUMO DE OXÍGENO

La traducción funcional del aumento de la actividad del SAO y del SAE que se ha expuesto en el epígrafe anterior es un aumento proporcional de los dos parámetros fundamentales que se aportan en una ergoesprometría: el consumo de oxígeno (VO_2) y la eliminación de dióxido de carbono (VCO_2). El incremento proporcional de las dos variables analizadas mediante ergoespirometría es indicativo de la mayor actividad metabólica del organismo. Cuando se alcanza la máxima actividad del SAO y SAE, se obtiene lo que se denomina VO_2 max o con otras denominaciones, como se expuso en el capítulo 1. A continuación se expone brevemente el significado fisiológico del valor máximo del VO_2. Para un mayor conocimiento consúltense las revisiones de (Saltin and Strange 1992, Bassett Jr and Howley 1997, Hawkins, Raven et al. 2007, Levine 2008)

El VO_2 máx. constituye el parámetro "central" de una prueba ergoespirométrica, pues es el más representativo del funcionamiento global del organismo. La respuesta coordinada de todos los sistemas descritos anteriormente (SAO, SAE y UM) para alcanzar el VO_2 se consigue a consecuencia de la modificación de los parámetros mas significativos de cada uno de ellos. De forma elemental son: la ventilación alveolar (V_A), el gasto cardíaco (Q), la extracción de oxígeno por la hemoglobina (Dif a-v O_2) y la capacidad tisular de utilizar el oxígeno (VO_2 tisular). A continuación se exponen de forma sencilla la contribución de cada uno de los sistemas que representan la máxima actividad, es decir, el VO_2 max.

3.1 Factores cardiovasculares que determinan el VO_2 max
Parece lógico pensar que el aumento en la capacidad del corazón de bombear sangre determine un mayor suministro de oxígeno a los tejidos durante un ejercicio como el que se realiza habitualmente en una ergoespirometría. Así, la relación Q/VO_2 se admite como lineal, es decir, obedece a la ecuación de una recta en la que Q es la variable dependiente y el VO_2 es la independiente ($Q = a \cdot VO_2 + b$). Realmente, a través de diversos estudios experimentales y basándose en la ecuación simple de gasto cardiaco ($Q = VE \cdot FC$; dónde VE es el volumen de eyección y FC es la frecuencia cardiaca) es controvertido asumir la linealidad

En efecto, el VE aumenta con el incremento de intensidad del ejercicio hasta un momento dónde según diversas condiciones (nivel de entrenamiento, edad, posición corporal, tipo de ergómetro) puede estabilizarse descender o incluso aumentar. Por consiguiente la relación Q/VO_2 no es lineal, podría seguir la ecuación de una hipérbola. Por otra parte, la FC también aumenta a medida que se eleva la carga de trabajo y se asume que la función FC/VO_2 es la de una recta, cuestión discutible pues los estudios de variabilidad de la frecuencia cardiaca confirman una variación no lineal de los intervalos RR a lo largo de una prueba de ergoespirometría. No obstante, admitiendo una función lineal única de la relación FC/VO$_2$, parece coherente pensar que el producto de dos funciones, una no lineal (Q/VO$_2$) y otra lineal (FC/VO$_2$) no puede dar como resultado una función lineal. Por consiguiente, aunque sea admitida como lineal la relación Q/VO$_2$ en realidad no lo es. A efectos de análisis en este texto, sin embargo, se admitirá como lineal, dado el importante significado fisiológico:

1ª) es evidente que a mayor VO$_2$ mayor es Q; como en una ergoespirometría convencional sólo se mide el VO$_2$ es coherente pensar que aquella persona con un valor más elevado de VO$_2$ tendrá un Q mayor.

2ª) la pendiente de la recta determina que cuanto mayor sea peor será el rendimiento.

3.1.1 El modelo de Fick en la comprensión de cómo afecta el gasto cardiaco al VO$_2$ max. La figura 5 muestra de forma esquemática el principio de conservación de la masa de un indicador. Este principio establece como una determinada molécula circula por un determinado líquido, que en el caso del organismo es la sangre. La molécula "indicadora" tiene que tener la característica de poder ser medida tanto a la entrada como a la salida del sistema

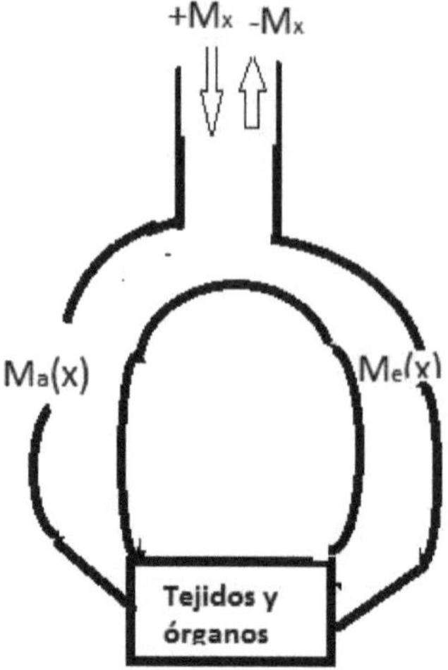

Figura 5. Principio de conservación de la masa de un indicador que se añade ($+M_x$) o se extrae del sistema ($-M_x$). M_x representa el flujo del indicador (por ejemplo mmol/l), M_a es la cantidad de indicador que llega al sistema (a = aferente) y M_e es la cantidad de indicador que sale del sistema (e = eferente). Explicación en el texto.

El principio de conservación de la masa de un indicador implica que se deben cumplir las ecuaciones (1) y (2) si el indicador es añadido al sistema o es extraido del mismo, respectivamente

$$M_e(x) = M_a(x) + M_x \text{ (ecuación 1)}$$
$$M_e(x) = M_a(x) - M_x \text{ (ecuación 2)}$$

La masa del indicador a la entrada y a la salida son respectivamente las concentraciones en cada uno de ellas multiplicadas por el volumen de líquido circulante, esto es, el gasto cardiaco. Así, tenemos:

$$M_a(x) = Q \cdot [x]_a$$
$$M_e(x) = Q \cdot [x]_e$$

Sustituyendo en la ecuación 1 tenemos

$$Q \cdot [x]_e = Q \cdot [x]_a + M_x$$

Reordenando y despejando el gasto cardiaco, se obtiene una ecuación para el cálculo del gasto cardiaco medio:

$$Q = \frac{M_x}{[x]_e - [x]_a} \ (ecuación\ 3)$$

Fick aplicó el principio de conservación de la masa de un indicador, considerando que éste fuera el oxígeno. Por consiguiente se tiene:

$$M_{venosa}O_2 = Q \cdot [O_2]_{venosa}$$
$$M_{arterial}O_2 = Q \cdot [O_2]_{arterial}$$
$$M_x = VO_2$$

Sustituyendo en la ecuación 3 los parámetros para el oxígeno se obtiene la ecuación para el cálculo del gasto cardiaco medio de Fick

$$Q = \frac{VO_2}{[O_2]_{arterial} - [O_2]_{venosa}} = \frac{VO_2}{Dif\ a{-}v\ O_2} \ (ecuación\ 4)$$

El valor de Q será máximo cuando el VO_2 alcance el valor más elevado y el valor de la Dif a-v de oxígeno sea más bajo, debido al descenso de la concentración venosa de oxígeno (véase más adelante). La ecuación 4, para hacerla corresponder con la ecuación de una recta, se puede escribir de la siguiente forma:

$$Q = Q \cdot ([O_2]_{venosa}/[O_2]_{arterial}) + (1/[O_2]_{arterial})$$
$$\cdot VO_2 \ (ecuación\ 5)$$

Identificando término a término con los de una recta, tenemos que la pendiente de la recta (b = 1/[O_2 arterial]) es la inversa de la concentración de oxígeno arterial. Por otra parte, se tiene que la ordenada en el origen (a = Q $\cdot$ ([O_2]$_{venoso}$/[O_2]$_{arterial}$) se relaciona estrechamente con el producto del gasto cardiaco por la concentración de oxígeno determinado a nivel de la arteria pulmonar, es decir, sería el retorno venoso de oxígeno al corazón. Tomando en conjunto las consideraciones generales realizadas y las que se acaban de exponer, se puede entender perfectamente la trascendencia fisiológica de la función de bombeo del corazón sobre el VO_2 max:

1ª) Una mayor pendiente de la recta implica una peor respuesta cardiaca y sugiere una menor concentración de oxígeno en sangre arterial (1/[O_2 arterial]). Así, principalmente los deportistas de resistencia, al tener una mayor concentración de oxígeno consecuencia del proceso de adaptación, presentan una menor pendiente

2ª) La concentración de oxígeno a nivel arterial es constante durante una prueba de ergoespirometría, ya que depende de la concentración de hemoglobina ([Hb]) y del poder oxifórico de la hemoglobina (valor promedio 1,34 ml/gr de hemoglobina)

3ª) La concentración de oxígeno a nivel venoso se va reduciendo a medida que aumenta la intensidad durante una prueba de ergoespirometría. No obstante, el flujo de oxígeno (Q · $[O_2]_{venoso}$ en ml/min) de retorno al corazón se mantiene constante, dado que la reducción del oxígeno a nivel venoso se compensa con el mayor valor de gasto cardiaco que retorna al corazón.

Además de la acción de bombeo del oxígeno del corazón que condiciona el valor de VO_2 max, durante el ejercicio es necesario que la circulación a los territorios activos aumenta a costa de los no activos. A continuación se analiza de forma breve la participación de la circulación en el VO_2 max, a través de una variable indirecta, la diferencia arterio-venosa de oxígeno.

3.1.2 La diferencia arterio-venosa de oxígeno en la comprensión del VO_2 max

El denominador de la ecuación 4 indica la cantidad de oxígeno que consumen los órganos y tejidos activos durante una prueba de ergoespirometría, dado que, como se ha señalado más arriba, la concentración de oxígeno a nivel arterial es constante. Por consiguiente una reducción del oxígeno que se "devuelve" al corazón ($[O_2]_{venoso}$) significa un aumento de la cantidad que se "quedan" los tejidos. Aunque la diferencia arterio-venosa de O_2 no sólo viene determinada por la función circulatoria (véase apartados 3.2 y 3.3), a continuación se expone cómo esta variable determina también el VO_2 max.

Sustituyendo en la ecuación 4 se obtiene:

$$Dif\ a - v\ O_2 = \frac{1}{a + {}^{b}\!/_{VO_2}} \text{ (ecuación 5)}$$

Es decir, es la ecuación de una hipérbola, dónde la rama horizontal (a = $1/[O_2]_{arterial}$) es asintótica a la concentración de oxígeno a nivel arterial cuando el VO_2 tiende al infinito. El hecho de que la relación entre dif a-v O_2/VO_2 sea una hipérbola es trascendental por las siguientes razones:

1ª) La dif a-v O_2 máxima que se puede alcanzar durante una ergoespirometría de carácter máximo es necesariamente inferior a la concentración de O_2 a nivel arterial.

2ª) Se deduce que la concentración de oxígeno a nivel venoso no puede descender a cero, sino que tiene que tener un valor mínimo que debe de corresponder al valor de presión parcial de oxígeno en la sangre venosa de retorno de alrededor de 20 mm Hg, que se correspondería a una saturación del 20 %.

3ª) Teniendo en cuenta los efectos de la temperatura, el CO_2 y la [H^+] sobre la curva de asociación-disociación de la hemoglobina, este valor mínimo de presión parcial de oxígeno determina la presión "crítica" para que los capilares se cierren.

3.1.3 El método de Fick para la determinación del gasto cardiaco durante el ejercicio. Cuando en el principio de Fick se considera que el indicador se "extrae del organismo" (-M_x), la ecuación 3 queda como sigue:

$$Q = \frac{M_x}{[x]_a - [x]_e} \ (ecuación\ 6)$$

Sustituyendo por el dióxido de carbono eliminado (M_x) y las concentraciones aferente (venosa) y eferente (arterial) de dióxido de carbono en sangre, se obtiene la ecuación de Fick utilizada para la determinación del gasto cardiaco medio de forma incruenta:

$$Q = \frac{VCO_2}{[CO_2]_{venoso} - [CO_2]_{arterial}} = \frac{VCO_2}{Dif\ v - a\ CO_2} \ (ecuación\ 7)$$

Aparentemente, este procedimiento es muy sencillo pues basta con medir el CO_2 eliminado por la respiración (VCO_2) y las concentraciones de este gas en sangre arterial y venosa. No obstante, es más complejo y además las dificultades se acentúan durante el ejercicio. Brevemente, a continuación se exponen las razones de la dificultad metodológica. Una mayor información se puede encontrar en las siguientes referencias bibliográficas (Collier 1956, DEEARES 1958, Hackney, Sears et al. 1958, Auchincloss, Gilbert et al. 1991).

1ª) Se realiza en circuito cerrado. Por este motivo, a éste método se le denomina rebreathing, porque la persona "vuelve" a respirar el aire contenido en una bolsa. El procedimiento consiste en determinar la igualdad entre las presiones parciales de CO_2 en la sangre venosa mixta y el gas alveolar una vez se ha producido la compensación entre el aire contenido en el circuito y el aire alveolar del sujeto.

2ª) La determinación de la concentración del CO_2 venoso. Diversas técnicas permiten medir este parámetro al asumir que la $PpCO_2$ alveolar se iguala con la $PpCO_2$ en la sangre capilar del pulmón.

3ª) La determinación de la concentración de CO_2 arterial. Este parámetro se estima no se mide. La estimación se realiza a partir de los valores de presión de CO_2 medidos en la boca, si bien algunos estudios han comprobado que la estimación se corresponde con los valores medidos (Auchincloss, Gilbert et al. 1991).

4ª) Cuando se aplica este método a la determinación del gasto cardiaco durante el ejercicio máximo la fuente de errores puede ser considerable, pues para calcular la cantidad de CO_2 por unidad de volumen es necesario tener en cuenta la saturación de oxígeno y el pH de la sangre venosa mixta, valores que durante el ejercicio extremo no permanecen constantes.

3.1.4 Otros modelos que permiten explicar la respuesta cardiovascular durante el ejercicio

Ciertamente el modelo de Fick expuesto anteriormente (ecuación 5) explica como el sistema cardiovascular interviene en el aporte de oxígeno y elimina el dióxido de carbono producido por los órganos y tejidos activos. A pesar de representar la función más simple, el hecho de introducir en el modelo el VO_2 complica el análisis elemental del funcionamiento del sistema. Al ser el gasto cardiaco dependiente de la frecuencia cardiaca y del volumen de eyección, algunos investigadores han propuesto modelos muy simples de funcionamiento cardiaco global. A continuación, se presentan uno de estos modelos basados en el registro de una variable del gasto cardiaco muy fácil de medir: la frecuencia cardiaca. Modelos mecánicos y de control cardiovascular se pueden encontrar en el libro de Arthur T Jonhson (Johnson 2007)

$$FC = FC_{reposo} \left(\frac{\dot{V}O_2}{\dot{V}O_2 max} \right) (FC_{max} - FC_{reposo}) (ecuación\ 8)$$

Esta expresión matemática muestra la dependencia de la frecuencia cardiaca durante un ejercicio en condiciones estables y depende de la relación entre los consumos de oxígeno medio y el máximo y de la reserva de frecuencia cardiaca.

3.3 Factores respiratorios que condicionan el consumo máximo de oxígeno.

Las funciones generales (ventilación y difusión) del aparato respiratorio aumentan con la intensidad del ejercicio. Como se indicó en el capítulo 3, la V_E muestra una respuesta lineal en relación a la intensidad, con dos momentos de ruptura de la linealidad. Pero en conjunto y para los fines que se persiguen en este apartado, se puede considerar que la V_E aumenta de forma lineal hasta un momento dónde experimenta un incremento no lineal. Por otra parte, la difusión igualmente aumenta a medida que aumenta la carga de trabajo. Un dato indirecto de incremento de la difusión es precisamente el aumento de las dos variables ergoespirométricas: VO_2 y VCO_2 (véase figura 6 en el capítulo 3). Finalmente, se analiza como la coordinación entre las funciones cardiovascular y respiratoria, esto es, la relación ventilación/perfusión (V_A/Q) podrían limitar el VO_2 max

3.3.1 La ventilación alveolar. De estas dos funciones básicas, la que de ordinario se mide en una ergoespirometría es la ventilación (véase capítulo 3). Por consiguiente, cuando se alcance el valor máximo de VO_2, la V_E también será máxima, de manera que los factores que la determinan serán máximos también:

$$V_{E\,max} = V_{T\,max} \cdot F_{R\,max} = V_{T\,max} \cdot \frac{1}{T_{T\,min}} \quad (ecuación\ 9)$$

Dónde V_T es el máximo volumen corriente movilizado en cada respiración y F_R es la máxima frecuencia respiratoria en la unidad de tiempo y T_T es el tiempo total de la respiración, suma del tiempo inspiratorio (T_i) y espiratorio (T_e).

Pero en realidad, lo que interesa conocer no es la ventilación de todo el aparato respiratorio, sino únicamente la de los lugares dónde se puede realizar el intercambio respiratorio. Es decir, la ventilación alveolar (V_A). Por consiguiente, en máximo ejercicio, correspondiente al máximo VO_2 max, la máxima ventilación alveolar ($V_{A\,max}$) será:

$$V_{A\,max} = V_{E\,max} - V_{D\,max} = (V_{T\,max} - V_D) \cdot F_{R\,max} \quad (ecuación\ 10)$$

Dónde $V_{E\,max}$ es la máxima ventilación total y V_D es la ventilación del espacio muerto. La determinación de la V_D y cómo influye este parámetro en la determinación del VO_2 max ha sido objeto de análisis de los investigadores, pero que dada su complejidad se aborda de forma simple. Una aproximación es la siguiente (Johnson 2007):

$$\dot{V}O_{2max} = \left(\frac{V_{A\,max} + V_D}{T_{Tmin}}\right) F_I O_2 - \left(\frac{V_{A\,max} + V_D}{T_{Tmin}}\right) F_E O_2\ min(ecuación\ 11)$$

Dónde V_A max es la máxima ventilación alveolar, V_D es el volumen de espacio muerto total, T_T es el tiempo total de la respiración, $F_I O_2$ es la fracción de oxígeno en el aire inspirado y $F_E O_2$ es la fracción de oxígeno en el aire espirado. La relación entre el volumen del espacio muerto y el volumen corriente (V_D/V_T) desciende durante el ejercicio, cuando el volumen corriente aumenta ($V_D = 1,8 \cdot 10^{-1} + 0,023\ V_T$) (Johnson 2007).

3.3.2 Difusión (D_L). Por otra parte, la mayor parte de los investigadores sostienen que la difusión de los gases no limita el VO_2 max. La ecuación general para la difusión es:

$$V_X = \frac{S \times D \times (P_1 - P_2)}{\delta} \ (ecuación\ 12)$$

Durante el ejercicio se produce un "reclutamiento de superficie de intercambio", de manera que al ir aumentando S aumenta la difusión de los gases. No obstante, algunos investigadores sostienen que a intensidades elevadas, se puede producir un incremento de la diferencia alvéolo-capilar de la PpO_2 suficiente como para justificar un problema de difusión. Aunque en efecto así sucede, los incrementos medidos durante el esfuerzo intenso no son suficientes como para justificar una hipoxemia por alteración de la difusión. Solamente durante el ejercicio en condiciones de hipoxia, la difusión puede limitar el intercambio gaseoso, incluso a intensidad ligera, aumentando su efecto cuando se incrementa la carga.

3.3.3 Relación entre la ventilación alveolar y la perfusión (V_A/Q). Esta posibilidad de limitación del VO_2 max ha sido la más sujeta a controversia, principalmente por los problemas metodológicos. En la tabla 1 figuran los valores aproximados teóricos de cada una de las variables de la ecuación general que valora la relación V_A/Q global:

$$\frac{V_A}{Q} = \frac{VCO_2 \times 863 \times Dif\ A - VO_2}{VO_2 \times P_A CO_2} \ (ecuación\ 13)$$

Tabla 1. Evolución de los parámetros que estiman la relación V_A/Q global según las ecuaciones de Bohr y de Fick			
Variable	Intensidad ligera	Intensidad moderada	Intensidad máxima
Cociente respiratorio	0,85-0,90	0,90-1,00	> 1,00
Diferencia A-V O_2	5-10 ml/100 ml	> 10 ml/100 ml	= ó > 15 ml/100 ml
P_ACO_2	40 mm Hg	35 mm Hg	30 mm Hg

Entre otros (véase capítulo 3), los criterios para conocer cuándo se ha alcanzado el VO_2 max son: CR $\geq$ 1,20, diferencia A-V de oxígeno de 15 ml/100 ml y $PACO_2$ de 30 mm Hg. Con estos datos, el numerador de la ecuación quedaría multiplicado por un factor de 4,5 mientras que el denominador se divide por un factor de 1,3. Así, el resultado es que la relación V_A/Q incrementa durante los esfuerzos máximos, indicando un desajuste de la V_A respecto del Q, que podría condicionar el intercambio respiratorio.

El hecho trascendental ante la desigualdad de la relación V_A/Q es preguntarse qué mecanismos pueden explicar esta alteración y si en definitiva compromete el intercambio de gases. Lógicamente, aunque se han propuestos diversos mecanismos, se desconocen las causas de la desigualdad. Un razonamiento lógico nos lleva a pensar que existen las siguientes posibilidades de alteración de la relación: modificaciones en las vías aéreas, modificaciones del flujo sanguíneo o ambas (Laughlin, Korthuis et al. 1996, Montero 2012). En una ergoespirometría convencional desarrollada con un protocolo continuo y en un tiempo de alrededor de 15 minutos, en personas sanas no se ha demostrado una alteración de la relación V_A/Q que pudiera explicar la limitación respiratoria del VO_2 max.

3.4 Factores musculares que condicionan el consumo máximo de oxígeno

Durante el ejercicio, el incremento del gasto cardíaco debe corresponderse con un aumento del flujo sanguíneo a los territorios activos, ajustándose a las necesidades metabólicas de las fibras musculares. Los mecanismos que explican el aumento de perfusión del territorio muscular son muy controvertidos. De forma simple, el flujo sanguíneo muscular aumenta:

1º) por aumento de la actividad de la bomba cardíaca que condiciona un incremento la presión sanguínea y como consecuencia un posible aumento de la presión de capilar. Sin embargo, experimentalmente (Laughlin, Korthuis et al. 1996) es muy difícil determinar el valor de presión capilar durante el ejercicio, pero la valoración de la resistencia al flujo permiten deducir que en efecto se produce

2º) se produce un reclutamiento progresivo de los capilares que irrigan las fibras musculares activas, demostrado experimentalmente y constituye, además un importante mecanismo de adaptación al entrenamiento, al aumentar la superficie de intercambio

3.4.1 Flujo de sangre al músculo. El flujo de sangre al músculo en reposo es de 5-10 ml/100 gr. El máximo flujo sanguíneo oscila según el animal estudiado entre 150 y 500 ml/min/100 gr, siendo en mamíferos de 250-400 ml/min/100 gr, en condiciones experimentales estrictas (Laughlin, Korthuis et al. 1996). Además, parece demostrado una falta de uniformidad en el flujo sanguíneo en un mismo músculo, dirigiéndose el flujo hacia las fibras con mayor componente oxidativo antes de comenzar el ejercicio y durante la realización del mismo.

Considerando que durante un ejercicio dinámico la cantidad de músculo activo es de 16 a 20 Kg y un flujo sanguíneo muscular de 120 ml/min/100 gr, el volumen de sangre circulante estaría entre 19 y 30 L/min. Así, el flujo sanguíneo muscular máximo alcanzado viene determinado por la relajación completa de la musculatura lisa de la microcirculación y la limitación de la capacidad de bombeo de sangre del corazón. A tenor de los datos numéricos, parece lógico pensar en una limitación cardíaca, teniendo en cuenta que los valores de gasto cardíaco medidos en grandes atletas son de 40 L/min.

3.4.2 El control del flujo sanguíneo muscular. En general, se durante el ejercicio se mantienen las resistencias periféricas totales (RPT), aunque en los territorios no activos (circulaciones renal, esplácnica y cutánea), se produce vasoconstricción simultánea a la vasodilatación en los territorios activos (circulaciones del músculo esquelético, coronaria, y cerebral). Dicha coordinación es proporcional al gasto cardiaco. En el caso de la circulación del músculo esquelético puede suponer un incremento del flujo sanguíneo de unas 15 veces los valores de reposo (véase antes, apartado 3.4.1).

Veamos como la capacidad de extracción del oxígeno puede constituir un problema en la obtención del VO_2 max. Considerando los valores normales de diferencia arterio-venosa, la capacidad de extracción de oxígeno viene dada por la siguiente ecuación:

$$Extracción\ O_2 = \frac{[O_2]arterial - [O_2]venoso}{[O_2]arterial} \quad (ecuación\ 14)$$

Dando valores en los miembros de la ecuación se obtiene que el tejido muscular en reposo es capaz de aprovechar alrededor de un 25 %:

$$Extracción\ O_2 = \frac{20\frac{ml}{dl} - 15ml/dl}{20\ ml/dl} = 0,25\ (25\ \%)$$

Así, los dos factores que pueden condicionar la utilización del oxígeno son el flujo capilar y la demanda metabólica. El flujo de oxígeno se obtiene de multiplicar la cantidad de sangre que circula por la diferencia arterio-venosa de oxígeno (Flujo $O_2 = Q_{local} \cdot$ dif a-v_{local}. La extracción de oxígeno desciende con el aumento del flujo capilar. Por consiguiente, cuanto mayor es el flujo de oxígeno menor es la extracción de O_2 para satisfacer sus necesidades. Cuando aumenta la actividad metabólica, el músculo requiere extraer más oxígeno del que proviene, es decir, del flujo de oxígeno. Esta idea intuitiva es confirmada si se aplica el principio de Fick. En ejercicio máximo el grado de vasodilatación del territorio capilar aumenta el flujo de oxígeno de manera que se aporta más gas para la combustión. Pero el grado de vasodilatación viene condicionado por el "aprovechamiento" del oxígeno en las mitocondrias, pudiendo suponer una limitación.

Los mecanismos de regulación de las RPT son complejos de analizar. Básicamente se centran en el SNC, el cual recibe información periférica y central. Así, por ejemplo, se ha demostrado que las terminaciones sensitivas III y IV de los músculos son sensibles a las condiciones metabólicas. Un descenso del flujo muscular desencadena una variación en la concentración de ácido láctico, presión parcial de CO_2 y concentración de H^+. Estas y otras moléculas (bradiquinina y prostaglandinas) desencadenan reacciones reflejas, mediadas por el sistema nervioso simpático, que permiten la regulación del grado de vasoconstricción o vasodilatación.

4. SIGNIFICADO FISIOLÓGICO DE LA TRANSICIÓN AERÓBICA-ANAERÓBICA

La importancia de valorar mediante ergoespirometría este parámetro ha sido expuesta en el capítulo 3 (véase Importancia de este parámetro en el epígrafe 2.2 La transición aeróbica-anaeróbica). Igualmente en ese mismo capítulo se analiza la metodología de determinación mediante el intercambio de gases respiratorios y cómo se expresan los valores correspondientes a los umbrales ventilatorios (véase apartado 2.2 la transición aeróbica-anaeróbica). A continuación se analiza de forma simplificada el significado fisiológico de este fenómeno.

Al proceso de un metabolismo preferentemente aeróbico a uno anaeróbico se le conoce como transición aeróbica-anaeróbica (Wasserman 1986, Wasserman, Beaver et al. 1990, Hollmann 2001). Recuérdese como la relación V_E/VO_2 es una función compleja, pero que de forma práctica se considera que es lineal, pero con dos "variaciones o roturas" de la pendiente (véase análisis metodológico del proceso de transición aeróbica-anaeróbica). Al mismo tiempo, dado que el resultado de la anaerobiosis es la producción de ácido láctico por las células, a partir de cierta intensidad se produce un incremento de la concentración en plasma de este metabolito.

4.1 Relación fisiológica entre los procedimientos básicos de determinación del UA.

Los procedimientos de determinación de la transición aeróbica-anaeróbica se pueden dividir en ergoespirométricos y no ergoespirométricos. Los primeros sirven para detectar cambios en la linealidad, mientras los segundos, ordinariamente valoran el incremento de la concentración de lactato en sangre. De forma breve se expone la denominación dada a diferentes metodologías relacionadas con la transición aeróbica-anaeróbica y que se relacionan estrechamente con el valor a partir del cual se produce un incremento de la concentración de lactato ($UA_{lactato}$).

Diversos autores han demostrado correlaciones entre los diferentes métodos de determinación de la transición aeróbica-anaeróbica con el $UA_{lactato}$ en plasma

- el valor umbral determinado a través de la concentración de catecolaminas se ha denominado umbral de catecolaminas ($UA_{catecolaminas}$)
- diferentes parámetros del intercambio respiratorio ($UA_{ventilatorio}$) utilizados para determinar el momento en el que el organismo pasa de un metabolismo predominantemente aeróbico a anaeróbico. Como se ha expuesto en el capítulo 3, se consideran dos puntos de ruptura denominados VT_1 y VT_2 (véase capítulo 3)
- el umbral determinado a través de las variaciones del registro del electromiograma se conoce como umbral electromiográfico (UA_{EMG})
- las variaciones de la composición de la saliva cuando se produce la transición aeróbica-anaeróbica, se denomina umbral de saliva (UA_{saliva})
- el cambio de la pendiente de la relación entre la frecuencia cardiaca y la intensidad se conoce como umbral de Conconi ($UA_{Conconi}$), al ser este investigador el que describió dicho cambio de pendiente

El aumento de la producción de lactato se explica cuando se produce una mayor activación de las fibras musculares tipo II. Teniendo en cuenta los conceptos de unidad motora y orden de reclutamiento, la activación de las fibras tipo II tendría lugar de forma preferente a partir del UA. El aumento del lactato en plasma influye en la modificación del estado ácido-base. Así, a partir del UA, se produce un aumento de la concentración de protones ($[H^+]$), así como variaciones en los parámetros físico-químicos que determinan el estado ácido base. Algunos autores han propuesto que mediante parámetros del estado ácido-base se puede determinar el momento de la transición metabólica.

La determinación de la actividad eléctrica muscular en la superficie, denominada electromiografía de superficie (EMG_S), permite detectar de forma indirecta la mayor actividad de las fibras tipo II y por consiguiente inferir una activación de las UM tipo FT (UA_{EMG}). Por otra parte, a partir del UA se produce un incremento desproporcionado de la concentración de catecolaminas en sangre. Salminen y Kontinen describieron las modificaciones de la composición de la saliva durante el ejercicio (Salminen and Konttinen 1963) y posteriormente se le denominó umbral de saliva (UA_{saliva}). Finalmente, Conconi y col. han sostenido que la relación lineal frecuencia cardiaca (FC)/intensidad no presenta la misma pendiente a lo largo de una prueba de esfuerzo incremental (Conconi, Ferrari et al. 1980). El punto donde se produce un cambio de la pendiente se denomina UA de Conconi o de la freuencia cardiaca (UA_{FC}).

Es decir, que mediante diversos procedimientos se pueden detectar los parámetros correspondientes a la transición aeróbica-anaeróbica. Curiosamente, algunos pueden no tener ninguna relación con la respuesta orgánica, como por ejemplo el UA_{saliva}. No obstante la base fisiológica sobre la que se sustenta la transición aeróbica-anaeróbica es la relación lactato intensidad. La figura 9 del capítulo 3 muestra dicha relación. Un análisis sencillo de la misma conduce a la siguiente conclusión. A determinada intensidad se eleva la concentración de ácido láctico en sangre y parece corresponder a la intensidad a la cual se produce el primer incremento de la ventilación (VT_1). Así, no tiene ninguna lógica calificar al primer incremento ventilación con la denominación de umbral aeróbico, (véase apartado 2.2 en el capítulo 3). Por tanto, es un hecho, con independencia del momento en el que se produce, la existencia de una estrecha relación entre la función respiratoria y la metabólica. El problema radica en poder explicar cómo se regulan las funciones respiratoria y metabólica.

Desgraciadamente, no se conocen bien los mecanismos fisiológicos que explican la regulación de la respiración durante el ejercicio. Como consecuencia es complejo establecer una relación causal entre los diversos procedimientos de determinación de la transición aeróbica-anaeróbica. Así mismo, los mecanismos que explican el incremento de la concentración de ácido láctico son igualmente complejos y obedecen de forma elemental a:

1) cómo el músculo elimina este ácido. Se ha demostrado que existen mecanismos genéricos para transportar los compuestos con un solo grupo carboxilo (transportadores monocarboxílicos) (Juel and Halestrap 1999)

2) cómo se amortigua el ácido láctico por los tampones intracelulares y plasmáticos

3) cómo algunos tejidos son capaces de "utilizar" este ácido contribuyendo a su eliminación.

4.2 Explicación fisiológica de la transición aeróbica anaeróbica

¿Cual puede ser el significado fisiológico que parámetros tan diversos ($UA_{ventilatorio}$, $UA_{catecolaminas}$, $UA_{ventilatorio}$, UA_{saliva}, UA_{EMG}, $UA_{Conconi}$) se relacionen con el paso de una actividad metabólica predominantemente aeróbica a anaeróbica? Peinado et al (Peinado, Rojo et al. 2014) proponen que el UA constituiría la "señal eferente" enviada por el sistema nervioso periférico (SNP) de forma muy diversa y amplia. Esta señal se manifiesta en tejidos y glándulas muy diferentes, implicadas o no directamente en el ejercicio, tales como glándulas salivales, tejido muscular y glándulas suprarrenales. La figura 6 explica de forma resumida cómo el SNC enviaría una señal "diversificada" a tejidos y órganos implicados o no en la realización del ejercicio por encima de la transición aeróbica-anaeróbica según Peinado et al (Peinado, Rojo et al. 2014). El cambio de respuesta a partir del UA pudiera tener por objeto que el SNC interprete que todos los órganos y sistemas se encuentran muy próximos a su límite máximo. Al mismo tiempo, las diferentes señales enviadas por el SNC a la intensidad de UA pueden servir también como señal de retroalimentación

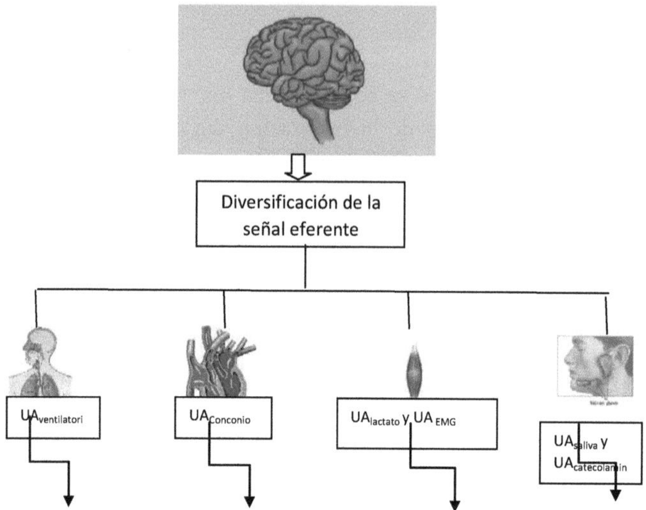

Figura 6. Representación las diversas formas de detectar la transición aeróbica-anaeróbica, según Peinado et al (Peinado, Rojo et al. 2014).

El problema de esta interpretación es precisamente la propia metodología de determinación de los umbrales ventilatorios mediante métodos de intercambio respiratorio y su correspondencia con el umbral de lactato. La interpretación dada por Peinado et al puede ser válida para el VT$_2$, valor muy próximo al VO$_2$ max, alrededor del 85 % (véase capítulo 3), pero tiene difícil justificación para le VT$_1$, que en opinión de muchos autores es el momento dónde comienza a acumularse el lactato en sangre.

6. RESUMEN DE LA EXPLICACIÓN FISIOLÓGICA DE LOS DOS PARÁMETROS CENTRALES DE LA ERGOESPIROMETRÍA

En los dos epígrafes anteriores se han abordado por separado cuál puede ser el significado fisiológico del VO_2 max y la transición aeróbica-anaeróbica. Pero la realidad es que son dos parámetros íntimamente relacionados. De forma simple, para alcanzar el VO_2 max, inevitablemente se debe de "pasar" por el parámetro submáximo que representa la transición aeróbica-anaeróbica. Por este motivo, deben de analizarse de forma conjunta ambos procesos.

Hasta que el organismo es capaz de aportar y utilizar el oxígeno que se requiere para una determinada intensidad, el ATP generado procede fundamentalmente de los procesos oxidativos que tienen lugar en las mitocondrias. Así, el SAO y el SAE ajustan las variables correspondientes para que se cumpla con el objetivo de "quemar" los diferentes combustibles, principalmente carbohidratos y ácidos grasos. Cuando el aporte y/o la utilización del oxígeno comienzan a no corresponderse con la obtención de energía por vía oxidativa y el organismo sigue demandando la obtención de ATP, el músculo comienza a derivar el ácido pirúvico a ácido láctico. Por consiguiente, aunque el VO_2 max pudiera sugerir que tiene un significado fisiológico totalmente aeróbico, la realidad es que no es así.

Así planteado el problema, los investigadores han propuesto diferentes modelos que expliquen tanto el VO_2 max como la transición aeróbica-anaeróbica. Estos modelos se refieren a que aparatos o sistemas limitan la capacidad para desarrollar trabajo. A continuación se exponen los modelos propuestos de forma sucinta, remitiendo al lector interesado a la bibliografía al final del capítulo.

Modelo del sistema cardiovascular como limitante de la capacidad de trabajo. Muchos investigadores sostienen que el factor limitante del VO_2 max es la capacidad de eyección ventricular. Esta vendría condicionada por limitaciones en: precarga, contractilidad, postcarga y condiciones mecánicas (pericardio). Aunque todos los parámetros citados vienen condicionados por el tipo de esfuerzo, la edad, el sexo y la posición corporal, los investigadores que apoyan este modelo indican que se produce una incapacidad del sistema de bombeo.

Modelo del aparato respiratorio como limitante de la capacidad de trabajo. Como se ha señalado anteriormente las funciones del aparato respiratorio que permiten suministrar el oxígeno tienen una mayor capacidad que la utilizada realmente. Sin embargo, otros autores sostienen que el elevado consumo de oxígeno de la musculatura respiratoria podría contribuir a descender el oxígeno disponible a la musculatura del aparato locomotor y como consecuencia a alcanzar el VO_2 max

Modelo local (muscular) como limitante de la capacidad de trabajo. La limitación local se refiere tanto a la capacidad para aportar la sangre al territorio muscular (circulación local o periférica) como a la incapacidad de las fibras musculares de aprovechar el oxígeno (capacidad metabólica del tejido muscular). Como se ha señalado anteriormente, el flujo de oxígeno que puede alcanzar el músculo en ejercicio máximo es inferior al límite teórico. No obstante, los investigadores que sostienen una limitación local indican que el grado de vasodilatación tiene un límite que condiciona el VO_2 max (véase apartado 3.4.2)

Como muchas veces sucede no todos los modelos explican por si sólos el VO_2 max ni la transición aeróbica-anaeróbica. Por este motivo, actualmente se acude a un modelo integrador cuyo centro de control lo constituiría el gobernador o comando central. Asumiendo el papel del SNC el gobernador central intervendría del siguiente modo:

1°) hasta que la energía necesaria es predominantemente aeróbica, el gobernador central ajustaría las variables cardio-respiratorias guardando un equilibrio entre el VO_2 y el VCO_2. Para ajustar el gasto cardiaco y la ventilación se requiere un mecanismo de retroalimentación a partir de la información aportada por los receptores señalados anteriormente: baroreceptores, mecanoreceptores, quimioreceptores (centrales y periféricos, glucoreceptores y termoreceptores (periféricos y centrales)

2°) cuando la relación demanda/aporte de energía aumenta debido a la intensidad del ejercicio y el SAO comienza a presentar limitación, el organismo extrae la energía por via anaeróbica. Como se ha señalado, a una intensidad próxima al VO_2 max el gobernador central "ordena" una respuesta generalizada (véase figura 6). El resultado es una ·señal eferente" dirigida tanto a órganos y sistemas implicados como a glándulas "sin sentido" fisiológico.

7. APLICACIONES DE LA ERGOESPIROMETRÍA

Para conocer las aplicaciones de esta técnica de valoración, es necesario tener presente cual fue el motivo de su desarrollo (véase capítulo 1). El objetivo de valorar el intercambio de gases fue claramente estimar el calor producido a partir de mediciones cuantitativas de alguno de los productos finales de las reacciones químicas. Es decir, lo que se conoce como calorimetría indirecta en base a las leyes de la química: <u>el calor producido en las complejas reacciones metabólicas que se producen en el organismo es exactamente el mismo que el calor medido cuando un determinado combustible se convierte por combustión en el laboratorio en los mismos productos finales.</u>

Pero como se ha expuesto en el capítulo 1, la ergoespirometría tiene dos "componentes" relacionados: la calorimetría indirecta y el ejercicio. Enseguida se dieron cuenta los científicos de que medir el calor generado en estado de reposo, aunque importante, era insuficiente. Por ello, comenzaron a medir el gasto de energía en ejercicio (capítulo 1). Posteriormente, del campo de la medicina se comprendió la necesidad de valorar la calorimetría de forma reglada, diseñando aparatos y protocolos de esfuerzo (véase capítulo 3). Finalmente, el perfeccionamiento de los equipos de medición ha determinado que todas las aplicaciones de la ergoespirometría sean relativamente fáciles de llevar a cabo. En la actualidad, es necesario tener presente si la ergoespirometría se emplea como "instrumento práctico de valoración" o como "herramienta de investigación".

Aunque las aplicaciones descritas en la tabla pueden ser consideradas desde los dos puntos de vista (práctica o investigación), a continuación se exponen de forma resumida con un objetivo claramente de aplicación práctica. En los capítulos siguientes se amplía la información. De cualquier modo, es necesario tener en cuenta que una ergoespirometría es un acto médico, como señalan muchas organizaciones médicas (Myers, Arena et al. 2009, Guazzi, Adams et al. 2012, Medicine 2013) con independencia de la población estudiada, sana o enferma, pero obviamente de coherencia en personas enfermas. Incluso en una reciente publicación relativa a la realización de pruebas de esfuerzo por personal no médico (Myers, Forman et al. 2014), debe de existir una supervisión médica. La razón es bien sencilla: durante la prueba o la recuperación puede ocurrir alguna complicación, incluida la muerte.

Tabla 2. Aplicaciones de la ergoespirometría	
Aplicación de la ergoespirometría	**Campo de la ciencia dónde se puede aplicar**
Valoración indirecta de la actividad metabólica en reposo	Nutrición, fisiología, patología
Valoración indirecta de la actividad metabólica durante el ejercicio	Nutrición, fisiología, patología
Valoración de la capacidad para realizar ejercicio en personas sanas	Fisiología, medicina deportiva
Valoración de la capacidad para realizar ejercicio en personas enfermas	Patología

7.1 Factores a tener en cuenta para minimizar los riesgos y complicaciones de una ergoespirometría

Ciertamente, la incidencia de complicaciones (infarto de miocardio y otras que requieren hospitalización) es de 1 a 5 por cada 10000 pruebas de esfuerzo, según la población estudiada (Stuart and Ellestad 1980, Gibbons, Blair et al. 1989, Gibbons, Mitchell et al. 1994, Keteyian, Isaac et al. 2009). Pero incluso en poblaciones alto riesgo, Keteyian SJ (Keteyian, Isaac et al. 2009) indican que las complicaciones cardiovasculares mostraron una incidencia inferior al 0,5 por cada 1000 pruebas de esfuerzo.

Por consiguiente, a pesar de la baja incidencia, es prioritario que las personas encargadas de realizar una prueba de esfuerzo tengan una amplia formación para reconocer los signos y síntomas y actuar si fuera necesario.

Las contenencias que deben de reunir han sido ampliamente tratadas por diversos comités (Medicine 1991, Pina, Balady et al. 1995, Nici, Limberg et al. 2007, Bonow, Carabello et al. 2008), por lo que no son objeto de profundo análisis en este libro. Así de forma breve, las competencias que se requieren se pueden clasificar en función de: 1) competencias necesarias en la realización de la prueba ergoespirométrica y 2) competencias necesarias en la elaboración de los informes.

Competencias necesarias en la realización de la prueba ergoespirométrica. Las personas encargadas de realizar una prueba de esfuerzo deben de tener y **demostrar**

1. conocimientos en todas las disciplinas médicas que permiten comprender en toda su dimensión los posibles riesgos de una prueba de esfuerzo. Por ejemplo deben de conocer el significado del ECG, pues es necesario su registro durante el ejercicio y la recuperación, con independencia de sospecha de patología. Igualmente, el control de la presión arterial es necesario.
2. conocer aquellas patologías que pueden influir en la realización e interpretación de la prueba. Por ejemplo, conocer la incidencia de patologías musculo-esqueléticas, neuromusculares, pues se da por supuesto el conocimiento en las patologías del aparato respiratorio y sistema cardiovascular.
3. conocer la influencia de la medicación u otras terapias en la realización e interpretación. En la actualidad, dado que la gestión de los datos está condicionada por las aplicaciones informáticas, algún miembro del equipo debería tener conocimientos de cálculo, electrónica, informática y representación gráfica de señales
4. conocimiento de las técnicas, instrumentos de medición y protocolos de esfuerzo, al objeto de valorar correctamente las limitaciones que indudablemente tiene la ergoespirometría (véase capítulo 3).

Además, se deberá informar de forma oral y por escrito de los riesgos de realizar una prueba de esfuerzo, aportar la documentación comprensible si la persona lo requiere.

Competencias necesarias en la elaboración de los informes. A la hora de interpretar los resultados de una prueba de esfuerzo, son necesarios, además de todas las consideraciones señaladas anteriormente, las siguientes:

1. Haber participado en la realización de la prueba, al objeto de comprender en toda su dimensión los resultados
2. Revisar los datos antes de elaborar el informe. Puede ser corriente que pensemos que una prueba está bien hecha porque se han seguido los protocolos correctamente y cuando se ha realizado la prueba observar que los datos son cuanto menos dudosos (véase en el capítulo 2, resumen: los aparatos compactos actuales)
3.

7.2 Valoración indirecta de la actividad metabólica en reposo: metabolismo basal. El metabolismo global se puede definir como el conjunto de todas las reacciones químicas que se producen en el organismo mediante las cuales éste alcanza un equilibrio entre el ingreso-almacenamiento de nutrientes y la eliminación en forma de trabajo, calor y productos de desecho. Estos últimos son los siguientes:

- dióxido de carbono (CO_2) eliminado por la respiración
- calor producido en las reacciones de combustión
- nitrógeno (urea y amonio) eliminado por la orina
- compuestos eliminados por las heces
- metano (en determinados animales)

Cuando el metabolismo global se mide en unas condiciones concretas se determina lo que se conoce como metabolismo basal, que se define como el gasto mínimo necesario para mantener las funciones vitales. Las condiciones de determinación del metabolismo basal son: reposo psicofísico absoluto, temperatura ambiente de 22 a 25°C y estado de ayunas de corta duración (menos de 12 horas). Es fácil comprender que medir el metabolismo basal no es muy "practico", porque es excepcional que cualquier animal, incluido el ser humano, se encuentre en estas condiciones. Sin embargo, ha sido muy utilizado en medicina para conocer cuáles son las necesidades nutritivas mínimas para controlar el peso corporal..

En la práctica de la fisiología y de la nutrición con diversos grados de dificultad es posible medir los productos de desecho y también la energía aportada por los alimentos (carbohidratos, lípidos y prótidos). El calor generado por los alimentos se mide en una bomba calorimétrica, de manera que se pueden utilizar los datos para el cálculo de la energía aportada por el alimento. Así, la bomba calorimétrica aporta una importante información sobre la relación entre la cantidad de oxígeno consumido y la cantidad de productos finales durante la combustión. Por consiguiente, <u>el análisis del oxígeno consumido y el dióxido de carbono producido aporta una gran exactitud del calor producido y además permite estimar la contribución neta de carbohidratos y grasas.</u> Si además se mide la cantidad de nitrógeno eliminado, se puede deducir la cantidad de proteínas utilizadas. En conclusión, la ergoespirometría permite:

1) su aplicación a la nutrición, valorando los requerimientos del ser humano y evaluar la contribución de diferentes alimentos
2) su aplicación a los procesos fisiológicos que tienen lugar en estado de reposo y valorar la influencia de situaciones adversas de temperatura y presión
3) su aplicación a determinadas patologías que cursan con alteraciones del metabolismo

7.3 Valoración indirecta de la actividad metabólica durante el ejercicio

De la misma forma que en la valoración del metabolismo global, la medición del VO_2 y del VCO_2 puede permitir estimar la actividad metabólica durante la realización de ejercicio de diferente intensidad y duración. Todo el software de los aparatos modernos aporta información sobre los combustibles utilizados durante una ergoespirometría. Pero es necesario que se comprenda que no deja de ser una estimación que puede diferir de la realidad. Por ejemplo, si se estima la energía aportada por grasas y carbohidratos durante 4 horas a una intensidad submáxima y no se mide el nitrógeno eliminado por la orina principalmente, se despreciará la contribución del metabolismo proteico. Teniendo en consideración las limitaciones de la ergoespirometría en la valoración indirecta del metabolismo durante el ejercicio, las aplicaciones son las siguientes:

1) valoración de las necesidades energéticas tanto en deportistas de elite como en personas que realizan actividad física encaminada a la salud. Esto permite:
   - el control del peso y la composición corporal que permite un mejor rendimiento
   - la valoración de la contribución de carbohidratos, grasas y proteínas
   - la valoración de los requerimientos de agua, electrolitos, vitaminas y minerales
2) valoración de la alimentación antes, durante y después del ejercicio
3) valoración de la ergogenia nutricional, es decir, de todos aquellos productos ingeridos que presumiblemente mejoran el rendimiento.

7.4 Valoración de la capacidad para realizar ejercicio en personas sanas

Con ser importantes las dos aplicaciones anteriores, la aplicación de la ergoespirometría a la valoración en personas sanas o presumiblemente sanas es fundamental. De forma simple, esta aplicación persigue:

1º) un objetivo médico al valorar la capacidad para realizar ejercicio sin que se evidencia cualquier patología que pueda limitarla. Éste es objetivo de muchos servicios de cardiología y de la medicina deportiva. Existen muchos centros dónde se realiza la valoración para descartar y dar cierto nivel de seguridad a todas las personas que practican ejercicio. También se puede aplicar la ergoespirometría a la peritación, es decir, a discernir si una persona esta capacitada o no para una determinada tarea.

2º) un objetivo fisiológico, ya que se obtienen parámetros objetivos que permiten valorar con mayor precisión la capacidad para realizar ejercicio. Es en los centros de medicina deportiva dónde se evalúan los parámetros centrales descritos anteriormente: VO_2 max y transición aeróbioca-anaeróbica. A partir de los datos obtenidos se puede orientar al deportista respecto a su nivel fisiológico y/o las posibilidades de mejora mediante el entrenamiento.

7.5 Valoración de la capacidad para realizar ejercicio en personas enfermas

Siempre se ha utilizado la valoración ergoespirométrica en personas con diferentes patologías como se expuso en el capítulo 1. En efecto, la escuela alemana desarrollo la ergoespirometría en hospitales con la finalidad de valorar a enfermos principalmente con patologías del sistema cardiovascular o del aparato respiratorio. Pero es a partir del desarrollo tecnológico cuando ha aumentado considerablemente la valoración de personas con diversas patologías. La razón es que se ha simplificado la información obtenida en una ergoespirometría convencional.

La importancia de esta metodología en la medicina se puede ilustrar analizando de forma simple el número de registros obtenidos cuando se realiza una búsqueda de artículos en la base de datos científica más importante, medline. La figura 7 muestra el número de registros encontrados cuando se introducen los términos siguientes: respiratory gas exchange y cardiomyopathy. Nótese como es a partir de la década 1972-1982, el número de registros aumenta de forma exponencial. Esto demuestra la importancia de la ergoespirometría en la cardiología.

Igualmente, introduciendo los términos respiratory diseases y respiratory gas exchange, se obtiene un incremento notable del número de registros a partir de la misma década que para las patologías cardiovasculares (figura 8).

No obstante, es de destacar como comienza a descender el interés de los investigadores por esta técnica, como se aprecia en las figuras, dónde se muestra como en la última década el número de registros desciende. Aunque puede ser accidental, debido a no tener una perspectiva más amplia, el hecho es que haya un menor número de registros a partir del 2004. La razón puede ser que las expectativas han sido muy superiores a la realidad de la práctica diaria.

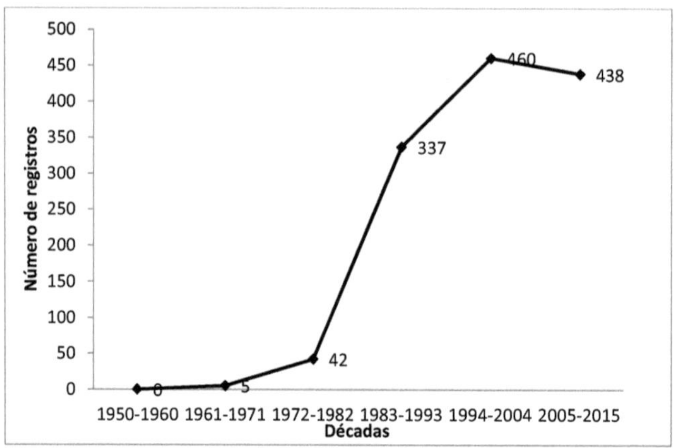

Figura 7. Número de registros sobre patología cardiovascular y valoración ergoespirométrica encontrados en medline por décadas desde la mitad del siglo XX.

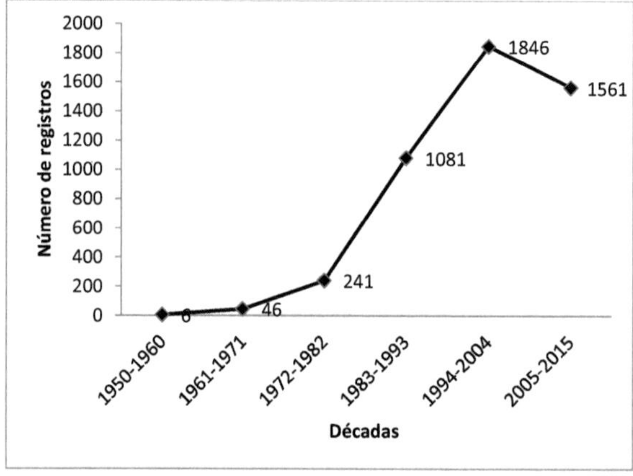

Figura 8. Número de registros sobre patología respiratioria y valoración ergoespirométrica encontrados en medline por décadas desde la mitad del siglo XX

De cualquier modo, la aportación de la ergoespirometría en las patologías del sistema cardiovascular o del aparato respiratorio radica en dos objetivos centrales:

1º) como complemento al diagnóstico. Las figuras 7 y 8 indican el interés en la valoración cardiológica y en neumología, pero todas aquellas patologías que comprometen a los parámetros fundamentales de la ergoespirometría son susceptibles de valoración. Es necesario tener presente que la ergoespirometría no sustituye a otros métodos diagnósticos. Por ejemplo, una alteración de la función pulmonar se puede poner de manifiesto con una simple espirometría. La valoración en esfuerzo puede "añadir" información a la hora de pronosticar la evolución de la enfermedad. Según Wasserman et al en esta área, la ergoespirometría puede utilizarse cuando hay discrepancias diagnósticas (Wasserman, Hansen et al. 2011)

2º) cómo método de valoración de la evolución de una determinada enfermedad o la efectividad de un tratamiento concreto. Por ejemplo, el valor del VO_2 en pacientes con insuficiencia cardiaca severa sirve para "ordenar" la prioridad para llevar a cabo un trasplante cardiaco. Igualmente, la valoración de un síntoma frecuente como la disnea mediante ergoespirometría es útil para cuantificar el grado de incapacidad para realizar ejercicio. Es decir, presenta la ventaja de poder graduar objetivamente una determinada enfermedad, como sucede en la insuficiencia cardiaca o el pronóstico de la enfermedad obstructiva crónica (Wasserman, Hansen et al. 2011)

En conclusión, aunque ciertamente las expectativas de este método se han sobredimensionado, la realidad es que las aplicaciones en el campo de la salud y la enfermedad con considerables. En éste epígrafe se han esbozado las aplicaciones de la ergoespirometría y en los siguientes capítulos se amplía la información:

- en el capítulo 5 se abordan las aplicaciones de la ergoespirometría en personas sanas. Es decir, valoración indirecta de la actividad metabólica en reposo y en ejercicio, así como, la valoración de la capacidad para realizar ejercicio en personas sanas

- en el capítulo 6 se abordan las aplicaciones de la ergoespirometría en personas enfermas
- en los capítulos 7 y 8 se presentan casos prácticos extraidos de la bibliografía, al objeto de que el lector compruebe la aplicación a personas sanas (capítulo 7) y enfermas (capítulo 8)

BIBLIOGRAFÍA

Åstrand, P.-O. (2003). Textbook of work physiology: physiological bases of exercise, Human Kinetics.

Auchincloss, J. H., R. Gilbert, R. Morales and D. Peppi (1991). "The effect of progressive exercise on the equilibrium rebreathing cardiac output method." Medicine and science in sports and exercise 23(9): 1111-1115.

Bassett Jr, D. R. and E. T. Howley (1997). "Maximal oxygen uptake:" classical" versus" contemporary" viewpoints." Medicine and Science in Sports and Exercise 29(5): 591-603.

Bonow, R. O., B. A. Carabello, K. Chatterjee, A. C. de Leon, D. P. Faxon, M. D. Freed, W. H. Gaasch, B. W. Lytle, R. A. Nishimura and P. T. O'Gara (2008). "2008 focused update incorporated into the ACC/AHA 2006 guidelines for the management of patients with valvular heart disease: a report of the American College of Cardiology/American Heart Association Task Force on Practice Guidelines (Writing Committee to revise the 1998 guidelines for the management of patients with valvular heart disease) Endorsed by the Society of Cardiovascular Anesthesiologists, Society for Cardiovascular Angiography and Interventions, and Society of Thoracic Surgeons." Journal of the American College of Cardiology 52(13): e1-e142.

Collier, C. R. (1956). "Determination of mixed venous CO_2 tensions by rebreathing." Journal of Applied Physiology 9(1): 25-29.

Conconi, F., M. Ferrari, P. Ziglio, P. Droghetti and L. Codeca (1980). "Determination of the anaerobic threshold by a noninvasive field in man." Bollettino della Società italiana di biologia sperimentale **56**(23): 2504.

DEEARES, J. (1958). "Determination of PvCO2 from the exponential CO2 rise during rebreathing J." Appl. Physiol **13**: 159-164.

Gibbons, L., S. N. Blair, H. W. Kohl and K. Cooper (1989). "The safety of maximal exercise testing." Circulation **80**(4): 846-852.

Gibbons, L. W., T. L. Mitchell and V. Gonzalez (1994). "The safety of exercise testing." Primary care **21**(3): 611-629.

Guazzi, M., V. Adams, V. Conraads, M. Halle, A. Mezzani, L. Vanhees, R. Arena, G. F. Fletcher, D. E. Forman and D. W. Kitzman (2012). "EACPR/AHA Joint Scientific Statement. Clinical recommendations for cardiopulmonary exercise testing data assessment in specific patient populations." European heart journal **33**(23): 2917-2927.

Hackney, J. D., C. H. Sears and C. R. Collier (1958). "Estimation of arterial CO2 tension by rebreathing technique." Journal of applied Physiology **12**(3): 425-430.

Hawkins, M. N., P. B. Raven, P. G. Snell, J. Stray-Gundersen and B. D. Levine (2007). "Maximal oxygen uptake as a parametric measure of cardiorespiratory capacity." Med Sci Sports Exerc **39**(1): 103-107.

Hollmann, W. (2001). "42 Years ago—development of the concepts of ventilatory and lactate threshold." Sports Medicine **31**(5): 315-320.

Johnson, A. T. (2007). Biomechanics and exercise physiology: quantitative modeling, CRC Press.

Juel, C. and A. P. Halestrap (1999). "Lactate transport in skeletal muscle—role and regulation of the monocarboxylate transporter." The Journal of physiology **517**(3): 633-642.

Kenney, W. L., J. Wilmore and D. Costill (2015). <u>Physiology of Sport and Exercise 6th Edition</u>, Human kinetics.

Keteyian, S. J., D. Isaac, U. Thadani, B. A. Roy, D. R. Bensimhon, R. McKelvie, S. D. Russell, A. S. Hellkamp, W. E. Kraus and H.-A. Investigators (2009). "Safety of symptom-limited cardiopulmonary exercise testing in patients with chronic heart failure due to severe left ventricular systolic dysfunction." <u>American heart journal</u> **158**(4): S72-S77.

Laughlin, M., R. Korthuis, D. Duncker and R. Bache (1996). "Handbook of Physiology, section 12, Exercise: Regulation and Integration of Multiple Systems."

Levine, B. D. (2008). ": what do we know, and what do we still need to know?" <u>The Journal of physiology</u> **586**(1): 25-34.

McArdle, W. D., F. I. Katch and V. L. Katch (2010). <u>Exercise physiology: nutrition, energy, and human performance</u>, Lippincott Williams & Wilkins.

Medicine, A. C. o. S. (1991). <u>Guidelines for exercise testing and prescription</u>, Williams & Wilkins.

Medicine, A. C. o. S. (2013). <u>ACSM's guidelines for exercise testing and prescription</u>, Lippincott Williams & Wilkins.

Montero, F. J. C. (2012). <u>Fisiología humana: aplicación a la actividad física</u>, Médica Panamerica.

Myers, J., R. Arena, B. Franklin, I. Pina, W. E. Kraus, K. McInnis and G. J. Balady (2009). "Recommendations for clinical exercise laboratories." <u>Circulation</u> **119**(24): 3144-3161.

Myers, J., D. E. Forman, G. J. Balady, B. A. Franklin, J. Nelson-Worel, B.-J. Martin, W. G. Herbert, M. Guazzi and R. Arena (2014). "Supervision of exercise testing by nonphysicians." <u>Circulation</u> **130**(12): 1014-1027.

Nici, L., T. Limberg, L. Hilling, C. Garvey, E. A. Normandin, J. Reardon and B. W. Carlin (2007). "Clinical competency guidelines for pulmonary rehabilitation professionals: American association of cardiovascular and pulmonary rehabilitation position statement." Journal of cardiopulmonary rehabilitation and prevention **27**(6): 355-358.

Peinado, A. B., J. J. Rojo, F. J. Calderón and N. Maffulli (2014). "Responses to increasing exercise upon reaching the anaerobic threshold, and their control by the central nervous system." BMC sports science, medicine and rehabilitation **6**(1): 17.

Pina, I. L., G. J. Balady, P. Hanson, A. J. Labovitz, D. W. Madonna and J. Myers (1995). "Guidelines for clinical exercise testing laboratories." Circulation **91**(3): 912-921.

Powers, S. K. and E. T. Howley (2004). Exercise physiology: Theory and application to fitness and performance, McGraw-Hill.

Salminen, S. and A. Konttinen (1963). "Effect of exercise on Na and K concentrations in human saliva and serum." Journal of applied physiology **18**(4): 812-814.

Saltin, B. and S. Strange (1992). "Maximal oxygen uptake:" old" and" new" arguments for a cardiovascular limitation." Medicine and science in sports and exercise **24**(1): 30-37.

Stuart, R. J. and M. H. Ellestad (1980). "National survey of exercise stress testing facilities." Chest **77**(1): 94-97.

Wasserman, K. (1986). The anaerobic threshold: definition, physiological significance and identification. The Anaerobic Threshold: Physiological and Clinical Significance, Karger Publishers: 1-23.

Wasserman, K., W. L. Beaver and B. J. Whipp (1990). "Gas exchange theory and the lactic acidosis (anaerobic) threshold." Circulation **81**(1 Suppl): II14-30.

Wasserman, K., J. E. Hansen, D. Y. Sue, W. W. Stringer and B. J. Whipp (2011). <u>Principles of Exercise Testing and Interpretation. INCLUDING PATHOPHYSIOLOGY AND CLINICAL APPLICATIONS</u>. Philadelphia, USA., Lippincott Williams & Wilkins.

Zamorano, G., A. B. Peinado Lozano, P. J. Benito Peinado and F. J. Calderón Montero (2013). "Respuesta de la frecuencia cardiaca de anticipación y recuperación en función del nivel de entrenamiento aeróbico." <u>Archivos de Medicina del Deporte</u> **30**(4): 202-207.

CAPÍTULO 5. APLICACIÓN PRÁCTICA DE LA INFORMACIÓN ERGOESPIROMÉTRICA EN PERSONAS FISIOLÓGICAMENTE SANAS

1. INTRODUCCIÓN

Desde los orígenes de la ergoespirometría siempre ha habido un interés por conocer cómo responde el organismo a un esfuerzo reglado. Dicho interés se ha centrado en investigar los límites del rendimiento, como es determinar el VO_2 max desde que el premio nobel A.V Hill propusiera su determinación, así como la explicación fisiológica (véase capítulo 1). Con el desarrollo tecnológico y la consiguiente simplificación de la interpretación de los diferentes parámetros, la aplicación a personas sanas se ha extendido enormemente. En la actualidad, la actividad de muchos laboratorios de fisiología del esfuerzo se centra en la valoración de personas sanas.

Como se ha indicado en el capítulo 4 el análisis de intercambio de gases respiratorios en personas sanas tiene como objetivo medir la actividad metabólica en reposo y en ejercicio. En cualquiera de estas dos aplicaciones es necesario tener presente que se trata de valoración indirecta (calorimetría indirecta) del metabolismo, pues se miden parte de los productos finales del metabolismo: VO_2 y VCO_2. Así para evaluar el gasto de energía tanto en reposo como ejercicio hay que hacer algunas estimaciones de los parámetros no medidos. También la ergoespirometría se puede aplicar a valorar la capacidad para realizar ejercicio tanto desde un punto de vista médico como fisiológico. Dentro de la valoración fisiológica, la ergoespirometría ha sido utilizada para valorar el metabolismo anaeróbico, que se expone al final, por ser un procedimiento muy laborioso, no exento de errores, de manera que su aplicación rutinaria es escasa.

Dado que el objetivo de este texto y la concepción de la ergoespirometría (véase capítulo 1), a continuación se aborda de forma más extendida la segunda de las aplicaciones: la valoración fisiológica. La valoración médica se puede realizar perfectamente sin llevar a cabo el análisis del intercambio de gases respiratorios. En muchas secciones de pruebas de esfuerzo de los servicios de cardiología se realizan las pruebas de esfuerzo sin analizar los gases espirados y se suelen denominar ergometrías. La capacidad funcional se determina de forma indirecta.

2. VALORACIÓN INDIRECTA DEL METABOLISMO EN REPOSO Y EN EJERCICIO

Es importante tener presente la base sobre la que se sustenta la valoración indirecta del metabolismo mediante el análisis del intercambio respiratorio. De no ser así, se incurren en numerosos errores de interpretación de los resultados. Los fundamentos se abordan en el primero de los subapartados. En el segundo, sobre la base de la calorimetría directa se analiza la forma en que los aparatos compactos tienen la aplicación de la valoración del metabolismo.

2.1 Bases científicas de la valoración indirecta. Mientras la calorimetría directa, como su nombre indica, mide la cantidad de calor que "elimina" un animal, la calorimetría indirecta mide la cantidad de calor que "genera" el mismo animal. Presumiblemente, en un periodo suficientemente prolongado y de acuerdo a las leyes de la química, el "calor eliminado" debe de ser igual al "calor generado". Por consiguiente, es un error grave decir que la calorimetría indirecta mide la producción de calor. La calorimetría indirecta estima la producción de calor a partir de la medición cuantitativa de los productos eliminados consecuencia del consumo de determinados sustratos. En base a esta consideración, se describen brevemente los métodos utilizados, pues el análisis crítico escapa a los objetivos de este texto, pero se pueden encontrar en el libro de McLelan y Tobin (McLean and Tobin 1987):

1. en circuito cerrado. El animal o persona se mantiene dentro de un habitáculo cerrado y "sellado". Este último término significa que no puede haber intercambio de materia entre el interior del habitáculo y el aire ambiental. El CO_2 y el H_2O producidos por el metabolismo del animal se miden como la ganancia de peso de sustancias que absorben respectivamente ambos productos. Como el sujeto consume oxígeno que es introducido en el habitáculo, el VO_2 se mide introduciendo la cantidad necesaria para rellenarlo

2. en circuito abierto. Existen dos métodos de circuito abierto. En el primero, el sujeto respira aire atmosférico y mediante una válvula de sentido único espira el aire dentro de un sistema que separa la salida del aire adecuadamente. En el segundo método el animal inspira y espira a través un sistema de bombeo o ventilador de aire a través una máscara o dispositivo similar. En cualquiera de los dos métodos el flujo de aire es medido tanto a la entrada como a la salida y su composición se mide de forma continua o periódica por analizadores (véase capítulo 2)

Otros métodos indirectos se basan en mediciones del intercambio de dióxido de carbono mediante técnicas isotópicas o por registros de la frecuencia cardiaca que tienen una cierta correlación con la producción de calor. A continuación se exponen de forma breve las bases sobre las que se sustenta la valoración indirecta del metabolismo, haciendo especial hincapié a su aplicación durante el ejercicio. Una amplia información sobre las bases (Jéquier and Felber 1987, Ferrannini 1988, Ainslie, Reilly et al. 2003), los métodos y aplicaciones (Noakes 2003, Jeukendrup and Wallis 2005, Levine 2005, Wooley 2006, Barwell, Malkova et al. 2009, Shephard and Aoyagi 2012), problemas y controversias (Wooley 2006, Weekes 2007, Kaiyala and Ramsay 2011) se puede encontrar en la bibliografía citada al final del capítulo.

Los instrumentos han sido analizados en el capítulo 2 y los métodos de cálculo del oxígeno son expuestos en el apéndice II. Como los aparatos compactos aportan el VO_2 y el VCO_2 de forma instantánea (respiración a respiración) o bien en un determinado tiempo que el usuario determina, la actividad metabólica es de fácil cálculo según la siguiente ecuación:

$$M = a \cdot VO_2 + b \cdot VCO_2 + d \cdot V_{metano} + e \cdot N \text{ (ecuación 1)}$$

M se mide en KW, VO_2, VCO_2 en l/min y N en g/min. Para el ser humano el tercer factor (d $\cdot$ V_{metano}), es decir, la cantidad de metano eliminado no se considera. Medidos los parámetros citados, la determinación de la proporción de carbohidratos, lípidos y prótidos en el gasto energético total se calcula en base a los datos de calorimetría directa existentes en la literatura para los diferentes combustibles (McLean and Tobin 1987). Los factores a, b y e cambian ligeramente según los diversos estudios (tabla 1).

Tabla 1. Coeficientes de la ecuación 1 publicados por diferentes autores			
Coeficiente	a (para el oxígeno) (kJ/L)	b (para el dióxido de carbono (kJ/L)	Nitrógeno en orina (kJ/g de N)
Abramson-Lusk (1943)	16,0	5,15	-7,8
Abramson (Benedict) (1943)	16,2	4,94	-5,8
Cosolazio, Johnson and Pecora (1963)	15,8	4,86	-12,5
Weir (1949) (Loewy, Zunt, Catchart and Cuthberston)	16,50	4,63	-9,98
Ben-Poral et al (1983)	16,37	4,57	-13,98
Tabla tomada de McLean, J. A., & Tobin, G. (McLean and Tobin 1987).			

Los diferentes coeficientes son el resultado de la definición de las constantes (a, b y c) de la ecuación 1. Los coeficientes a y b se calculan a partir de los valores del cociente respiratorio de los carbohidratos, para el que hay acuerdo unánime (CR = 1) y luego, posteriormente, cada autor aplica a los coeficientes el valor del cociente respiratorio de las grasas dónde hay más discrepancia. Aún a pesar de las discrepancias de los autores, nótese como los valores para los coeficientes a y b cambian muy poco. Sin embargo, el coeficiente c para la urea, principal fuente de nitrógeno eliminado en el ser humano, es distinto, debido a las pequeñas diferencias relativas entre los diferentes cocientes respiratorios de diversas categorías de proteínas. Afortunadamente, como señala Mc Lelan y Tobin (McLean and Tobin 1987), los valores del coeficiente c son de poca importancia práctica porque el último término de la ecuación 1 contribuye de forma mínima a la producción total de calor. En efecto, como se muestra en la tabla 2 la aplicación de los diferentes coeficientes presenta pocas diferencias en el calor total medido por calorimetría indirecta.

Tabla 2. Resultado de la aplicación de los diferentes coeficientes de la ecuación 1 para el cálculo del gasto de energía propuestos por diferentes autores			
Autor	Término 1 de la ecuación 1	Término 2 de la ecuación 1	Término 3 de la ecuación 1	Valor de M en la ecuación 1
Abramson-Lusk (1943)	916	249	-10	1155
Abramson (Benedict) (1943)	927	239	-7	1159
Cosolazio, Johnson and Pecora (1963)	905	235	-16	1124
Weir (1949) (Loewy, Zunt, Catchart and Cuthberston)	945	224	-12	1157
Ben-Poral et al (1983)	937	221	-18	1140
Brouwer (1965)	926	242	-8	1160
Tabla tomada de McLean, J. A., & Tobin, G. (McLean and Tobin 1987)			

De forma muy interesante, McLean y Tobin (McLean and Tobin 1987) discuten los resultados de la tabla 2, que aunque no procede en este texto, se comentan los resultados más relevantes de la misma, desde el punto de vista de la aplicación:

- Cuando el cociente respiratorio esta próximo a la unidad los dos coeficientes (a y b) tienen el mismo efecto combinado sobre el calor producido que se corresponde al de los carbohidratos
- Cuando el cociente respiratorio es menor de 1, es cuando hay problemas debido al efecto que puede tener considerar diferentes tipos de grasas. Por ello, se indica que las ecuaciones más adecuadas para seres humanos son las de Weir y Abramson (McLean and Tobin 1987)

En resumen, el análisis de la medición indirecta del calor producido se basa en los equivalentes energéticos de la combustión de los alimentos con diferente composición en carbohidratos, grasas y proteínas. Los cálculos se realizan mediante la aplicación de los coeficientes y valores de VO_2 y VCO_2 de la ecuación 1. Como los valores de los parámetros (a, b y c) de la ecuación 1 pueden variar según los diferentes autores, principalmente por el valor correspondiente a las grasas, en ejercicio se recomienda la utilización de los que propusieron Weir o Abramson, de manera que la ecuación 1, para la práctica en el ser humano queda como sigue:

A continuación se resume lo antedicho en un ejemplo. Supongamos que se han obtenido los siguientes valores:
VO_2 = 16 L/h
Cociente Respiratorio Total (CRT) = VCO_2/VO_2 = 13,5/16 = 0,80
VCO2 = 13,5 L/h
Nitrógeno por orina = 0,5 gr/h

Los pasos para determinar el metabolismo son los siguientes:
1°) Calcular que porcentajes de los gases corresponderían a la oxidación de la cantidad de proteínas eliminadas
- 0,5 x 6,25 = 3,1 gr proteínas oxidadas en 1 hora. Como 1 gr rinde 4,3 Kcal, basta con multiplicar los 3,1 gr por este valor para conocer el calor producido correspondiente a la combustión de las proteínas. El valor de 6,25 es la relación existente en gramos entre el esqueleto carbonado y la totalidad

de N. En otras palabras cada vez que eliminamos 1 gr de nitrógeno, significa que se han oxidado 6,25 gr de proteínas.

- 3,1 gr/h x 4,3 Kcal/gr = 13,4 Kcal en 1 hora
- oxígeno consumido para la oxidación de las proteínas
  3,1 gr/h x 0,97 L/gr = 3 L de O_2 en 1 hora
- dióxido de carbono eliminado para la oxidación de las proteínas
  3,1 gr/h x 0,78 L/gr = 2,4 L de CO2 en 1 hora

2°) Calcular que proporción de carbohidratos y grasas han sido oxidados (tabla 3)

- se resta de los valores totales de VO_2 y VCO_2 los correspondientes a la oxidación de las proteínas.
  VO_2 total – VO_2 proteínas = 16 – 3 = 13 L/h
  VCO_2 total – VCO_2 proteínas = 13,5 – 2,4 = 11,1 L/h
- se calcula el cociente respiratorio correspondiente solo a la oxidación de carbohidratos y grasas
  Cociente respiratorio $_{No Proteico}$ (CR_{NP})
  CR_{NP} = 11,1/13 = 0,85
- se consultan en la tabla completa de Lusk o abreviada (tabla 2) los valores correspondientes del calor generado para el valor de CR_{NP} obtenido
  13 L/h de O_2 x 4,862 Kcal/L = 63,2 Kcal/h
- se calculan cuantos gramos/h de carbohidratos y grasas han sido utilizados

51 % para los carbohidratos 0,51 x 63,2 = 32,2 Kcal/h calor correspondiente a la combustión de los carbohidratos dividiendo este valor por el calor desprendido al oxidar 1 gr de carbohidratos se obtiene la cantidad en gramos en una hora los gr/h empleados (32,2/4,1 = 7,9 g/h)

49 % para las grasas 0,49 x 63,2 = 31 Kcal/h. Procediendo igual que para los carbohidratos, obtenemos la cantidad correspondiente a las grasas, que es de 3,3 gr/h

La cantidad total de calor será el resultado de sumar los valores correspondientes a la oxidación de las proteínas y el conjunto formado por los carbohidratos y grasas. Es decir, 13,4 + 63,2, que significa un total de 76,6 Kcal/h y representa: 42 % de los carbohidratos, 41 % de las grasas y 17 % de las proteínas.

Tabla 3. Tabla de Lusk abreviada del análisis de la combustión de diferentes mezclas de alimentos que contienen carbohidratos y grasas (McLean and Tobin 1987)					
Cociente respiratorio	% del total de carbohidratos consumidos	% del total de grasas consumidos	% del calor total producido de los carbohidratos	% del calor total producido de los grasas	Calor generado por litro de O_2
0,707	0	100	0	100	19,62
0,75	14,7	85,3	15,6	84,4	19,84
0,80	31,7	68,3	33,4	66,6	20,10
0,85	48,8	51.2	50,7	49,3	20,35
0,90	65,9	34,3	67,5	32,5	20,61
0,95	82,9	17,1	84,0	16	20,87
1	100	0	100	0	21,13

2.2 Aplicación de la calorimetría indirecta en los aparatos compactos

Es fácil comprender que el procedimiento indirecto señalado anteriormente para calcular la proporción de los dos principales combustibles a la producción de energía es laborioso. Por este motivo, los aparatos compactos de ergoespirometría permiten realizar el cálculo de forma muy rápida, pues incorporan todas las asunciones de la calorimetría. Una de las ecuaciones para estimar el gasto de energía que incorporan los aparatos compactos es la de Weir:

$$Gasto\ energético\ \left(\frac{Kcal}{día}\right) = 1,59 \cdot VCO_2 + 5,68 \cdot VO_2 - 2,17 \cdot N_{ureico}$$

Dónde los valores de VO$_2$ y VCO$_2$ se expresan en L/dia y el nitrógeno ureico en g/dia. La indudable ventaja de los software de los aparatos compactos es que permiten introducir las ecuaciones que el usuario crea son más conveniente. Como los valores de VO$_2$ y VCO$_2$ los aparatos los dan en ml/min, se requiere una conversión de unidades (24 · 60/1000 = 1,44). Así, en algunos aparatos la ecuación para la determinación del gasto de energía es la siguiente:

$$Gasto\ energético\ \left(\frac{Kcal}{día}\right) = 1,11 \cdot VCO_2 + 3,94 \cdot VO_2 - 2,17 \cdot N_{ureico}$$

Dónde los valores de VO$_2$ y VCO$_2$ se expresan en ml/min y el nitrógeno ureico en g/dia Las anteriores u otras ecuaciones pueden utilizarse para determinar de forma muy sencilla y rápida el gasto energético tanto en estado de reposo como durante el ejercicio. Para el cálculo del metabolismo basal la recogida de aire se puede realizar de dos formas: con mascarilla y con un casco, denominado canopy. La ventaja de este último es que la persona respira libremente sin tener el agobio de la mascarilla. En ejercicio, el gasto energético se calcula muy con la misma facilidad dado que los aparatos pueden medir los dos gases, oxígeno y dióxido de carbono, respiración a respiración o promediando en el tiempo que se desee.

Sea para el metabolismo en reposo o en ejercicio, se requiere medir el nitrógeno eliminado, de forma que hay que recoger la orina en un determinado tiempo y calcular el nitrógeno eliminado. Como los aparatos modernos permiten el cálculo con posterioridad, una vez que se tiene la concentración de urea se introduce en la ecuación recalculándose el valor de gasto energético obtenido

3. VALORACIÓN DE LA CAPACIDAD PARA REALIZAR EJERCICIO

Como se ha expuesto en el capítulo 4, la ergoespirometría constituye una forma de valorar la respuesta integrada al ejercicio y que los parámetros centrales son el VO$_2$ max y la transición aeróbica-anaeróbica. Ciertamente, no toda actividad física requiere conocer estos parámetros centrales de la ergoespirometría. Por ejemplo, el rendimiento en muchos deportes no depende de tener un VO_2 max elevado o un umbral ventilatorio 2 muy desplazado hacia los valores máximos. En cualquier caso y para aquellas personas en las que la ergoespirometría tiene relevancia es necesario que se interpreten los resultados de manera reflexiva para considerar que esta técnica "añade" una información más que nos permite explicarnos en parte el rendimiento. En ningún caso es una panacea de la valoración. A continuación, se analiza como mediante la ergoespirometría se puede caracterizar fisiológicamente a una persona que desee o esté realizando actividad física.

El método de interpretación general sigue los siguientes pasos. En primer lugar, se valora el VO_2 max medido, para lo cual parece obvio tener datos de referencia. En segundo lugar, se evalúa los momentos donde se produce el fenómeno de transición aeróbica-anaeróbica, que como se ha expuesto en el capítulo 3 de forma convencional se consideran como VT_1 y VT_2. Finalmente, se realiza una valoración de conjunto de los dos parámetros centrales de una ergoespirometría

3.1 **Valoración del VO_2 máximo.** Es necesario resaltar que, aunque en realidad se trata del VO_2 pico, en este texto se emplea el término VO_2 max para indicar el valor máximo de oxígeno consumido por los tejidos y órganos en máximo esfuerzo (véanse capítulo 3 y 4). Cuando durante una prueba de ergoespirometría se obtiene el consumo de oxígeno máximo, es necesario valorarlo en relación a una serie de factores condicionantes: nivel de condición física, estado de entrenamiento y objetivos perseguidos. Estos factores se comentan a continuación.

Nivel de condición física. Como se muestra en el anexo II, los máximos valores de VO_2 max se obtienen en deportes con elevado componente dinámico y moderado estático. Parece obvio que no podemos aplicar los mismos criterios de VO_2 max a un ciclista profesional que a una persona que practica el ciclismo de forma recreativa. Para valorar el VO_2 max en relación a los valores de una determinada población se puede proceder de dos formas:

1) Tomar como valores de predicción aquellos que sean resultado de pruebas realizadas por el propio laboratorio u otros laboratorios de referencia. El problema radica en tener conocimiento exacto si las pruebas han sido máximas o submáximas

2) Basándose en modelos de regresión. En estos modelos las variables que se tienen en cuenta son el sexo, la edad, índice de masa corporal y variables conseguidas mediante cuestionarios (actividad física percibida, nivel de actividad física realizada en un determinado tiempo) o bien por acelerometría. Es decir, todas aquellas variables que pueden influir en alguno de los factores fisiológicos que determinan el VO_2. Por ejemplo, la siguiente ecuación para deportistas de resistencia

$$\dot{V}O_2 = (7{,}1 - 0{,}07y) \; deportistas \; de \; resistencia$$

3) Utilizando los datos de las pruebas máximas o submáximas en combinación con modelos de regresión estimados. Son métodos en los que se utilizan parámetros de las pruebas ergoespirométricas, como la frecuencia cardiaca, y se incorporan a las ecuaciones de regresión antes indicadas.

A la hora de optar por uno de los 3 métodos es necesario tener presente las ventajas e inconvenientes de cada uno de ellos. Se pudiera pensar que los datos de VO_2 max reales pueden ser más valiosos que los estimados. Sin embargo, es necesario tener presente si los valores de VO_2 max se han obtenido con pruebas submáximas o no se han tenido en cuenta los criterios metodológicos (véase capítulo 3). De no ser así, a lo mejor es más conveniente adoptar modelos de estimación. Es necesario tener presente que los modelos de regresión alcanzan elevados valores de coeficiente de regresión que oscilan desde 0,68 a 0,94 en modelos máximos, de 0,81 a 0,95 para modelos de ejercicio submáximo, de 0,63 a 0,93 para modelos de regresión y para modelos mixtos de 0,85 a 0,96 (Abut and Akay 2015).

Estado de entrenamiento. Presumiblemente, el VO_2 max cambia en relación con el momento del entrenamiento. Es probable que este parámetro difiera si valora al inicio de una determinada temporada o cuando el deportista se encuentra en lo que se denomina "en forma". En la tabla 1 se muestran los datos de VO_2 max a lo largo de tres momentos de una temporada en ciclistas profesionales (Pardo 2001) y en ciclistas y triatletas amateurs (Zapico 2004).

Tabla 4. Valores de VO_2 max a lo largo de una temporada			
	Momento 1	Momento 2	Momento 3
Pardo Gil, 2001 García Zapico, 2004	$5,1 \pm 0,1$ $4,5 \pm 0,2$	$5,3 \pm 0,1$ $4,5 \pm 1,5$	$5,2 \pm 0,1$ $4,7 \pm 2,1$
Pardo Gil García Zapico	$72,6 \pm 1,5$ $65,9 \pm 1,8$	$74,4 \pm 1,3$ $67,2 \pm 1,8$	$75,2 \pm 1,6$ $70 \pm 2,1$
Pardo Gil: Momento 1 (Nov-Dic), Momento 2 (Ene-Feb) y Momento 3 (May-Jun) (Pardo 2001) García Zapico: Momento 1 (Dic), momento 2 (Marzo) y Momento 3 (Julio) (Zapico 2004)			

Como se puede observar de los datos de la tabla 4, el VO_2 Max en valores absolutos, tanto en ciclistas profesionales (Pardo 2001) como en ciclistas y triatletas amateurs (Zapico 2004), no cambia sustancialmente a lo largo de una temporada, aunque si aumentan los valores relativos al peso corporal. Los autores de los trabajos de tesis no encontraron diferencias entre los momentos 2 y 3, aunque si entre los momentos 1 y 2 y 1 y 3. Considerando que en todos los momentos se llevó a cabo de forma estricta los criterios para la determinación del VO2 max se puede decir que el entrenamiento modifica poco este parámetro ergoespirométrico.

En general, en un estudio de revisión Benito et al (Benito, Peinado et al. 2007) encontraron que las diferencias de VO_2 máximo absoluto (l/min) han sido del 7 % cuando se comparan resultados en diferentes momentos de una temporada e inferiores al 9 % en unidades relativas (ml/Kg/min). Igualmente, en esta revisión, los autores indican que las diferencias observadas a consecuencia del ciclo entrenamiento-desentrenamiento o viceversa, oscilan desde un 4 % hasta un 33 %. Los cambios en el VO_2 máximo son muy variables, pues dependen de: estado previo de entrenamiento, programa de entrenamiento (intensidad, duración, frecuencia y método) y herencia

Objetivos perseguidos. Parece natural pensar que la valoración ergoespirométrica esté condicionada por el objetivo que pretenda alcanzar la persona que lleva a cabo la valoración y en el caso de supervisión del entrenamiento por el entrenador que lleva el control. En este sentido, a nuestro juicio son relevantes los trabajos en los que se comparan el VO_2 max con los registros en determinadas pruebas de atletismo de fondo. En el libro de Noakes (Noakes 2003) se revisa de forma exhaustiva, entre otras cuestiones importantes de la carrera, la relación entre el VO_2 y la marca registrada. Entre los diferentes modelos de predcción, Noakes utiliza el desarrollado por Jack Daniels and Jimmy Gilbert (Noakes 2003). Por ejemplo, para una persona con VO_2 max de 52, 2 ml/kg/min, las marcas en 5 Km, 10 Km y la maratón se estiman son 18 min, 36,28 min y 2 horas 48 min, respectivamente.

Estos datos, aunque no se puedan tomar de forma rígida, es cierto que orientan hacia las posibilidades de cada persona individualmente. En el ejemplo citado, es claro que la persona con el VO_2 max señalado (52,2 ml/kg/min) no puede pretender, por ejemplo, bajar de 2 horas y 35 minutos en la maratón. Por consiguiente, es absolutamente necesario plantear de forma real los objetivos, lo que determina la interpretación y el juicio que se debe de establecer ante un determinado VO_2 max. En función de este planteamiento, podemos considerar dos grandes objetivos:

    1) Salud. En este objetivo se entiende a toda persona que desea realizar ejercicio para valorar o mejorar su estado de salud, dado el consenso de los beneficios del ejercicio. Pero también es

necesario tener presente todas las personas que de forma amateur desean mejorar el rendimiento. Este objetivo es cada vez más demandado por la sociedad

2) Rendimiento. Entendemos este objetivo a toda persona que está en la elite o subelite. En relación con el VO_2 max, como se ha expresado anteriormente, es más importante la información que le podemos dar a un deportista de subelite que de elite.

Cuando en una ergoespirometría se obtiene un valor de VO_2 max se puede considerar que sea igual, superior o inferior a los valores de referencia (véase antes). Si el valor es igual al de referencia, poco podemos señalar y tendríamos que valorar la transición aeróbica-anaeróbica a la hora de enjuiciar su estado de entrenamiento. Si el valor es superior al de referencia, depende, naturalmente, del objetivo perseguido en la valoración. Imagínese que se trata de un adolescente la persona con VO_2 max superior al de la media para su edad, pueden plantearse dos posibilidades:

1ª) que no haya realizado ejercicio de forma regular y la única actividad física sea la que realiza en el instituto. En esta situación hipotética es fácil pensar que la actividad de su SAO es muy elevada y posiblemente sea consecuencia de su "genética" (véase capítulo 4). En esta situación hipotética, nos encontraríamos ante un posible "·talento deportivo" para los deportes de resistencia

2ª) que el adolescente este incluido en un programa de talentos deportivos general o específico para las pruebas de resistencia como las de atletismo de fondo. En este caso, con toda probabilidad el entrenador conoce las posibilidades de rendimiento del deportista y el valor elevado de VO_2 max ratifica su juicio. Un consejo que se le puede dar es que debe de controlar su peso y composición corporal. En efecto, como se señaló en el capítulo 3 y se representa en las figuras 11 y 12, el VO_2 relativo (ml/kg/min) permanece relativamente constante, mientras que el absoluto (L/min) aumenta con la edad.

Si el VO_2 máx es inferior a la media correspondiente y se ha descartado cualquier patología que lo justifique (véase capítulo 6) se considerará: 1) baja condición física o 2) estado de entrenamiento inadecuado. Ante un valor de VO_2 máximo bajo, dependiendo de las condiciones establecidas anteriormente (véase objetivos perseguidos), la valoración será:

1) Si el objetivo perseguido es mejorar la condición física simplemente como un elemento más del estado de salud, aumentar el VO_2 max se puede realizar mediante método continuo o interválico. Dependiendo del nivel previo, la mejora de este parámetro puede ser del 15 al 30 %.

2) Dado que el VO_2 máximo en un atleta se mantiene con variaciones inferiores al 5 % a lo largo de una temporada, se puede sugerir que incremente determinado modelo de entrenamiento. Por el contrario, un deportista amateur puede tener más rango de mejora de este parámetro. Pero, naturalmente, los rangos de mejora en los estudios de bed rest, que son de alrededor del 25 %, limitan el juicio que se puede dar. En el ejemplo citado, un deportista entrenado con un VO_2 max de 52 ml/kg/min no se le debe decir que puede aumentar a 65 ml/kg/min. Sería faltar a la verdad científica. Por consiguiente, hay que ser lo suficientemente honesto como para indicar las posibilidades reales de mejora.

3.2 Valoración de la transición aeróbica-anaeróbica. De forma práctica y en la rutina diaria, la transición aeróbica-anaeróbica se realiza valorando los dos valores umbrales ventilatorios y la relación entre ambos. Como se ha indicado en el capítulo 3 es preferible hacer mención a esta denominación, entre otros motivos porque la rutina de cualquier laboratorio es detectar estos valores umbral.

Aquí la reflexión es aún más difícil que para el VO_2 max. Nuevamente las posibilidades de mejora de los umbrales ventilatorios es escasa y discutible.

En efecto, el VT_1, en sus diferentes unidades, muestra, en cualquiera de los dos grupos de deportistas (profesionales y amateurs) (Pardo 2001, Zapico 2004) una mejoría a medida que va aumentando el estado de entrenamiento. El problema surge cuando se valoran las mejoras desde el punto de vista estadístico. En este sentido, los autores comprobaron pocas variaciones entre los momentos 2 y 3 de la temporada, pero si entre los momentos 3 y 2 respecto a 1. Considerando la estadística, no se puede asumir categóricamente que el VT_1 cambie cuando el deportista se encuentra en su mejor estado de forma (momento 3). Pero, por otra parte, no parece casualidad que en dos estudios independientes se haya encontrado diferencias, aunque no sean significativas desde el punto de vista estadístico. En efecto, tanto para los deportistas amateurs como para los profesionales, cuando el deportista está más entrenado tiene el VT_1 más desplazado hacia el VO_2 max y mueva más carga. Para el VT_2 se puede hacer una lectura similar que para el VT_1. Lo más notable es la mejora en la carga que tanto los deportistas amateurs como profesionales fueron capaces de desarrollar cuando se encontraban en el presumiblemente mejor estado de forma.

Tabla 5. Valores del umbral ventilatorio 1 en tres momentos de la temporada			
	Momento 1	Momento 2	Momento 3
Pardo Gil, 2001 en % del VO_2 max	$71,6 \pm 1,3$	$72 \pm 1,5$	$73,1 \pm 1,3$
García Zapico, 2004 en % del VO_2 max	$50 \pm 2,4$	$61 \pm 2,1$	56 ± 2
Pardo Gil en lat/min	154 ± 3	152 ± 3	154 ± 2
García Zapico en lat/min	$124 \pm 3,9$	$139,3 \pm 4,3$	$134,3 \pm 4,1$
Pardo Gil en vatios absolutos y relativos	$321,1 \pm 7,9$ $4,5 \pm 0,1$	$338,8 \pm 9,6$ $4,8 \pm 0,1$	$352,3 \pm 8,4$ $5 \pm 0,6$
García Zapico en vatios absolutos	$169 \pm 12,9$	$221 \pm 12,5 \ (*)$	$200 \pm 15,5$
Pardo Gil: Momento 1 (Nov-Dic), Momento 2 (Ene-Feb) y Momento 3			

(May-Jun)
García Zapico: Momento 1 (Dic), momento 2 (Marzo) y Momento 3 (Julio)

Por otra parte, en el estudio de Benito et al (Benito, Peinado et al. 2007) indican que la fluctuación del VT_1 oscila entre un 2 y un 15 %, siendo menor para el VT_2 (2,5 al 18 %). Por consiguiente, al tener dos valores umbral se debe de informar por separado.

Umbral ventilatorio 1 (VT_1). Aunque, como se ha señalado, depende del periodo de la temporada, de forma general se puede decir que conviene se encuentre lo más próximo al VO_2 max, pues significará que, si bien el organismo comienza a producir láctico lo más tarde posible (véase capítulo 4). Por tanto, ante un valor bajo de este parámetro, se deberá valorar el momento de la temporada y en base a éste aconsejar aumentarlo con el entrenamiento adecuado

Tabla 6. Valores del umbral ventilatorio 2 en tres momentos de la temporada			
	Momento 1	Momento 2	Momento 3
Pardo Gil, 2001 en % del VO_2 max	88,7 ± 0,8	86,7 ± 1,1	89,2 ± 1,1
García Zapico, 2004 en % del VO_2 max	83,3 ± 2	83,2 ± 1,2	86,2 ± 1,6
Pardo Gil en lat/min	178 ± 3	173 ± 3	176 ± 2
García Zapico en lat/min	167,8 ± 3,4	167,2 ± 3,8	167,7 ± 4,1
Pardo Gil en vatios absolutos	411,1 ± 11,5 5,8 ± 0,1	428,5 ± 10,5 6,1 ± 0,1	463,5 ± 9,7 6,3 ± 0,1

y relativos García Zapico en vatios absolutos	319 ± 12,8	326 ± 10	336 ± 13,5
Pardo Gil: Momento 1 (Nov-Dic), Momento 2 (Ene-Feb) y Momento 3 (May-Jun) García Zapico: Momento 1 (Dic), momento 2 (Marzo) y Momento 3 (Julio)			

Umbral ventilatorio 2 (VT_2). Igualmente, aunque en menor medida, este parámetro también puede oscilar con el entrenamiento. Según el principio fisiológico que lo sustenta, cuanto más próximo se encuentre al VO_2 máximo, mejor será el rendimiento (véase capítulo 4).

Relación interumbrales (VT_1-VT_2). Aunque como se ha expuesto hay pocos estudios que hayan abordado la relación entre VT_1 y VT_2, se ha propuesto el área como parámetro indicador, pero no se ha estudiado su evolución con el entrenamiento.

En resumen, el diagrama de flujo de la figura 1, muestra el procedimiento práctico de la valoración ergoespirométrica desde un punto de vista fisiológico, es decir, para su aplicación al rendimiento, con independencia del nivel de condición física para los trabajos de resistencia A fuerza de ser una simplificación de la complejidad indicada en los párrafos anteriores, presenta algunos matices que es necesario aclarar.

Tal y como está configurado el diagrama, los dos parámetros ergoespirométricos no parecen estar equilibrados, al partir la valoración de VO_2 máximo y comenzar el análisis de los umbrales a consecuencia de éste. Así, muchos profesionales opinan que la valoración debe ser conjunta y en algunos casos (elite) conviene dar más peso a la valoración de los umbrales, al suponer que las posibilidades de mejora son mayores en estos últimos, lo que es muy cuestionable desde el punto de vista fisiológico. En cualquier caso, se puede comenzar por el "segundo" de los parámetros. Por otra parte, al objeto de simplificar, se ha expuesto el entrenamiento en unos términos muy genéricos, pues como el análisis de una prueba ergoespirométrica debe realizarse de forma integrada entre el médico y el entrenador.

En nuestra experiencia, nosotros recomendamos realizar una prueba de valoración ergoespirométrica en una temporada que tendría un doble objetivo. Por una parte, intentar descartar cualquier patología que contraindique el entrenamiento. El segundo objetivo sería conocer los parámetros máximos y submáximos al objeto de orientar la planificación del entrenamiento. Si se trata de un deportista de subélite o elite que lleva tiempo realizándose pruebas de ergoespirometría, consideramos que, aunque los umbrales ventilatorios puedan modificarse como se ha indicado anteriormente, no sería necesario realizar una prueba máxima.

Posteriormente, se propone realizar una prueba de carga única (véase capítulo 3) al objeto de determinar la respuesta fisiológica durante un esfuerzo lo más parecido a la competición. Dado que la transición aeróbica-anaeróbica está relacionada estrechamente con el metabolismo (véase capítulo 4), se debeta cuál es la carga que una persona puede mantener durante un ejercicio prolongado. Esta carga correspondería, por consiguiente, a la máxima capacidad de tener una concentración estable de lactato, que se denomina máximo estado estable de lactato. En nuestro laboratorio utilizamos el punto medio entre los dos umbrales ventilatorios. Considerando este parámetro, en el laboratorio se aconseja realizar una prueba estable en cada momento de la temporada, según el entrenador lo considere oportuno.

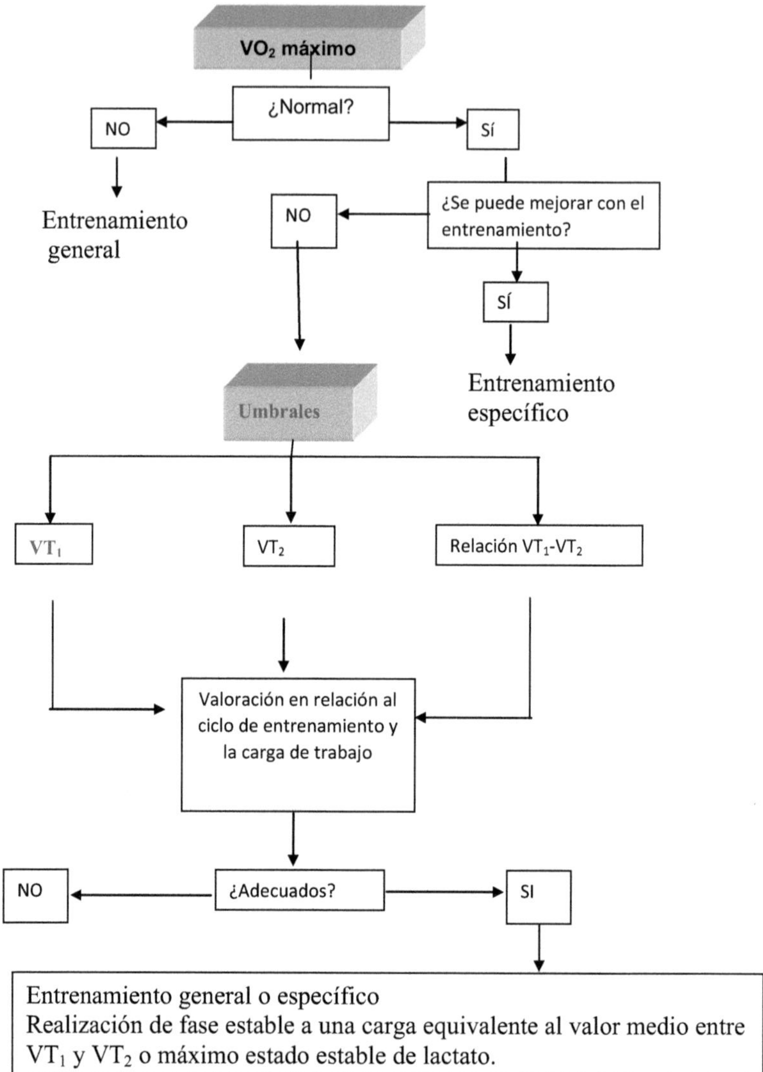

Figura 1. Diagrama de flujo para la interpretación de una ergoespirometría

4. VALORACIÓN DEL METABOLISMO ANAERÓBICO MEDIANTE ERGOESPIROMETRÍA

Bases fisiológicas de la valoración anaeróbica mediante ergoespirometría. Las fuentes de energía durante un ejercicio como el desarrollado en una ergoespirometría proceden de diferentes sustratos: 1) fosfágeno (ATP + PCr), 2) oxidación de combustibles (carbohidratos y ácidos grasos, principalmente) y 3) fermentación láctica. Estas alternativas energéticas no se deben de tomar en sentido estricto considerando la intensidad y duración del ejercicio. Intervienen de forma simultánea.

Así, durante una prueba de ergoespirometría, hasta que la oferta de oxígeno iguala a la demanda la musculatura implicada extrae la energía de la escisión del fosfágeno, es decir, condiciones anaeróbicas. Cuando se produce existe equilibrio entre oferta y demanda de oxígeno, la energía es preferentemente extraída de la combustión de ácidos grasos y carbohidratos, pero desplazándose hacia la energía aportada por los carbohidratos a medida que aumenta la intensidad. Pero como al mismo tiempo todos los músculos no reciben la misma cantidad de oxígeno, parte del ácido pirúvico formado en la glicolisis se transforma en ácido láctico, es decir, se produce el umbral láctico (véase capítulo 4). Cuanta mayor es la intensidad más elevada es la concentración de láctico en plasma hasta alcanzar el VO_2 max.

En base a lo señalado, Krogh y Lindhard (Krogh and Lindhard 1920) se dieron cuenta que parte de la energía obtenida desde el inicio a un estado estable provenía del metabolismo anaeróbico y acuñaron el término déficit de oxígeno. Posteriormente, Hill (Hill, Long et al. 1924) estableció la deuda de oxígeno en analogía con términos financieros o económicos. Finalmente, uno de los investigadores (Hermansen 1969) más clarividentes de la escuela escandinava (véase capítulo 1), estableció las bases para que diferentes autores escandinavos profundizasen en los que Hermanse denominó "déficit de oxígeno acumulado". Finalmente, 19 años después, Medbo (Medbo, Mohn et al. 1988) propuso un método para determinar el "máximo déficit de oxígeno acumulado" (Maximal Accumulated Oixygen Deficit, en inglés MAOD),

Descripción elemental de la metodología. No es objetivo de este apartado la descripción pormenorizada de los métodos para determinar la contribución anaeróbica durante un ejercicio de intensidad creciente. Además, se ha debatido si este tipo de pruebas valora realmente la capacidad anaeróbica (Medbø 1996, Noordhof, De Koning et al. 2010). Básicamente, el método propuesto por Medbo (Medbo, Mohn et al. 1988) consistía en realizar 20 carreras en el tapiz a velocidades diferentes por debajo y encima de la correspondiente al VO_2 máximo. Cada carrera duraba 10 minutos y la pendiente se mantenía fija en un 10,5 %. El VO_2 de cada carrera se determinaba en los últimos 2 minutos de cada carrera. Como cada día se realizaba una de las pruebas, el resultado era que el método era muy largo de llevarse a cabo de forma práctica. Por este motivo, se han desarrollado procedimientos alternativos que, a pesar de ser más imprecisos, se realizan en dos días. A continuación, se presenta uno de estos procedimientos (Eston and Reilly 2013).

El protocolo seguido se realiza en dos días y es el siguiente:
Día 1. Se realizan 4 carreras a intensidad submáxima en tapiz con una pendiente del 10,5 % durante 4 minutos cada carrera (total 16 minutos). Se mide el VO_2 durante los últimos 2 minutos de cada carrera. A partir de los datos se establece una ecuación de regresión(véase figura 2) Después de la 4ª carrera, la velocidad del tapiz se aumenta de forma progresiva cada minuto hasta el agotamiento, de manera que se obtiene el VO_2 máximo.

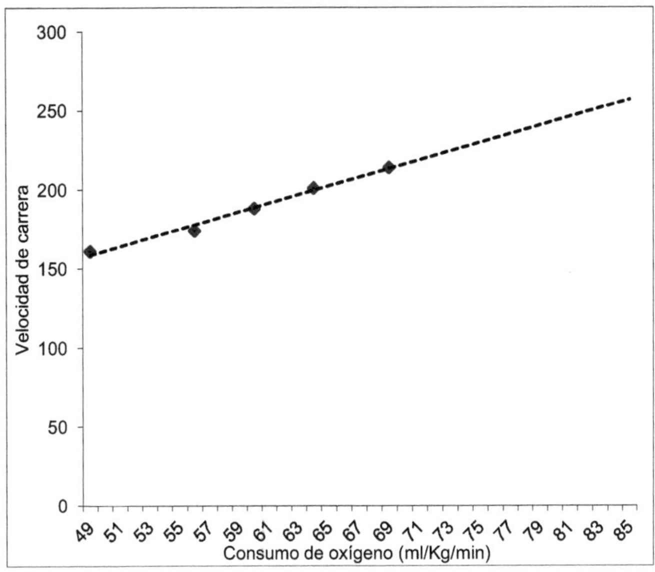

A continuación, se realiza un gráfico entre el VO_2 y la velocidad de carrera y se determina la velocidad de carrera correspondiente al 120 % del VO_2 máximo mediante la extrapolación de la línea de regresión por encima del VO_2 máximo. Otra alternativa es obtener el valor a partir de la ecuación de regresión entre el VO_2 y la velocidad de carrera

Dia 2: Al día siguiente, la persona realiza un ejercicio al máximo hasta el agotamiento a la velocidad que se había calculado y correspondía al 120 %, con la misma pendiente. Durante esta prueba se registra el VO_2. La prueba finaliza aproximadamente entre 2 y 6 minutos dependiendo de la condición anaeróbica, pues el sujeto entra en fatiga.

La MAOD se calcula de la diferencia entre la demanda de oxígeno a la velocidad de carrera correspondiente al 120 % y el VO_2 real y total durante la carrera. En el ejemplo de la cita reseñada (Eston and Reilly 2013), los cálculos son los siguientes

1. Calcular el VO_2 que correspondería al 120 %

$(1,2 \times 69) = 83$ ml/Kg/min, donde 69 es el VO_2 (en ml/Kg/min) que corresponde al máximo (número 5 de la tabla)..

Por lo tanto, extrapolando la ecuación hasta el 120 % del VO_2 máximo, la velocidad de carrera es 251,5 m/min.

2. Calcular la MAOD

MAOD = $(2,5 \times 83$ ml/Kg$)-(27+49+55+60+62)/2=$ 207,5 -126,5 = 81 ml/Kg

Siendo 83 el valor de VO_2 por extrapolación, los números entre paréntesis los valores de VO_2 medidos en la segunda prueba a los 30, 60, 90, 120 y 150 segundos

3. Se calcula la contribución aeróbica

Contribución aeróbica = $(126,5/207,5) \times 100 = 61$ %

4. Finalmente, se comparan con datos de la literatura, por ejemplo los aportados por Ramsbottom (Ramsbottom, Nevill et al. 1997) (Ramsbottom et al, 1991)

Esta es una aplicación práctica compleja, pero que tiene base científica, aunque no exenta de crítica. Es tan laborioso el procedimiento, incluso en su forma abreviada, que determina que su aplicación sea muy limitada, únicamente a estudios de investigación. ciertamente, con el desarrollo de los sistemas portátiles puede llevarse a cabo en situaciones reales, cercanas a la competición.

BIBLIOGRAFÍA

Abut, F. and M. F. Akay (2015). "Machine learning and statistical methods for the prediction of maximal oxygen uptake: recent advances." Medical Devices (Auckland, NZ) **8**: 369.

Ainslie, P. N., T. Reilly and K. R. Westerterp (2003). "Estimating human energy expenditure." Sports medicine **33**(9): 683-698.

Barwell, N. D., D. Malkova, M. Leggate and J. M. Gill (2009). "Individual responsiveness to exercise-induced fat loss is associated with change in resting substrate utilization." Metabolism 58(9): 1320-1328.

Benito, P. J., A. B. Peinado, V. Díaz Molina, I. Lorenzo Capellá and F. J. Calderón (2007). "Evolución de los parámetros ergoespirométricos con el entrenamiento en deportistas." Arch. med. deporte: 464-475.

Eston, R. and T. Reilly (2013). Kinanthropometry and exercise physiology laboratory manual: tests, procedures and data: volume two: physiology, Routledge.

Ferrannini, E. (1988). "The theoretical bases of indirect calorimetry: a review." Metabolism 37(3): 287-301.

Hermansen, L. (1969). "Anaerobic energy release." Medicine and science in sports 1(1): 32-38.

Hill, A. V., C. N. H. Long and H. Lupton (1924). "Muscular exercise, lactic acid, and the supply and utilisation of oxygen." Proceedings of the Royal Society of London. Series B. Containing Papers of a Biological Character, 97(681): 84-138.

Jéquier, E. and J.-P. Felber (1987). "7 Indirect calorimetry." Baillière's clinical endocrinology and metabolism 1(4): 911-935.

Jeukendrup, A. and G. Wallis (2005). "Measurement of substrate oxidation during exercise by means of gas exchange measurements." International journal of sports medicine 26(S 1): S28-S37.

Kaiyala, K. J. and D. S. Ramsay (2011). "Direct animal calorimetry, the underused gold standard for quantifying the fire of life." Comparative Biochemistry and Physiology Part A: Molecular & Integrative Physiology 158(3): 252-264.

Krogh, A. and J. Lindhard (1920). "The changes in respiration at the transition from work to rest." The Journal of Physiology 53(6): 431.

Levine, J. A. (2005). "Measurement of energy expenditure." <u>Public health nutrition</u> **8**(7a): 1123-1132.

McLean, J. A. and G. Tobin (1987). <u>Animal and human calorimetry.</u>, Cambridge University Press.

Medbø, J. I. (1996). "Is the maximal accumulated oxygen deficit an adequate measure of the anaerobic capacity?" <u>Canadian Journal of Applied Physiology</u> **21**(5): 370-383.

Medbo, J. I., A.-C. Mohn, I. Tabata, R. Bahr, O. Vaage and O. M. Sejersted (1988). "Anaerobic capacity determined by maximal accumulated O2 deficit." <u>Journal of Applied Physiology</u> **64**(1): 50-60.

Noakes, T. (2003). <u>Lore of running</u>, Human Kinetics.

Noordhof, D. A., J. J. De Koning and C. Foster (2010). "The maximal accumulated oxygen deficit method." <u>Sports medicine</u> **40**(4): 285-302.

Pardo, F. (2001). "Evolución de los parámetros fisiológicos en ciclistas profesionales a lo largo de una temporada [tesis doctoral]." <u>Madrid: Universidad Politécnica de Madrid</u>.

Ramsbottom, R., M. Nevill, A. Nevill and R. Hazeldine (1997). "Accumulated oxygen deficit and shuttle run performance in physically active men and women." <u>Journal of sports sciences</u> **15**(2): 207-214.

Shephard, R. J. and Y. Aoyagi (2012). "Measurement of human energy expenditure, with particular reference to field studies: an historical perspective." <u>European journal of applied physiology</u> **112**(8): 2785-2815.

Weekes, C. E. (2007). "Controversies in the determination of energy requirements." <u>Proceedings of the Nutrition Society</u> **66**(03): 367-377.

Wooley, J. A. (2006). "Indirect calorimetry: applications in practice." Respiratory care Clinics of north america **12**(4): 619-633.

Zapico, A. G. (2004). Evolución comparada de los parámetros fisiológicos en triatletas y ciclistas de élite a lo largo de una temporada, Universidad Politécnica de Madrid.

CAPÍTULO 6. APLICACIÓN PRÁCTICA DE LA ERGOESPIROMÉTRICA EN PERSONAS CON DETERMINADAS PATOLOGÍAS

1. INTRODUCCIÓN

De la vasta información relativa al funcionamiento integrado del organismo (véase capítulo 4) se deduce que su utilidad práctica sea de enorme trascendencia en determinadas patologías. Como se expuso en el capítulo 4, el interés por el estudio del papel de la ergoespirometría en la valoración de determinadas patologías ha aumentado considerablemente a partir de la "automatización" en la realización e interpretación (véanse las figuras 7 y 8). Dicho interés médico, aunque tiene realmente su origen en la escuela alemana (véase capítulo 1), la realidad es que ha sido a partir de la definición del umbral anaeróbico por Wasserman y cols (Wasserman, Whipp et al. 1973) cuando comenzó a incrementar el interés por esta técnica de valoración en personas con diversas patologías. Tal ha sido el desarrollo que se han editado libros que de forma específica abordan las aplicaciones de éste método al diagnóstico y pronóstico de diversas patologías (Espinosa and Sanchéz-Lafuente 2001, Wasserman, Hansen et al. 2011, Ferrero Cabedo, García del Moral Betzen et al. 1989).

Ciertamente, el esfuerzo "reglado" puede emplearse para "ayudar" al diagnóstico de determinadas patologías. Como cualquier prueba de valoración tiene sus limitaciones que necesariamente hay que tener presentes (Lavenne and Brasseur 1963, Paterson and Cunningham 1999). Ello significa que los datos aportados por éste método deben valorarse de forma integrada, teniendo en cuenta los síntomas, signos y los resultados de otras pruebas diagnósticas. Así, en muchos casos puede ser simplemente complementaria de la información aportada por otras técnicas diagnósticas.

La figura 1, una adaptación de la figura 1 del capítulo 1, muestra las posibilidades de la ergoespirometría como prueba integradora. La primera posibilidad, según la concepción integradora expuesta en el capítulo 4, consistiría en que cualquier patología del SAO podría conducir a una alteración de los parámetros centrales de una ergoespirometría. En segundo lugar, una alteración del SAE igualmente podría conducir a que los parámetros centrales de una ergoespirometría pudieran ser inferiores a los considerados normales. Por último, aunque una posible patología neurológica pudiera también ser susceptible de valoración ergoespirométrica (Rochester and Esau 1994), es menos frecuente en la práctica diaria, aunque en determinadas enfermedades ligadas directamente o no al funcionamiento del sistema nervioso puede emplearse la ergoespirometría, como es el caso por ejemplo de la fibromialgia (Bennett, Clark et al. 1989, Sietsema, Cooper et al. 1993).

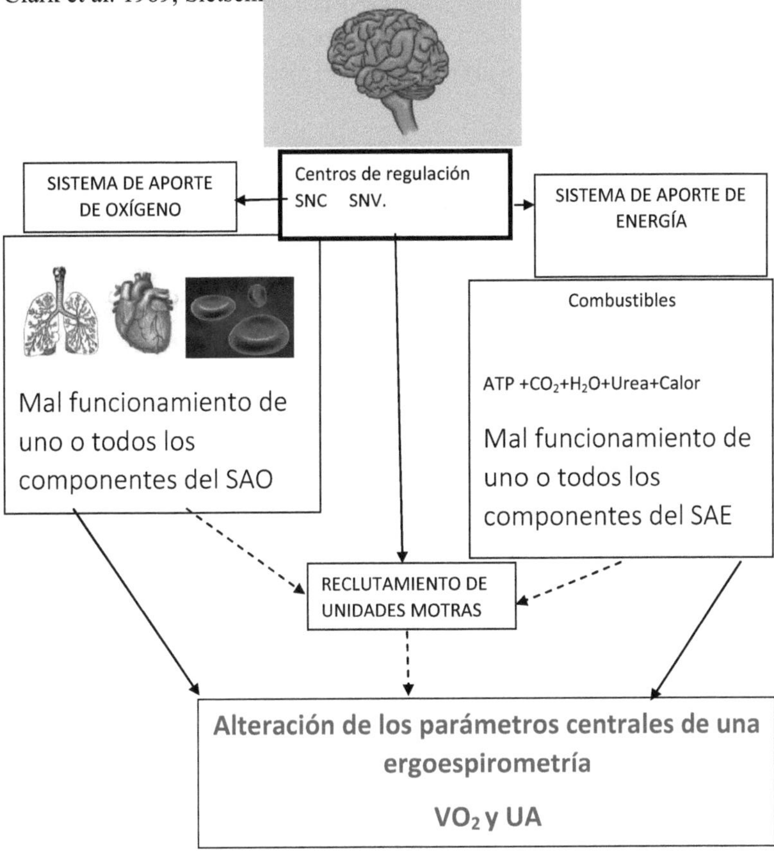

Figura 1

La ergoespirometría puede por tanto aplicarse a:

1) Las enfermedades del sistema cardiovascular (Espinosa and Sanchéz-Lafuente 2001, Myers 2005, Stankala, Zielinska et al. 2008, Mezzani, Agostoni et al. 2009, Balady, Arena et al. 2010)
2) Las enfermedades del aparato respiratorio (Kuhner 1972, Bury, Corhay et al. 1993, Myers 2005)
3) Las enfermedades en las que se encuentra comprometida la serie roja (Miller, Serjeant et al. 1973, Pianosi, D'souza et al. 1991)
4) Las enfermedades en las que hay una alteración metabólica (Gimenes, Neder et al. 2011, Heinicke, Taivassalo et al. 2011) o bien una inadecuada regulación del metabolismo general (Elliot, Buist et al. 1989)

Es decir, prácticamente es un procedimiento de valoración de una gran aplicación en el campo de la medicina. La información que se puede extraer es considerable tanto en el campo de la investigación como de la clínica. En este último campo, la cuestión central es determinar cuál es el alcance de esta prueba a la hora del diagnóstico de una determinada patología o bien la valoración de un determinado tratamiento. Con diferencia la aplicación de la ergoespirometría a la valoración patológica ha sido prioritariamente a las enfermedades del sistema cardiovascular y/o del aparato respiratorio. Así, en este capítulo, se abordará principalmente la aportación de la ergoespirometría a las patologías de estos dos sistemas y secundariamente de otras patologías que fueran susceptibles de valoración mediante esta metodología. Inevitablemente, las referencias bibliográficas son reducidas y en la mayor parte de los casos se circunscriben a uno de los textos que han abordado la importancia del intercambio respiratorio de los gases durante el ejercicio al diagnóstico y pronóstico en diversas patologías (Wasserman, Hansen et al. 2011)-

2. PROCEDIMIENTO GENERAL EN LA VALORACIÓN ERGOESPIROMÉTRICA

Las pruebas de esfuerzo constituyen una herramienta más, no la única, para el diagnóstico y valoración terapéutica. Así mismo, se pueden emplear en la peritación médica. El procedimiento general en la valoración de cualquiera de las patologías es similar al empleado en la persona sana.

1º) Comprobar el VO_2 máximo en relación a valores de referencia para la **población sedentaria sana**. Es necesario resaltar que, aunque en realidad se trata del VO_2 pico, en este texto se emplea el término VO_2 max para indicar el valor máximo de oxígeno consumido por los tejidos y órganos en máximo esfuerzo (véanse capítulo 3 y 4). Para ello se pueden consultar valores de referencia o bien utilizar ecuaciones de aproximación como muchas de las propuestas por diferentes autores. Algunas son muy sencillas, pues sólo un factor es el que estima el VO_2 max, otras son más complicadas al introducir varios parámetros que pueden determinar el VO_2 max (véase apéndice III)

<u>Si el valor es normal</u> y por la exploración u otras pruebas diagnósticas se sabe que presenta una determinada patología, entonces se pueden valorar otros parámetros obtenidos durante la prueba de esfuerzo, como por ejemplo el electrocardiograma y otros parámetros ergoespirométricos, tales como: pulso de oxígeno o presiones parciales de los gases respiratorios. Si estos datos se encuentran alterados, se puede orientar hacia una patología cardiovascular, respiratoria o muscular. El diagnóstico diferencial se puede realizar mediante aquellas variables que se relacionan más directamente con la función respiratoria (Wasserman, Hansen et al. 2011). Así, si se encuentran dentro de los límites considerados normales se infiere que el problema no es respiratorio.

Las variables ergoespirométricas que se relacionan principalmente con la función respiratoria se han descrito en el capítulo 3 y de forma resumida son las siguientes: V_D/V_T; $P_{(a-et)}$ CO2; $P_{(A-a)}$ O_2. Estos parámetros valoran indirectamente la relación ventilación/perfusión, de los espacios muertos alveolares o ambos. En los enfermos respiratorios estos parámetros se encontrarán alterados, mientras en los enfermos cardiacos o con alteraciones musculares pueden ser normales.

Si el valor de VO2 max es bajo lo que obviamente es lógico en cualquier enfermedad que afecte al SAO o al SAE, se puede realizar el siguiente análisis. Igualando las ecuaciones 2 (capítulo 3), considerando un cociente respiratorio inferior a 1, y despejando VO_2 en la ecuación 4 (capítulo 4) para la determinación del gasto cardiaco

Así, el primer miembro es dependiente de la función respiratoria y el segundo miembro tanto de la función cardiaca (Q) como de la circulación, concentración de oxígeno arterial, y del consumo de oxígeno por las mitocondrias ($Dif_{a-v}O_2$). Un VO_2 máximo bajo puede se motivado por un problema respiratorio V_E x ($F_IO_2 - F_EO_2$), cardiaco Q (VS x FC) o periférico Dif_{a-v} O_2. El diagnóstico diferencial se puede realizar de forma intuitiva observando el valor de V_E máximo alcanzado y comparándolo con valores de referencia del propio sujeto en reposo, esto es, con la máxima ventilación voluntaria (MVV). Únicamente los enfermos respiratorios presentan una diferencia entre la MVV y la V_E máxima inferior a la considerada como normal. Nuevamente entraña la dificultad de conocer que se considera normal en la relación MVV/V_E max. Wasserman indica que para sujetos con buena condición física la V_E max es del 10 al 40 % de MVV (Wasserman, Hansen et al. 2011)

2º) Comprobar el umbral anaeróbico. Si el valor del VO_2 máximo es normal, aunque la persona no realice de forma habitual actividad física, el valor de umbral anaeróbico se encuentra dentro de los límites normales, aproximadamente al 50 % del VO_2 máximo. Por lo tanto, la comprobación de este parámetro se realiza cuando el VO_2 máximo es inferior al teórico.

Si el Umbral anaeróbico es normal en relación a lo esperado, puede sugerir: enfermedad pulmonar, enfermedad coronaria o mala condición física. Nuevamente, para conocer la causa, se valora la diferencia entre la

MVV y la VE máxima. Si la relación esta descendida puede sugerir enfermedad respiratoria, que se puede corroborar con los parámetros indirectos de relación ventilación/perfusión (P_{A-a} O_2, P_{a-et} CO_2, V_D/V_T) y el valor de referencia de la frecuencia cardiaca de reserva. En los enfermos respiratorios los parámetros señalados están elevados. Si la relación es normal orienta el diagnóstico hacia los otros dos factores de la ecuación 1 (Q y Dif_{a-v} O_2).

Cuando el umbral anaeróbico está descendido es la situación más compleja de análisis, pues determinadas patologías pueden ocasionar un valor de UA bajo y un VO_2 máximo igualmente inferior al teórico:

- cardiopatía
- enfermedad vascular periférica
- anemia, enfermedad pulmonar
- acidosis metabólica crónica.

Apoyándose en todos los parámetros indicados anteriormente se puede diferenciar entre estas patologías que cursan con UA y VO_2 max inferiores a los valores considerados normales

Como resumen de todo el señalado anteriormente, el diagrama de flujo de la figura 2 es una visión simplificada de los aportados por Wasserman y col (Wasserman, Hansen et al. 1994). En los enfermos con patología respiratoria, al no poder aportar el oxígeno en función de las necesidades musculares, la entrada en anaerobiosis se anticipa al objeto de "suplementar" la energía por vía aeróbica. Por consiguiente, es normal que los valores de UA sean inferiores a los normales. Lo mismo sucede a los enfermos con patología del sistema cardiovascular, pero por una razón distinta, pues estos enfermos no pueden bombear la sangre requerida a los tejidos y a la circulación pulmonar. Es corriente que los enfermos con deterioro de la función de bombeo, muestren una cierta insuficiencia respiratoria, es decir, que se vea afectado el aparato respiratorio.

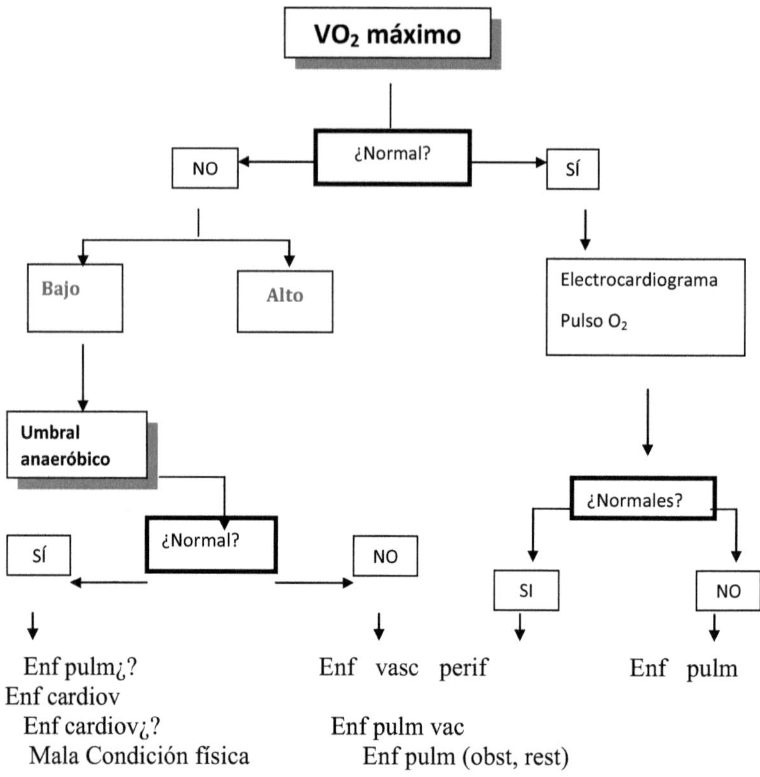

Figura 2.Diagrama de flujo resumido de los diagramas de flujo propuestos por Wasserman et al (Wasserman, Hansen et al. 2011) para orientar el diagnóstico diferencial a través de los datos centrales aportados por una ergoespirometría.

3. APLICACIÓN DE LA INFORMACIÓN DE LA ERGOESPIROMETRÍA A LAS PATOLOGÍAS DEL SISTEMA CARDIOVASCULAR

La patología cardiovascular que puede ser susceptible de valoración ergoespirometrica es la que principalmente afecta a la mecánica del corazón. El "fallo" de la bomba cardiaca se manifiesta en el bombeo y distribución del oxígeno y como consecuencia se traduce en un VO_2 max inferior al esperado. Según el grado de deterioro de la función ventricular así determinará el descenso de este parámetro ergoespirométrico. Incluso los cardiópatas pueden partir de un rendimiento ventricular en reposo tan deteriorado que cualquier tipo de ejercicio les supone un mayor trabajo cardiaco. Siguiendo la metodología general señalada en el epígrafe anterior, ante una patología del sistema cardiovascular la interpretación se realiza del siguiente modo.

Si VO_2 max es igual o superior al predicho según las ecuaciones de estimación, se valora el ECG, el pulso de oxígeno y el análisis de los gases en sangre arterial (presiones parciales de los gases). En los cardiópatas el pulso de oxígeno está alterado, mientras que los parámetros indirectos de relación ventilación/perfusión ($P_{A-a} O_2$, $P_{a-et} CO_2$ y V_D/V_T) están alterados por descenso del gasto cardiaco (Wasserman, Hansen et al. 1994).

No obstante, lo normal es que VO_2 max sea inferior al tener un gasto cardiaco disminuido. La diferencia respecto a patologías respiratorias es que los cardiópatas pueden no presentar diferencias entre la máxima ventilación voluntaria (MVV) y la V_E máxima alcanzada

Los cardiópatas poseen un umbral anaeróbico inferior al esperado. Si es normal el UA puede sugerir: enfermedad pulmonar, enfermedad coronaria o mala condición física. En los cardiópatas, la MVV/V_E máxima es normal o baja. De forma concreta, para cualquier tipo de cardiopatía (coronariopatía, cardiomiopatía, valvulopatía y alteraciones congénitas) es obvio que:

1º) Los corazones de los cardiópatas presentan una dificultad para expulsar un volumen sistólico adecuado. La consecuencia es que se produce un incremento de la pendiente de la función FC/intensidad y una alteración de la relación ventilación/perfusión (V_A/Q). Esta alteración de la V_A/Q se puede inferir por un aumento de la relación entre el volumen del espacio muerto y el volumen corriente (V_D/V_T). Sin embargo, las modificaciones generales señaladas pueden no observarse cuando el enfermo presenta arritmias o bien está sujeto a medicación betabloqueante.

2°) Como consecuencia del bajo gasto cardiaco la concentración de oxígeno en la sangre venosa mixta ($[O2]_{venosa}$) (a nivel de la arteria pulmonar) es inferior a la normalidad. El resultado es un incremento de la diferencia arterio-venosa de oxígeno ($[O2]_{arterial} - [O2]_{venosa}$) a intensidades de trabajo muy bajas. Así mismo, el pulso de oxígeno ($VS \cdot ([O2]_{arterial} - [O2]_{venosa}$) alcanza un valor constante a intensidades bajas

3°) Por todo lo anterior, la actividad metabólica en general y la del tejido muscular en particular se modifica. Naturalmente, al suministrar poco oxígeno al tejido muscular por el bajo gasto cardiaco, la entrada en anaerobiosis se "anticipa" en relación a la de una persona sana. En otras palabras, el UA se alcanza a una intensidad menor en el cardiópata. La consecuencia es un descenso de la presión parcial arterial del dióxido de carbono ($PaCO_2$). Así, la entrada en acidosis metabólica por acumulo de ácido láctico es muy incipiente y el aumento de V_E se produce a cargas muy bajas.

La tabla 1 muestra un resumen de lo señalado. Es necesario tener presente que no todas las alteraciones de los parámetros ergoespirométricos mostrados en la tabla 1 tienen que darse de forma "obligatoria" en los cardiópatas.

Tabla 1. Resumen de la metodología seguida para interpretar una ergoespirometría.	
$\downarrow$VO2 máximo	1. $\downarrow$Pulso de O_2 y de la relación entre los incrementos de VO_2 y de carga ($\Delta VO_2/\Delta W$) 2. $\uparrow$de la pendiente entre la frecuencia cardiaca y la carga de trabajo (FC/W) 3. $\uparrow[O2]$arterial – $[O2]$venosa a cargas de trabajo bajas
$\downarrow$UA	1. acidosis metabólica a cargas muy bajas ($\uparrow[H+]/W$) 2. $\downarrow$ PaCO2 y $\uparrow$VE a cagas bajas

Pueden existir diferencias según se trate de: cardiopatía isquémica, miocardiopatía, valvulopatía o una alteración congénita. Por ejemplo, puede no modificarse la pendiente FC/W si el enfermo se encuentra en tratamiento con beta-bloqueantes. Así, aunque sea difícil asegurar diferencias en los parámetros ergoespirométricos, la tabla 2 muestra las variaciones entre las cardiopatías más comunes

Tabla 2. Algunas diferencias en los parámetros de intercambio respiratorio, según Wasserman et al (Wasserman, Hansen et al. 2011)	
Cardiopatía	Alteraciones de la ergoespirometría
Coronariopatías	$\downarrow$ VO_2; $\downarrow VO_2/\square W$ a cualquier carga de trabajo $\downarrow$Pulso de O_2; $\downarrow$UA; respuesta exagerada de la presión arterial; Dolores o molestias en región cardiaca y/o piernas
Miocardiopatías	$VO_2/\square W$ normal a cargas de trabajo bajas; $\downarrow$Pulso de O_2; Reserva respiratoria $\uparrow$; $\downarrow$UA
Valvulopatías	$\downarrow VO_2/\square W$: $\downarrow$ VO_2; $\downarrow$UA; $\downarrow$Pulso de O_2

Como es fácil apreciar, las diferencias que se pueden encontrar en los parámetros ergoespirométricos en las diferentes cardiopatías son realmente sutiles. Además, pueden evolucionar a insuficiencia cardiaca de diferente grado de afectación. No es de extrañar como se clasifica la insuficiencia cardiaca en relación a la tolerancia al ejercicio (tabla 3). Además, esta clasificación permite establecer una prioridad a la hora de tener que realizar un trasplante cardiaco ante la eventualidad de que el enfermo no responda al tratamiento médico.

Tabla 3. Valoración funcional de insuficiencia cardiaca en razón al VO_2 max (Wasserman, Hansen et al. 2011)		
Clase funcional	VO_2 max (ml/kg/min)	Grado de intolerancia a realizar actividad física
I	> 20	Sin limitación de la actividad física ordinaria. El ejercicio físico normal no causa fatiga, palpitaciones sin signos ni síntomas o disnea
II	16-20	Ligera limitación de la actividad física. Sin síntomas en reposo. La actividad física normal causa fatiga, palpitaciones o disnea
III	10-15	Acusada limitación de la actividad física. Cualquier actividad física provoca la aparición de los síntomas
IV	< 10	Incapacidad de realizar actividad física. Los síntomas de la insuficiencia cardiaca están en reposo a pesar de tratamiento médico y aumentan con cualquier actividad física

4. APLICACIÓN PRÁCTICA DE LA INFORMACIÓN DEL INTERCAMBIO DE GASES EN EL APARATO RESPIRATORIO

Los árboles respiratorio y vascular son considerablemente complejos, de manera que es difícil explicar de forma sencilla cómo se produce el intercambio respiratorio durante el ejercicio. Por este motivo parece conveniente acudir a un modelo muy elemental de aparato respiratorio: el modelo monoalveolar. Sobre este modelo simple se analizará el intercambio respiratorio durante el ejercicio

Las enfermedades respiratorias susceptibles de valoración ergoespirométrica, pueden dividirse en obstructivas y restrictivas, fundamentalmente en función del patrón medido en una espirometría convencional (tabla 4).

Es decir, todas aquellas patologías que limitan la capacidad para "introducir" o "eliminar" el aire por el árbol respiratorio (enfermedades obstructivas) presentan un patrón espirométrico característico y diferente al de aquellas enfermedades que "limitan", "restringen" o "acortan" la capacidad de la caja torácica o del propio parénquima pulmonar (tanto a nivel alveolar como intersticial) y que conllevan una disminución de la distensibilidad pulmonar efectiva (patologías restrictivas).

Tabla 4. Parámetros espirométricos obtenidos en una espirometría convencional que permiten diferenciaar entre una enfermedad pulmonar obstructiva y restrictiva						
	CPT	VR	CV	VEMS/CVF	PMI	PME
Enfermedad pulmonar obstructiva	N or ↑	↑	↓	↓	N	N
Enfermedad pulmonar restrictiva						
• Debida a alteración de la estructura del pulmón	↓	↓	↓	N or ↑	N	N
• No debida a alteración de la estructura del pulmón	↓	N or ↓	↓	N	↓ or N	N

Tabla 1. Patrones espirométricos alterados en una espirometría. CPT = capacidad pulmonar total: VR = volumen residual; CV = capacidad vital; VEMS = volumen espirado forzado en el primer segundo; CVF = capacidad vital forzada PMI = presión máxima inspiratoria PME = presión máxima espiratoria; N = normal.

4.1 Consideraciones generales. En el capítulo 3 y en el apéndice IV se indican los parámetros que se pueden medir o estimar en una ergoespirometría. De forma general, se pueden realizar las siguientes consideraciones:

1ª) Todas las variables son medidas indirectas de las funciones respiratorias (ventilación, difusión y ventilación/perfusión y transporte de los gases).

2ª) Alguna de la variables (estado ácido-base, valoración de la capacidad de transporte) requiere realizar una medida cruenta, como es la punción en un vaso, sea arterial o venoso. Una alternativa para medir la capacidad de transporte de oxígeno es la pulsioximetría. Ciertamente, el avance tecnológico ha perfeccionado los dispositivos de registro de la saturación de oxígeno, pero no está exenta de errores considerables durante el ejercicio

Variables que informan sobre los problemas respiratorios

Relación entre los volúmenes del espacio muerto y corriente (V_D/V_T). Cuando el aparato respiratorio es "ineficaz", el resultado es que tiene un aumento del V_D (alveolos mal ventilados y/o perfundidos) incluso en reposo. Al aumentar la intensidad, aunque la V_T aumenta, también incrementa el número de alveolos no funcionales y, como consecuencia, una posible alteración de la relación VA/Q. En la figura 3 se representa la relación V_D/V_T durante un ejercicio de intensidad creciente en una persona sana y un enfermo con una patología respiratoria de tipo obstructivo. En estos enfermos es coherente que la relación V_D/V_T se mantenga estable por dos razones: 1ª) estos enfermos tienen limitada la capacidad para elevar su V_T de forma progresiva, y 2ª) incrementan su V_E a expensas fundamentalmente de la frecuencia respiratoria (F_R).

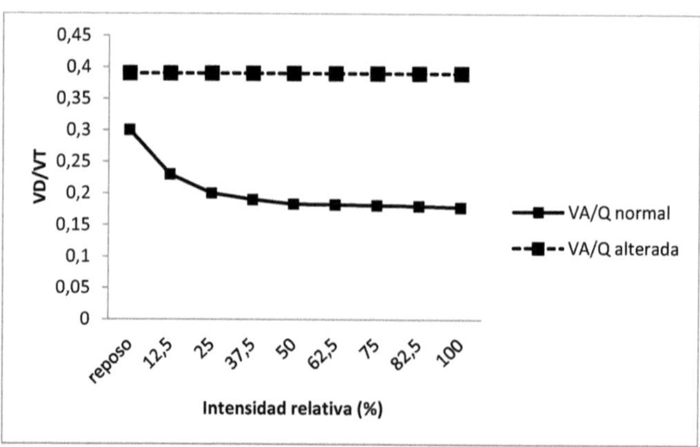

Figura 3. Relación V_D/V_T durante un ejercicio de intensidad creciente en una persona sana y un enfermo con una patología respiratoria de tipo obstructivo

La diferencia de presión parcial de oxígeno alveolo-arterial ($P_{A-a}O_2$). Si existe un problema respiratorio que determina que algunos alveolos no les "llegue" el oxígeno suficiente, el valor de la presión parcial alveolar de oxígeno (P_AO_2) podría mantenerse si otros alveolos compensan el mal funcionamiento de los anteriores. De cualquier manera, la presión parcial arterial de oxígeno (P_aO_2) descenderá aumentando la diferencia la diferencia. Este problema se acentuará durante el esfuerzo, como se ilustra en la figura 4. Tiene el inconveniente este parámetro de ser cruento, ya que se debe determinar la presión parcial de oxígeno en sangre arterial.

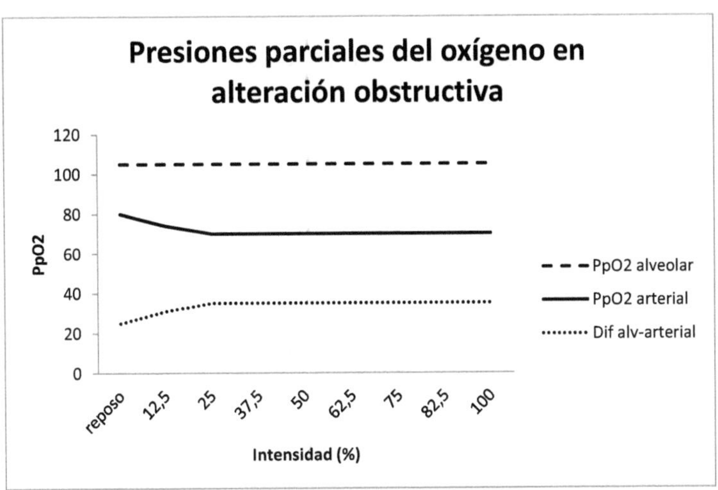

Figura 4. Representación de los valores de presión parcial de oxígeno a nivel alveolar (PpO$_2$), arterial (Pp$_a$O$_2$) y diferencia alveolo-arterial de oxígeno (Dif alv-art O$_2$).

La diferencia de presión parcial de dióxido de carbono alveolo-final de la espiración P$_{a\text{-}et}$ CO$_2$. La presión parcial de dióxido de carbono al final de la espiración (PET CO$_2$) es un parámetro propuesto por Wasserman y cols (Wasserman, Hansen et al. 2011) para indicar que su evolución puede dar una idea de la capacidad del pulmón para eliminar el CO$_2$. La respuesta de esta variable puede sugerir una alteración de la relación V$_A$/Q o un incremento del espacio muerto alveolar. Por ejemplo, si existe un problema respiratorio que determina que algunos alveolos no sean capaces de "eliminar" el dióxido de carbono, la PET CO$_2$ se mantiene por debajo de los valores normales. Durante el ejercicio, al aumentar la demanda de eliminación de CO$_2$, la PET CO$_2$, en lugar de descender como sucede en la respuesta de personas sanas, permanece estable respecto de los valores de reposo. De forma general, en reposo, la P$_a$CO$_2$ es unos 2 mm Hg mayor que la PET CO$_2$, pero en ejercicio la PET CO$_2$ aumenta en relación a la P$_a$CO$_2$, siendo la diferencia negativa (alrededor de – 4 mm Hg). En la figura 5 se muestra la respuesta de esta variable en una persona sana y un enfermo con una patología obstructiva.

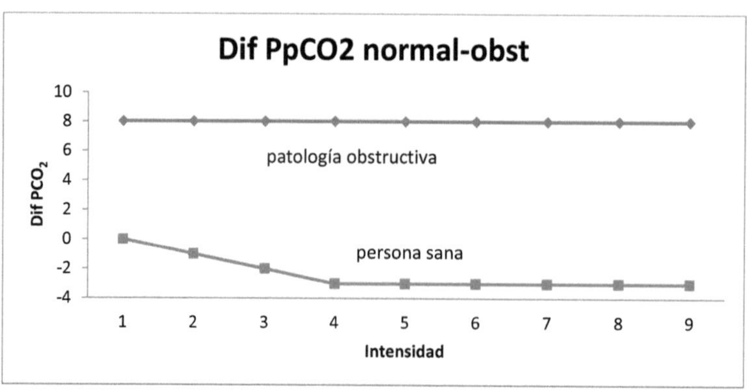

Figura 5. Representación de la diferencia de la presión parcial de dióxido de carbono en una persona sana y una persona con una patología respiratoria obstructiva.

La tabla 5 muestra las variaciones de los parámetros mencionados que permiten distinguir entre enfermedades pulmonares de tipo obstructivo y restrictivo (Furuike, Sue et al. 1982). Aunque es estudio tuvo por objetivo conocer las diferencias entre diferente protocolos (incremental y de carga continua), sólo se muestran los valores correspondientes al protocolo incremental. El desequilibrio de la relación ventilación perfusión es más acentuado en los enfermos con una enfermedad obstructiva, pues tienen una elevado volumen del espacio muerto. Ello determina que el intercambio gaseoso sea peor, pues hay menos aparato respiratorio funcionante y como consecuencia sea menor la oxigenación de la sangre arterial a la salida del aparato respiratorio, es decir, un valor más elevado de la diferencia de oxígeno

Tabla 5. Variaciones de la presión parcial de dióxido de carbono arterial (P_aCO_2), la diferencia alveolo-arterial ($Dif_{A-a} O_2$) y la relación entre los volúmenes del espacio muerto y corriente (V_D/V_T)			
Personas	P_aCO_2 (mm Hg)	$Dif_{A-a} O_2$ (mm Hg)	V_D/V_T
Sanas	89	14	0,26
Enfermos con patología restrictiva	87	18	0,21
Enfermos con patología obstructiva	79	25	0,32

Equivalentes respiratorios, Estos índices de eficiencia respiratoria (véase capítulo 3) son medidas indirectas de la relación V_A/Q. Así, una alteración de la V_E o bien de VO_2 o VCO_2 determinará una alteración, presumiblemente de la ventilación y/o de la perfusión. Como en otros parámetros el problema radica en la concepción y diferente nomenclatura que se le da al fenómeno de transición aeróbica-anaeróbica. Adoptado la nomenclatura propuesta por Wasserman y col (Wasserman, Hansen et al. 2011), el valor nadir del Eq O_2 se produce cuando se alcanza el umbral anaeróbico, mientras que el correspondiente al $EqCO_2$ se produce cuando comienza la compensación de la acidosis metabólica (láctica). Los valores promedios dados por los citados autores son los siguientes: para el EqO_2 el valor medio es de 25 (Wasserman, Hansen et al. 1994) y para el $EqCO_2$ de 28 (Wasserman, Hansen et al. 1994).

En la figura 6 se muestra la respuesta de los equivalentes respiratorios en una persona con una patología obstructiva. Del análisis de la figura se pueden sacar las siguientes conclusiones:

1º) en reposo los enfermos ventilan más de lo que una persona sana. Como su VO_2 y VCO_2 de reposo es el mismo (alrededor de 300 ml/min), el resultado es que los equivalentes están elevados.

2º) al hacer ejercicio, el comportamiento es similar en el enfermo que en el sujeto sano, pero con valores más elevados.

3º) al aproximarse al máximo la persona con obstrucción de las vías respiratorias no puede   hiperventilar y como el VO_2 se mantiene lo equivalentes respiratorios permanecen constantes

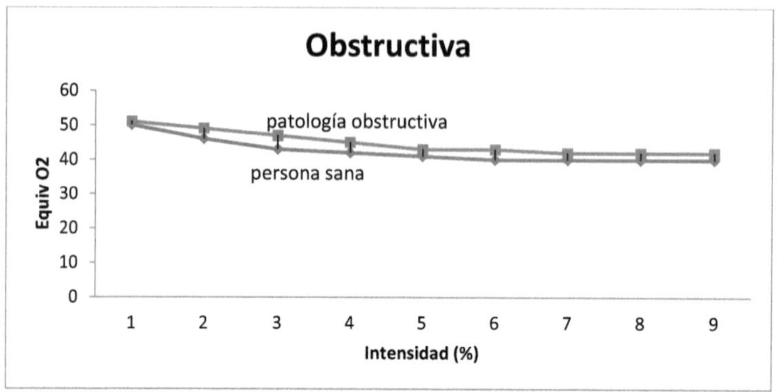

Figura 6. Respuesta del equivalente respiratorio para el oxígeno en una persona sana y otra con una patología respiratoria de tipo obstructivo

Otros parámetros. Dentro de éste apartado se incluyen muchos de los parámetros que pueden ayudar a realizar el diagnóstico diferencial. Estos parámetros son: relación entre el volumen corriente y la capacidad inspiratoria *(V_T/IC) y* reserva respiratoria *(RR).* Como dato objetivo es necesario tener presente como en el software de los aparatos de ergoespirometría una de las variables a tener presente es la reserva respiratoria *(RR).*

4.2 Procedimiento para la interpretación de una ergoespirometría en enfermos con patología respiratoria

Siguiendo el esquema de la figura 2, se comprueba primero el VO_2max y a continuación se analiza el umbral anaeróbico.

Cuando los valores de VO_2 son inferiores a los de referencia, la afectación de todos los parámetros que afecten al primer miembro de la ecuación 1 (V_E x (F_IO_2 – F_EO_2) sugiere una patología respiratoria. La relación entre los valores de la máxima ventilación voluntaria y V_E máxima, así como la reserva de la frecuencia respiratoria se encontrarán alterados. Igualmente, los parámetros indirectos de relación ventilación/perfusión y/o incremento del espacio muerto alveolar se encontrarán alterados. A diferencia de las cardiopatías, el pulso de oxígeno y el ECG en los enfermos respiratorios serán normales de no tener una patología asociada

Como se ha señalado anteriormente y dado que son dependientes, no se produce un descenso aislado del UA, de manera que si el VO_2 se encuentra bajo, también lo está el UA. Por lo tanto, la comprobación de este parámetro solo tiene sentido cuando el VO_2 máximo es inferior al teórico.

Un umbral anaeróbico normal en relación a lo esperado, puede sugerir, sin embargo enfermedad pulmonar. La relación MVV/V_E máxima está descendida, y los parámetros indirectos de relación ventilación/perfusión (como por ejemplo V_D/V_T) estarán elevados, mientras que la reserva de la frecuencia cardíaca presentará valores normales, no así, la reserva de frecuencia respiratoria. Si la RR es baja es muy probable que V_D/V_T, $P(a\text{-}ET)\ CO_2$ y $P(A\text{-}a)\ O_2$ estén elevadas, orientando el diagnóstico hacia un problema respiratorio.

Cuando el umbral anaeróbico es inferior al normal, es compleja de análisis, pues existen múltiples patologías que pueden originar un valor de UA bajo y un VO_2 máximo igualmente inferior al teórico: cardiopatía, enfermedad vascular periférica, anemia, enfermedad pulmonar, acidosis metabólica crónica. Además, suelen producirse asociación de patologías, que complican el conocimiento de cuál es la afectación más importante que explica la clínica. Dada la complejidad, es probablemente el caso menos aplicable de la ergoespirometría como herramienta diagnóstica. En cualquier caso, se requiere analizar todos los parámetros señalados anteriormente.

Como las enfermedades respiratorias pueden modificar la función ventricular en general es corriente encontrar patrones cardiovasculares alterados. Igualmente, ciertas patologías cardiovasculares pueden ir acompañadas con alteraciones respiratorias, de manera que es frecuente encontrar que los parámetros ergoespirométricos de estos enfermos sean a modificaciones del aparato respiratorio. En la tabla 6 se muestran las principales diferencias entre enfermos con patología cardiovascular o respiratoria, según Wassermann et al (Wasserman, Hansen et al. 2011)

Tabla 6		
Variable ergoespirométrica	Patologías del sistema cardiovascular	Patologías del aparato respiratorio
VO_2 max	↓	↓
VT	↓	Normal o ↓
□VO_2/□W	↓	Normal
FC max	Puede estar ↓	Puede estar ↓
Pulso O_2	↓	Puede estar ↓
V_E max/MVV	> 20 %	< 15 %
Pp_aO_2	Normal	Con frecuencia ↓↑
V_D/V_T	Puede estar ↑	Con frecuencia ↑
V_EVCO$_2$	Puede estar ↑	Con frecuencia ↑

OTRAS PATOLOGÍAS QUE PUEDEN SER VALORADAS MEDIANTE ERGOESPIROMETRÍA

Como se ha señalado en la introducción, las patologías, que desde el punto de vista de la práctica clínica, son más frecuentemente valoradas mediante el intercambio respiratorio de los gases son las del aparato respiratorio y sistema cardiovascular, analizadas en los dos epígrafes anteriores. No obstante, y más desde un punto de vista de investigación que de rutina diagnóstica, la ergoespirometría se puede aplicar a otras patologías relacionadas con el transporte de los gases respiratorios, la utilización del oxígeno y el control de la actividad de las unidades motoras (ver figura 1).

La figura 1 orienta como determinadas patologías que afectan al "mal funcionamiento" del segundo miembro de la ecuación 1. Así, una alteración en la capacidad de transporte, motivada por un descenso de la concentración de hemoglobina o bien una alteración del tipo o estructura de esta proteína condiciona el VO_2 y por consiguiente el UA. Igualmente, un defecto mitocondrial, por ejemplo, puede conducir a una deficiente utilización del oxígeno. Finalmente, y de mayor dificultad en su comprensión, una alteración en el reclutamiento de las unidades motoras puede ocasionar un descenso del VO_2 max. Si por el motivo que sea se "acelera" el orden de reclutamiento de las unidades motoras, la persona afectada comienza antes a utilizar las unidades motoras FT. Como consecuencia se acelera la producción de ácido láctico, que condiciona la aparición de fatiga.

Alteración de la concentración o estructura de la hemoglobina. Un descenso de la concentración de hemoglobina condiciona el consumo de oxígeno al modificar el segundo miembro de la ecuación 1. En efecto, la diferencia arterio-venosa de oxígeno viene determinada en parte por la concentración de oxígeno en la sangre arterial. Con una concentración media de hemoglobina de 15 gr/100 ml el aporte de oxígeno a los tejidos es de 20,1 ml/100 ml. La anemia condiciona el VO_2 max. Supongamos una anemia con una concentración de 10 gr/100 ml. Para alcanzar un VO_2 max de una persona sedentaria de 2500 ml/min, se requeriría el siguiente ajuste cardiaco, según la ecuación 4 del capítulo 4 y analizada anteriormente:

$$2000 \, ml/\min = Q \, x \left(13,4 \frac{ml}{100 \, ml} - 8,4 \frac{ml}{100 \, ml} \right)$$

Considerando una extracción de oxígeno de alrededor del 60% (8,4 ml/100 ml), requeriría un gasto cardiaco similar al de una atleta de elite (40 L/min) para poder alcanzar el VO_2 max señalado. Parece natural pensar que este ajuste de la bomba cardiaca sea inviable, de manera que en un intento de ajustar la función ventricular para alcanzar el VO_2 max indicado, incrementa de forma abrupta la frecuencia cardiaca.

Por otra parte, según la ecuación 2 del capítulo 3, para lograr el mismo VO_2 max, el enfermo de anemia requeriría una ventilación de unos 50 L/min

$$2000 \, ml/\min = \; V_E \cdot (20{,}9 - 16{,}9)$$

Para alcanzar una ventilación 7 veces mayor que la de reposo (V_E reposo = 7 L/min), el enfermo de anemia aumenta considerablemente su frecuencia respiratoria. El enfermo de anemia para alcanzar los valores de VO_2 max indicados requería hiperventilar y aumentar considerablemente la actividad cardiaca. Como consecuencia, una persona con una anemia presenta los siguientes parámetros ergoespirométricos: ↓VO_2 max, ↓ UA, ↓Pulso de oxígeno, ↑FC y ↑F_R. El VO_2 max descendido es consecuencia de una baja diferencia arterio-venosa y una elevada taquicardia que condiciona una bajo gasto cardiaco al limitar el volumen sistólico, dado que se produce una limitación de los tiempos sistólico y diastólico. De la misma manera, incrementa exageradamente la frecuencia respiratoria intentando elevar la ventilación.

Al tener un VO_2 max reducido, los tejidos activos, principalmente el muscular, y requerir energía, comienzan a desplazar el metabolismo hacia la anaerobiosis. En otras palabras el UA se produce a un valor de VO_2 más bajo que en condiciones normales. La consecuencia es un incremento de la producción de ácido láctico que condiciona un estado de fatiga. La entrada anticipada en anaerobiosis determina que parámetros ergoespirométricos estimativos de la relación ventilación/perfusión no tengan por qué modificarse hacia valores anormales. Por tanto, V_D/V_T, $P_{a\text{-}et}CO_2$ y $P_{A\text{-}a}O_2$ serán normales.

Alteraciones metabólicas o mitocondriales. La tabla 7 muestra una clasificación elemental de las miopatías metabólicas, es decir, aquellas que de forma estricta presentan alguna alteración de los enzimas del metabolismo de carbohidratos, lípidos o prótidos. Estas miopatías son el resultado de alteraciones genéticas. A priori es fácil comprender que el ejercicio este contraindicado en este tipo de pacientes, dado que algunas de estas enfermedades en definitiva cursan con un déficit de la producción de ATP y/o presentan una debilidad muscular que condiciona la atrofia y consiguiente "muerte de las fibras musculares" (rabdomiolisis).

En algunas enfermedades metabólicas como el síndrome de McArdle, la realización de pruebas de esfuerzo se ha utilizado para mejorar la calidad de vida de los pacientes y en el campo de la investigación, al objeto de conocer mejor la respuesta metabólica del organismo. Por otra parte, recientemente algunos estudios proponen ¡**el ejercicio aeróbico de**

intensidad ligera para mejorar la capacidad oxidativa! (Maté-Munoz, Moran et al. 2007, Quinlivan, Buckley et al. 2010). Probablemente, esta idea está basada en la heterogeneidad de las alteraciones genéticas en estos pacientes, de manera que algunas de estas pueden tener un menor grado de intolerancia al ejercicio, mientras otras mutaciones genéticas presentan una mayor asociación con esta manifestación.

Tabla 7. Patologías que pueden conducir a un descenso del VO_2 max por alteración de la capacidad de utilización del oxígeno		
Alteración metabólica	Tipos	Relación con el ejercicio
Metabolismo de los carbohidratos	1) Incapacidad para degradar el glucógeno	Debilidad muscular
	2) Defecto en enzimas de la glucogenolisis (fosforilasa)	Intolerancia al ejercicio intenso (> del 60 % del VO_2 max)
	3) defecto en una enzima de la glucolisis (fosfofructoquinasa)	Intolerancia al ejercicio
Metabolismo de los lípidos	1) Alteraciones en el mecanismo de transporte de los ácidos grasos a la mitocondria (déficit de carnitina o de los enzimas correspondientes)	Debilidad muscular, intolerancia al ejercicio prolongado
Metabolismo de los prótidos	1) Alteraciones del metabolismo de los aminoácidos: déficit enzimático o alteración del transporte	Intolerancia al ejercicio
	2) Alteraciones del metabolismo de los nucleótidos (pirimidina y purina)	Intolerancia al ejercicio
Defecto en las mitocondrias	1) alteración genética, estructural o bioquímica de las mitocondrias.	Debilidad muscular y orgánica generalizada e intolerancia al

		ejercicio

En cualquier caso, sea alteración metabólica o mitocondrial, la afectación de estos pacientes condiciona el VO_2 max alcanzado debido a una alteración de la diferencia arterio-venosa de O_2 en la ecuación 4 del capítulo 4. Es decir, se produce un defecto periférico en el VO_2 max dado que los músculos no pueden aprovechar el oxígeno (concentración de oxígeno en sangre arterial) aportado no pudiendo descender el contenido de oxígeno de retorno (contenido de oxígeno en sangre venosa). La compensación por un aumento del gasto cardiaco (ecuación 4 del capítulo 4) y un incremento de la ventilación (ecuación 2 del capítulo 3) no son suficientes ante el aumento de las necesidades de oxígeno. El resultado es la obtención de energía a través de la glicolisis y la escisión de la fosfocreatina. Los parámetros ergoespirométricos en estos enfermos es similar a la señalada en la anemia, es decir: $\downarrow VO_2$ max, $\downarrow$ UA, $\downarrow$Pulso de oxígeno, $\uparrow$FC y $\uparrow F_R$.

Alteraciones psicológicas que inducen una baja capacidad de esfuerzo. Cuando una persona indica una baja capacidad para realizar esfuerzos y que señala una sensación de falta de aire y no se objetiva ninguna patología que lo justifique, entra dentro de la peritación médica (Mullis, Campbell et al. 1999, De Becker, Roeykens et al. 2000, Wallman, Morton et al. 2004). Realizada una ergoespirometría, los datos podrían ser los siguientes: ECG normal, Espirometría normal y valores de ventilación y parámetros estimativos de relación ventilación/perfusión (V_D/V_T, $P_{a\text{-}et}CO_2$ y $P_{A\text{-}a}O_2$) normales.

BIBLIOGRAFÍA

Balady, G. J., R. Arena, K. Sietsema, J. Myers, L. Coke, G. F. Fletcher, D. Forman, B. Franklin, M. Guazzi and M. Gulati (2010). "Clinician's guide to cardiopulmonary exercise testing in adults." <u>Circulation</u> **122**(2): 191-225.

Bennett, R. M., S. R. Clark, L. Goldberg, D. Nelson, R. P. Bonafede, J. Porter and D. Specht (1989). "Aerobic fitness in patients with fibrositis. A controlled study of respiratory gas exchange and 133xenon clearance from exercising muscle." Arthritis & Rheumatology **32**(4): 454-460.

Bury, T., J. L. Corhay, R. Louis and M. F. Radermecker (1993). "[Ergospirometry and pneumological practice]." Rev Med Liege **48**(9): 523-526.

De Becker, P., J. Roeykens, M. Reynders, N. McGregor and K. De Meirleir (2000). "Exercise capacity in chronic fatigue syndrome." Archives of Internal Medicine **160**(21): 3270-3277.
Elliot, D. L., N. R. Buist, L. Goldberg, N. G. Kennaway, D. Phil, B. R. Powell and K. S. Kuehl (1989). "Metabolic myopathies: evaluation by graded exercise testing." Medicine **68**(3): 163-172.

Espinosa, J. S. and C. Sanchéz-Lafuente (2001). Prueba de Esfuerzo Cardíaca Respiratoria y deportiva. Barcelona, Edika Med.

Ferrero Cabedo, J., L. García del Moral Betzen and V. Lopez merino (1989). Pruebas de esfuerzo. Valencia (España), Generalitat Valenciana,.

Furuike, A. N., D. Y. Sue, J. E. Hansen and K. Wasserman (1982). "Comparison of Physiologic Dead Space/Tidal Volume Ratio and Alveolar-Arterial PO2 Difference During Incremental and Constant Work Exercise 1, 2." American Review of Respiratory Disease **126**(3): 579-583.

Gimenes, A., J. A. Neder, S. Dal Corso, C. R. Nogueira, L. Nápolis, M. T. d. Mello, A. Bulle and L. E. Nery (2011). "Relationship between work rate and oxygen uptake in mitochondrial myopathy during ramp-incremental exercise." Brazilian Journal of Medical and Biological Research **44**(4): 354-360.

Heinicke, K., T. Taivassalo, P. Wyrick, H. Wood, T. G. Babb and R. G. Haller (2011). "Exertional dyspnea in mitochondrial myopathy: clinical features and physiological mechanisms." American Journal of Physiology-Regulatory, Integrative and Comparative Physiology **301**(4): R873-R884.

Kuhner, L. (1972). "[Ergospirometry in lung diseases and its simple execution by means of Douglas Sack]." Prax Pneumol 26(11): 637-650.

Lavenne, F. and L. Brasseur (1963). "[Value and Difficulties of Ergospirometry]." Poumon Coeur 19: 641-648.

Maté-Munoz, J. L., M. Moran, M. Pérez, C. Chamorro-Vina, F. Gómez-Gallego, C. Santiago, L. Chicharro, C. Foster, G. Nogales-Gadea and J. C. Rubio (2007). "Favorable responses to acute and chronic exercise in McArdle patients." Clinical Journal of Sport Medicine 17(4): 297-303.

Mezzani, A., P. Agostoni, A. Cohen-Solal, U. Corra, A. Jegier, E. Kouidi, S. Mazic, P. Meurin, M. Piepoli, A. Simon, C. V. Laethem and L. Vanhees (2009). "Standards for the use of cardiopulmonary exercise testing for the functional evaluation of cardiac patients: a report from the Exercise Physiology Section of the European Association for Cardiovascular Prevention and Rehabilitation." Eur J Cardiovasc Prev Rehabil 16(3): 249-267.

Miller, G. J., G. R. Serjeant, S. Sivapragasam and M. C. Petch (1973). "Cardio-pulmonary responses and gas exchange during exercise in adults with homozygous sickle-cell disease (sickle-cell anaemia)." Clinical science 44(2): 113-128.

Mullis, R., I. Campbell, A. Wearden, R. Morriss and D. Pearson (1999). "Prediction of peak oxygen uptake in chronic fatigue syndrome." British journal of sports medicine 33(5): 352-356.

Myers, J. (2005). "Applications of cardiopulmonary exercise testing in the management of cardiovascular and pulmonary disease." Int J Sports Med 26 Suppl 1: S49-55.

Paterson, D. H. and D. A. Cunningham (1999). "The gas transporting systems: limits and modifications with age and training." Canadian journal of applied physiology 24(1): 28-40.

Pianosi, P., S. D'souza, D. W. Esseltine, T. Charge and A. L. Coates (1991). "Ventilation and gas exchange during exercise in sickle cell anemia." American Review of Respiratory Disease 143(2): 226-230.

Quinlivan, R., J. Buckley, M. James, A. Twist, S. Ball, M. Duno, J. Vissing, C. Bruno, D. Cassandrini and M. Roberts (2010). "McArdle disease: a clinical review." Journal of Neurology, Neurosurgery & Psychiatry 81(11): 1182-1188.

Rochester, D. F. and S. A. Esau (1994). "Assessment of ventilatory function in patients with neuromuscular disease." Clinics in chest medicine 15(4): 751-763.
Sietsema, K., D. Cooper, X. Caro, M. Leibling and J. Louie (1993). "Oxygen uptake during exercise in patients with primary fibromyalgia syndrome." The Journal of rheumatology 20(5): 860-865.

Stankala, S., D. Zielinska, J. Mrowiec and Z. Juszczyk (2008). "[Ergospirometry use in cardiovascular diseases]." Kardiol Pol 66(10): 1135-1139.

Wallman, K. E., A. R. Morton, C. Goodman and R. Grove (2004). "Physiological responses during a submaximal cycle test in chronic fatigue syndrome." Medicine and science in sports and exercise 36: 1682-1688.

Wasserman, K., J. E. Hansen, D. Sue, Y,, B. J. Whipp and R. Casaburi (1994). Principles of exercise testing and interpretation. Phyladelphia, Lea & Febiger.

Wasserman, K., J. E. Hansen, D. Y. Sue, W. W. Stringer and B. J. Whipp (2011). Principles of Exercise Testing and Interpretation. INCLUDING PATHOPHYSIOLOGY AND CLINICAL APPLICATIONS. Philadelphia, USA., Lippincott Williams & Wilkins.

Wasserman, K., B. J. Whipp, S. N. Koyl and W. L. Beaver (1973). "Anaerobic threshold and respiratory gas exchange during exercise." J Appl Physiol 35(2): 236-243.

CAPÍTULO 7. CASOS PRÁCTICOS DE ERGOESPIROMETRÍA APLICADOS A LA VALORACIÓN DE LA SALUD Y EL RENDIMIENTO

INTRODUCCIÓN

En este capítulo se analizan de forma sencilla casos prácticos relacionados con la valoración del estado de salud en general y como la ergoespirometría permite analizar la respuesta y adaptación del organismo al ejercicio y entrenamiento, respectivamente. Estos casos son simplemente ejemplos de la "potencialidad" de esta metodología. Naturalmente, existe una vasta información al respecto, de forma que el lector podrá pensar que son insuficientes. Pero, pensamos que no es así, pues son casos que consideramos representativos y fruto o bien de nuestra experiencia o del estudio.

Los casos prácticos se analizan sobre la base del capítulo 5, dónde se señalaba que la parte correspondiente al examen cardiovascular se podía realizar perfectamente sin determinar el intercambio respiratorio de los gases. De hecho, en los departamentos de pruebas de esfuerzo en los servicios de cardiología se realizan las pruebas de esfuerzo de forma habitual sin determinación del intercambio gaseoso respiratorio, es decir, lo que se conoce como ergometrías.

Aunque se abordan casos prácticos sobre la utilidad de la ergoespirometría en la valoración indirecta del metabolismo (calorimetría indirecta), la realidad es que no es una práctica rutinaria en los laboratorios de fisiología del esfuerzo utilizar los aparatos compactos modernos para esta finalidad. Por otra parte, como se ha indicado en el capítulo 1, esta técnica de valoración comprende dos términos inseparables, ergo y espirometría, por lo que su orientación necesariamente es para valorar la respuesta y adaptación del organismo al ejercicio.

En razón a las bases de interpretación de una prueba de esfuerzo mediante el análisis del intercambio respiratorio, a continuación se exponen los siguientes casos prácticos:

1) Valoración indirecta del metabolismo en reposo y en ejercicio. Se presentan dos casos: 1) determinación del metabolismo en reposo

y 2) aplicación del análisis del intercambio gaseoso respiratorio al metabolismo energético.

2) Valoración de la capacidad para realizar ejercicio. Se exponen tres casos prácticos: 1) análisis de una prueba de esfuerzo máxima, 2) análisis de una prueba de carga continua y 3) análisis mediante un aparato portátil de la subida a un puerto considerado de primera categoría

Por razones de claridad en la exposición, estos 5 casos se abordan en epígrafes diferentes. Como la base sobre la que se apoyan las interpretaciones se encuentra en todos los capítulos, pero preferentemente en el 3 y el 5, se recomienda volver a consultarlos, pues de forma continua se remitirán a estos.

1. CASO 1. DETERMINACIÓN DEL METABOLISMO EN REPOSO.

Como se ha señalado en el capítulo 5, una de las aplicaciones de la ergoespirometría es el cálculo "indirecto" del metabolismo basal. Los aparatos modernos tienen en el software todas las ecuaciones correspondientes para el cálculo del gasto de energía y la proporción de carbohidratos, lípidos y prótidos utilizados. A continuación se presenta un caso práctico relativo a como se puede utilizar esta información.

Presentación del caso. En la figura 1 se presenta una determinación del metabolismo basal que se realizó para un proyecto de investigación (PJ., Gómez-Candela C et al. 2008-2011). Se trata de una mujer con las siguientes características: peso = 101 Kg, Altura = 182,6 cm y superficie corporal = 2,22 m^2. De forma simple consistió en llevar a cabo una intervención de ejercicio y dieta en personas que tenían sobrepeso u obesidad.

Datos y discusión. Los datos, aunque se han medido respiración a respiración, se muestran cada 15 segundos (figura 1). A partir de los datos de VO_2 y VCO_2 se puede calcular el cociente respiratorio y por consiguiente el porcentaje de carbohidratos y grasas.

Los datos promediados a lo largo de la valoración (15 minutos) se presentan en la tabla 1. Aunque los aparatos modernos aportan todas las ecuaciones necesarias para el cálculo del metabolismo basal. No obstante, a continuación se expone paso a paso el procedimiento expuesto en el capítulo 5 y se comparará con los datos aportados por el aparato.

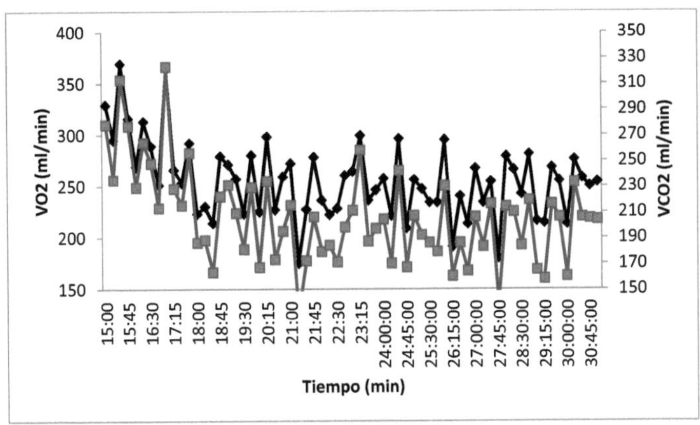

Figura 1. Registro cada 45 segundos del VO_2 y el VCO_2 en situación de reposo

Tabla 1	
Parámetro	Valores promediados
VO_2 (ml/min)	206 ± 37
VCO_2 (ml/min)	256 ± 38
CR	$0,80 \pm 0,04$
Gasto energético total (Kcal/dia)	1878 ± 272
Consumo de carbohidratos (gr/dia)	112 ± 76
Consumo de grasas (gr/dia)	102 ± 21
Consumo de proteínas (gr/día)	94 ± 0

Como no se tienen datos de la cantidad de nitrógeno podríamos asumir una cierta cantidad de proteínas oxidadas o bien prescindir de ese dato, dado que la influencia en el gasto energético es pequeña (véase Bases científicas de la valoración indirecta en el capítulo 5) (McLean and Tobin

1987). Aplicamos la ecuación 1 del capítulo 5 a nuestros datos, considerando los coeficientes de Weir, que son los comúnmente utilizados (véase Bases científicas de la valoración indirecta en el capítulo 5)(McLean and Tobin 1987)

$$M = 16,18 \cdot 368 + 5,15 \cdot 296 = 1817,8 \, Kcal/día$$

Los valores, resultado de la aplicación de la ecuación 1, son similares a los aportados por el software del aparato, 1826,6 versus 1877,9. Aunque no tiene objeto puesto que se está midiendo el metabolismo basal mediante calorimetría indirecta, hay determinadas ecuaciones que estiman este parámetro. Una de la más utilizada es la Harris Benedict (Harris and Benedict 1918). Según esta ecuación de estimación el gasto energético es de 1720,3 Kcal/día.

El problema es que los datos absolutos no representan la realidad, pues está demostrado que sobre el metabolismo basal influyen las características antropométricas, principalmente, el peso y la talla. Por este motivo, es corriente expresar el metabolismo en relación a la superficie corporal. Por consiguiente, la persona tiene un metabolismo basal de 34,3 Kcal/m^2/h, forma habitual de expresar el metabolismo basal.

A continuación se estiman la cantidad de combustibles utilizados, consultando las tablas de Lusk. Con un VO$_2$ promedio de 0,80, el porcentaje de carbohidratos y grasas utilizadas es del 68,3 y 31,7, respectivamente. La cantidad en gramos/día de carbohidratos y grasas es de 112 y 103, que aporta el software del aparato.

La valoración de esta prueba es sencilla. La primera consideración desde el punto de vista del efecto de la actividad física sobre la movilización y utilización de la grasa es la siguiente. Se piensa que se requiere un determinado tiempo de ejercicio para movilizar la grasa. Pero este mito es falso. En efecto, como ya se demostraron hace tiempo, en reposo se consume una mezcla de carbohidratos y grasas. Los datos no hacen nada más que corroborar lo que ya dijeron ilustres investigadores.

En segundo lugar el metabolismo basal de esta persona con sobrepeso es normal. Es decir, el sobrepeso no se puede adscribir a un "enlentecimiento" del metabolismo basal. El objetivo del proyecto de investigación tenía como objetivo concreto para este caso conocer si un entrenamiento de 24 semanas en circuito de pesas podía desencadenar efectos sobre el metabolismo basal en personas con sobrepeso, en la figura 2 se exponen los resultados. El gasto energético en condiciones basales después del periodo del entrenamiento fue de 1596,9 Kcal/día. Estos valores son los dados por el software del aparato, que como se ha comentado anteriormente son similares a los calculados mediante la ecuación 1 del capítulo 5. Comparando con los valores obtenidos en la primera prueba (tabla 1), parece existir un descenso del metabolismo basal (1877,9 − 1596,8 = 281 Kcal/dia) tras el programa de intervención de ejercicio y de restricción calórica. La explicación es compleja, pues sobre el metabolismo basal intervienen diversos factores.

Indudablemente esta persona tras las 24 semanas de entrenamiento perdió peso y, en relación al caso que se trata se produjo una reducción del metabolismo basal de 281 Kcal/dia. Aunque no figuran los datos esta mujer aumentó el peso libre de grasa. Es controvertido si tras un periodo de entrenamiento se produce un cambio en el metabolismo basal, indicando un descenso (Petelin, Bizjak et al. 2014, Willis, Herrmann et al. 2014) o sin cambios (Caudwell, Finlayson et al. 2013). Así, los factores que pueden afectar al descenso son diversos: 1) estado hormonal, 2) actividad simpático-adrenal y 3) interacción de otras hormonas (STH y hormonas tiroideas) con la actividad metabólica.

En conclusión, a pesar de todas las lagunas señaladas, la realización de ejercicio y dieta resulta positiva sobre la cantidad de energía utilizada en condiciones basales. Así, a esta persona se le podría indicar una obviedad: seguir con las pautas de ejercicio recomendadas (dieta + programa de entrenamiento) pues repercute en el gasto mínimo necesario para mantener las condiciones basales establecidas en la prueba de calorimetría indirecta. Es decir, que necesita menos consumo de energía en estado de reposo.

2. CASO 2. APLICACIÓN DEL ANÁLISIS DEL INTERCAMBIO GASEOSO RESPIRATORIO AL METABOLISMO ENERGÉTICO.

La bibliografía relacionada con el metabolismo energético medido mediante calorimetría indirecta es muy abundante. Si en medline se introducen los términos "metabolism AND exercise AND indirect calorimetry" se obtienen 1245 registros. Por consiguiente, elegir uno de los trabajos como ejemplo no es tarea simple.

Presentación del caso. Pero, con el objeto de exponer la aplicación de la ergoespirometría al metabolismo durante el ejercicio, se presenta parte de los datos de un trabajo (Volek, Freidenreich et al. 2016) cuya finalidad fue comparar las diferencias metabólicas respecto a la utilización de los cuerpos cetónico entre deportistas de resistencia divididos en dos grupos:

- Grupo 1: realizaron una dieta baja en carbohidratos durante un promedio de 20 meses: 70 % grasas, principalmente saturadas y monoinsaturadas, 10 % carbohidratos y 19 % de proteínas
- Grupo 2: realizaron una dieta alta en carbohidratos: 59 % carbohidratos, 14 % proteínas.

Todos los sujetos realizaron una prueba estable (véase capítulo 3) de 180 minutos de duración y a una intensidad relativa para ambos grupos del 64 %. Al objeto que esta intensidad fuera similar los dos grupos realizaron una prueba máxima para determinar el VO_2 max. Los valores de este parámetro central no fueron diferentes entre los dos grupos.

Datos y discusión. Los datos relevantes para este caso se muestran en la tabla 2. Ciertamente, en el artículo se llevaron a cabo otras determinaciones (biopsias, extracción de sangre para determinación de variables bioquímicas) que aun siendo interesantes para el objetivo propuesto por los autores, no procede presentarlos para este caso. Como indica en el apartado correspondiente, las determinaciones para el cálculo de la oxidación de carbohidratos y grasas se realizó cada 10 minutos en los siguientes intervalos: 50-60, 110-120, 140-150 y 170-18° min. También se midió calorimetría indirecta durante la recuperación (no mostrada en la tabla ni las figuras 1 y 2). Para hacer más visibles las diferencias encontradas en la utilización de grasas y carbohidratos durante el ejercicio estable de 180 minutos, los datos de la tabla se muestran en las figuras 1 y 2.

Una vez presentados los detalles más importantes, se analizan los resultados desde una perspectiva sencilla de comprender.

1°) La tendencia a consumirá carbohidratos es más marcada en el grupo que ingería una dieta rica en carbohidratos. Del estado de reposo al inicio del ejercicio, el grupo con ingesta elevada de carbohidratos incrementa la utilización de carbohidratos casi 9 veces (de 0,20 a 1,75 gr/min), mientras el grupo con ingesta baja en carbohidratos mmenos de la mitad

2°) A medada que avanza la duración del ejercicio, mientras que el grupo de baja ingesta de carbohidratos tiende a estabilizar su consumo, el grupo de alta dieta desciende alrededor de un 30 % (de 1,75 a 1,20).

3°) Lo opuesto sucede con el consumo de grasas: mayor consumo al comienzo en el grupo de baja dieta en carbohidratos(de 0,15 a 1,2 g/min) respecto al grupo de alta dieta en carbohidratos (de 0,1 a 0,6 g/min). Así mismo, mientras que el grupo de alta dieta en carbohidratos tiende a consumir ligeramente más grasas a medida que avanza el ejercicio (de 0,6 a 0,9 g/min), el grupo de baja dieta en carbohidratos consume una cantidad de grasa apreciable (de 0,15 a 1,2 g/min), pero luego estabiliza el consumo de este combustible.

Tabla 2. Oxidación de carbohidratos y grasas medidas mediante calorimetría indirecta		
	Grupo 1	Grupo 2
	Oxidación carbohidratos (g/min) **Oxidación grasas (g/min)**	Oxidación carbohidratos (g/min) **Oxidación grasas (g/min)**
Reposo	0 **0,1**	0,20 **0,15**
0 min	0,40 **0,6**	1,75 **1,2**
60 min	0,25 **0,7**	1,5 **1,25**
120 min	0,30 **0,75**	1,25 **1,23**
150 min	0,35 **0,80**	1,20 **1,23**
180 min	0,40 **0,90**	1,20 **1,23**
Los datos numéricos no son exactos ya que son aproximados a partir de la figura 3 del trabajo Volek et al (Volek, Freidenreich et al. 2016)		

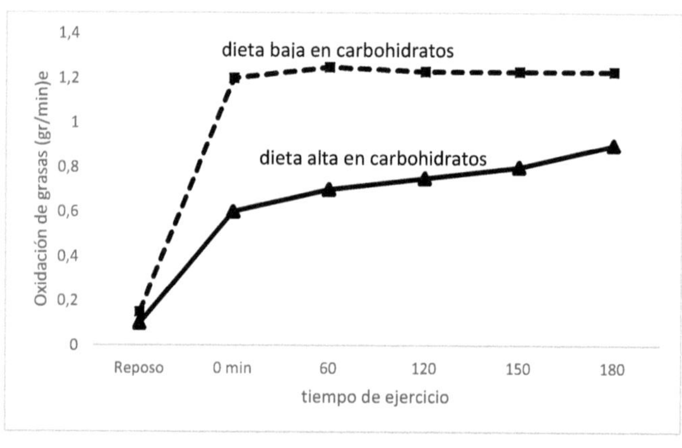

Figura 1. Consumo de carbohidratos durante un ejercicio estable en dos grupos que ingerían una dieta diferente. A partir de los datos de la tabla 1.

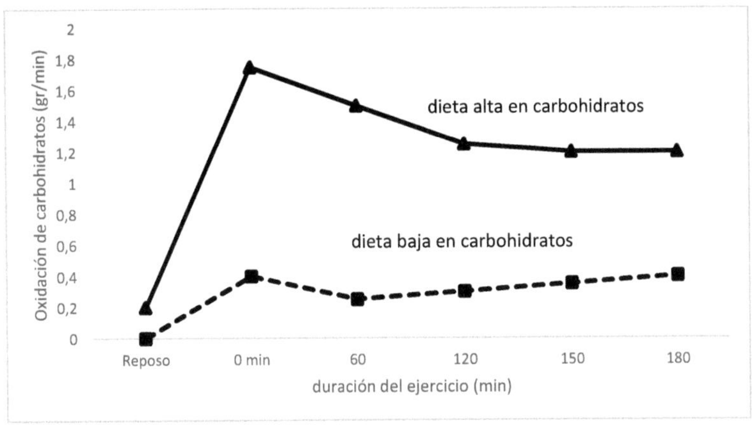

Figura 2. Consumo de grasas durante un ejercicio estable en dos grupos que ingerían una dieta diferente. A partir de los datos de la tabla 1.

Aunque no se muestran ni en la tabla 2 ni en las figuras 1 y 2, la concentración de ácidos grasos en suero es la misma en los dos grupos durante el ejercicio de larga duración. ¿Cómo se explica que presumiblemente liberen y movilicen la misma cantidad de ácidos grasos los dos grupos y sin embargo, consuman más ácidos grasos el grupo que lleva una dieta pobre el grasas?.

El glicerol es un indicador de la lipolisis en los tejidos adiposo y muscular en comparación con la concentración de ácidos grasas. De esta manera, el grupo con baja dieta de carbohidratos activa en mayor medida la lipolisis del tejido adiposo, pues liberan mayor cantidad de glicerol y ácidos grasos. Como tienen una baja concentración de carbohidratos, es presumible que agoten antes las reservas de glucógeno hepático, de manera que el glicerol liberado es para intentar aumentar la velocidad de la liberación de sustratos para la gluconeogénesis (glicerol y lactato) les permite una mayor oxidación de carbohidratos (McKenzie, Holbrook et al. 2005, McKenzie, Hinchcliff et al. 2008).

Uno de los principales objetivos del estudio es analizar la contribución de la cetogénesis a la energética durante el ejercicio de larga duración. La concentración de cuerpos cetónicos (total y de β hidroxibutirato) va incrementándose desde el minuto cero hasta el final. El grupo de dieta baja en carbohidratos alcanza unas concentraciones mayores de cuerpos cetónicos. A continuación se explica la mayor actividad de la cetogénesis en el grupo de baja dieta en carbohidratos.

Los cuerpos cetónicos los sintetiza únicamente el hígado y fundamentalmente se producen en estado de ayuno crónico. Ciertamente, el ayuno prolongado tiene grandes similitudes con el ejercicio prolongado. A continuación expongo el control de la síntesis de cuerpos cetónicos. En condiciones de ayuno crónico, el Ciclo de Krebs disminuye su actividad, pues alguno de los compuestos se utiliza para sintetizar glucosa, cuestión fundamental cuando no se ingresa glucosa. Como consecuencia aumenta la conversión del Acetil-CoA en cuerpos cetónicos. acereando el ritmo de conversión del Acetil-CoA en acetoacetato. Como la formación de cuerpos cetónicos se inicia en las mitocondrias, pero finaliza en el citosol de los hepatocitos, el control es de tipo "compartimentación ", es decir, que si las mitocondrias de los hepatocitos tienen mucha actividad la cetogénesis no se puede completar.

Así, el grupo con dieta baja en carbohidratos tiene una mayor actividad enzimática de las enzimas clave en la formación de acetoacetato y beta hidroxibutirato (β- hidroxi-β-metilglutaril-CoA ó HMG-CoA sintasa, la liasa del β- hidroxi-β-metilglutaril-CoA ó HMG-CoA liasa y la β-hidroxibutirato deshidrogenasa)!.

La conclusión a la que llegan los autores es la siguiente. La capacidad para oxidar la grasa en ejercicios de larga duración a una intensidad por encima de la mitad aumenta y permite que la mayor actividad de la cetogénesis aporta presumiblemente energía para le desarrollo de este tipo de ejercicios. Así, indican que aquellas personas que llevan una dieta baja en carbohidratos pueden sostener un ejercicio de similar intensidad por un mejor control de la cetogénesis. Sin embargo, aunque la liberación de cuerpos cetónicos a sangre puede aportar energía tiene un inconveniente considerable: provoca acidosis.

3. CASO 3. ANÁLISIS DE UNA PRUEBA DE ESFUERZO MÁXIMA

La prueba que a continuación se presenta corresponde a un ciclista amateur en disposición de pasar al campo profesional del ciclismo en ruta. Es necesario que el lector conozca el protocolo seguido en nuestro laboratorio en la valoración sea con objetivo de salud o de rendimiento. Lógicamente no difiere prácticamente en nada al seguido en otros laboratorios de esfuerzo, únicamente, a nuestro juicio, en eficacia. A continuación se explica el procedimiento de forma abreviada. Para una mayor información sobre el protocolo consúltese la página: http://www.inef.upm.es/INEF/Facultad/Laboratorios/LaboratorioFisiologia

1º) lectura y si procede firma del informe de consentimiento y de que la información está sujeta a la ley de protección de datos

2º) determinación básica antropométrica: peso, talla y pliegues y diámetros mediante un método reducido.

3º) realización de espirometría calculando los parámetros habituales y realización de una prueba de máxima ventilación voluntaria

4º) realización de electrocardiograma, así como anamnesis y exploración física, al objeto de descartar cualquier patología previa que contraindique de forma absoluta o relativa la realización de una prueba de esfuerzo

5º) realización de una ergoespirometría máxima y registro de la recuperación durante 5 minutos: 3 de forma activa sin carga o carga mínima (caminando o pedaleando) y 2 de recuperación pasiva, sentado en una silla o en el sillín del cicloergómetro

6º) realización del informe y explicación detallada a la persona que ha realizado la prueba de esfuerzo y/o a su entrenador, tanto desde el punto de vista médico como de condición física orientada hacia la resistencia. Este es a nuestro juicio dónde puede radicar nuestro éxito.

Presentación y datos. El ciclista es amateur con posibilidad de pasar al campo profesional: Peso = 80,7 Kg, Altura = 188,8 cm y una superficie corporal de 2,07 m2. Como se expuso en el capítulo 3, los aparatos compactos modernos permiten analizar todos los parámetros ergoespirométricos (véase epígrafe IV) respiración a respiración. Esta forma de análisis, que según algunos investigadores representa una ventaja (Beaver, Wasserman et al. 1973, Beaver, Lamarra et al. 1981), tiene el inconveniente que si la valoración es muy prolongada en el tiempo determina que la presentación de los datos tanto en tablas como en figuras se hace muy farragosa. Por consiguiente, en las figuras se muestran los datos promediados cada 15 segundos. Parece coherente que la sistemática para la interpretación sea la siguiente:

1º) ¿Ha sido una prueba máxima? En función de la respuesta se analiza el VO_2 max (prueba máxima) o el VO_2 pico (prueba no considerada como máxima) (véase capítulo 3). Además se valoran todos los parámetros ergoespirométricos (frecuencia cardiaca alcanzada, pulso de oxígeno máximo potencia o velocidad máxima etc) relevantes para la persona o su entrenador

2º) Valoración e interpretación de los parámetros submáximos. Es decir, los datos correspondientes a los umbrales ventilatorios (véanse capítulos 3 y 4)

3º) Un análisis conjunto e integrado de la prueba realizada, dónde se valoren los resultados respecto a otros deportistas de su nivel y características o bien respecto a otra prueba efectuada en una temporada o a lo largo de diversas temporadas.

1º) ¿Prueba máxima?

La figura 1 muestra los dos parámetros centrales de la ergoespìrometría (el VO_2 y el VCO_2)

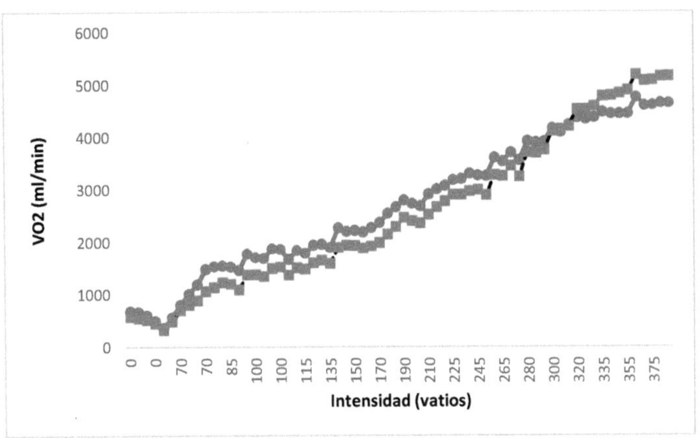

Figura 3. Evolución del consumo de oxígeno y eliminación de dióxido de carbono

Según los criterios señalados y discutidos en el capítulo 3 se analiza si esta prueba ha sido máxima. En primer lugar, se ha realizado en cicloergómetro y aunque es un ergómetro específico para el deportista evaluado, los valores suelen ser inferiores a los obtenidos en tapiz rodante. No obstante, este aspecto es secundario, dada la alta especialización del deportista evaluado. En segundo lugar, el protocolo utilizado es de carga creciente y continuo, no discontinuo que es el recomendado para la determinación del VO_2 max (véase capítulo 3).

Así, atendiendo a los criterios señalados en el capítulo 3, en la tabla 3 se muestran los valores de VO_2 alcanzados en la última fase, concretamente a partir de los 310 vatios, momento a partir del cual parece haber cierto aplanamiento, por lo menos visualmente. Sólo al final de la prueba se obtienen valores próximos a los indicados por Taylor.

Tabla 3					
Carga (vatios)	VO_2(ml/min)	Diferencia entre valor máximo de VO_2y el correspondient e a la carga	Frecuenci a cardiaca (lat/min)	% de la frecuenci a cardiaca máxima teórica	Cociente respiratori o
310	4234	524	191		0,99
320	4365	393	192		1,04
325	4344	414	192		1,04
330	4374	384	192		1,05
335	4473	285	192		1,07
345	4440	318	196		1,08
350	4440	318	197		1,09
355	4445	313	197		1,10
360	**4758**	0	197		1,09
370	4599	159	198		1,10
375	4609	149	**198**		1,10
380	4648	110	196		1,11
385	4645	113	196		1,11

En la tabla 3 no se muestra uno de los criterios más determinantes en deportistas: el agotamiento o la incapacidad para mantener una determinad carga. Pensamos que cuando un deportista viene a una valoración de este tipo va a intentar dar de sí mismo el máximo. De hecho, esta prueba era una de las llevadas a cabo para un trabajo de tesis doctoral (Peinado Lozano 2009), una de cuyas condiciones era precisamente la exigencia del ciclista hasta el agotamiento.

En sentido estricto y en base a los argumentos expuestos esta prueba no sería máxima, aunque así se considere aquí. Por tanto, sería aconsejable indicar en el informe el valor de VO_2 pico y no VO_2max. No obstante, a pesar de ser conscientes de las diferencias entre ambos términos, utilizaremos el término VO_2max. Por consiguiente, ¿que es lo procedente a señalar en el informe?:

1. el máximo valor de VO_2 medido (VO_2 pico = 4758 ml/min o)
2. o bien un valor promedio de los últimos datos (VO_2 promedio de 360 a 385 vatios = 4651,8 ml/min).

La diferencia (106,2 ml/min) no es muy determinante del rendimiento en nuestra opinión, de manera que optaremos por dar el valor máximo obtenido (véase resumen de resultados)

2º) Parámetros submáximos

Se consideran, como se ha indicado tanto en el capítulo 3 como en el 4, dos valores umbral: VT_1 y VT_2. La determinación se realizó siguiendo los criterios habituales del modelo trifásico de Skinner y Mclelan (Skinner and McLellan 1980). Como ya se expuso, estos criterios están sujetos a interpretación, de manera que para ser lo más rigurosos posible se deberían utilizar una combinación de estos y, si es posible, por dos observadores y en caso de discrepancia un tercero. En nuestro laboratorio, de forma rutinaria el análisis se lleva a cabo por dos observadores con puesta en común en caso de discrepancia. En la tabla 4 se muestran las diferentes formas de expresar estos dos parámetros. Se indican en rojo aquellos que consideramos son más relevantes tanto para el deportista como para el entrenador y remarcados en negrita los que de forma rutinaria emplean actualmente los ciclistas.

Remarcamos estos datos porque consideramos que la información debe de ser práctica. De que le puede servir a un deportista o a su entrenador conocer los valores de la ventilación, equivalentes respiratorios o las presiones al final de la respiración. Sin embargo, si pueden ser de gran utilidad conocer a que carga de trabajo se produce la transición aeróbica-anaeróbica, dado que en la actualidad las bicicletas de competición tienen un sistema de control de la potencia desarrollada. Así mismo, actualmente los cardiotacómetros permiten el registro latido a latido de la frecuencia cardiaca. Los valores en porcentajes de los umbrales pueden considerarse como buenos, dado el periodo de la temporada cuando se realizó la prueba (enero).

Tabla 4		
	Umbral aeróbico (VT_1)	Umbral anaeróbico (VT_2)
VO_2 (ml/min)	2684	4203
VO_2/ VO_2 max (%)	56,4	88,3
FC (lat/min)	**160**	**191**
Potencia (vatios)	**200**	**310**
V_E (L/min)	65	113
V_E/VO_2 y V_E/VCO_2	23,7 y 26,2	25,7 y 26
PET O_2 (kPa) y PET CO_2 (kPa)	12,45 y 5,37	12,85 y 5,48

3°) **Valoración.** Aunque discutible, como se ha señalado anteriormente, **a** efectos prácticos el VO_2 max se puede considerar como muy bueno en relación a los datos de referencia aportados por Rabadán (Ruiz 2011) y Lorenzo (Lorenzo Capellá 2009) para los ciclistas de ruta (apéndice III) y que se muestran en la tabla 6. En relación a los datos de Lorenzo para los ciclistas en un rango de 18 a 35 años, el VO_2 max del ciclista evaluado se encuentra en el 30 percentil para valores absolutos y en el x percentil para valores relativos. Por consiguiente y en función de las posibilidades de mejora de este parámetro en deportistas, podríamos señalarle que podría mejorar como máximo un 10 %.

Los valores en % correspondientes a la transición aeróbica-anaeróbica son similares a los dados por Lorenzo en ciclistas de 18 a 35 años (Lorenzo Capellá 2009). Sin embargo, los datos que pueden ser de mayor aplicación al entrenamiento, intensidad (vatios) y frecuencia cardiaca (latidos/min), difieren de los valores observados por Lorenzo en ciclistas de 18 a 35 años (Lorenzo Capellá 2009). Los vatios desarrollados tanto en VT_1 como en VT_2 corresponden al 40 y el 25 percentil de los resultados encontrados por Lorenzo en los 157 ciclistas estudiados del rango de edad referido (Lorenzo Capellá 2009).

En conclusión, se considera que, dada la edad del ciclista el VO_2 max se puede considerar de alto nivel y por consiguiente ligeramente mejorables con el entrenamiento. Los valores en carga correspondientes a los umbrales ventilatorios pueden mejorar y es el entrenador el que debe de valorarlos en función del periodo de la temporada.

Tabla 5			
Variable	Valores alcanzados	Valores de referencia (Rabadán, M)	Valores de referencia (Lorenzo, I)
VO_2 max (L/min) (ml/Kg/min)	4,75	N = 18 3,36 ± 0,28 61,3 ± 4,8	N = 157 4,9 ± 0,6 73,2 ± 8,5
V_E (L/min)	167	120,1 ± 14,5	181 ± 25
FC (lat/min)	198	191,3 ± 8,5	198 ± 8
Potencia Vatios Vatios/peso	380	333,3 ± 25,1 6,09 ± 0,56	420 ± 54 6,18 ± 0,81
VT_1 % lat/min vatios	56,4 160 200		57,7 ± 7 143 ± 13 217 ± 45
VT_2 % lat/min vatios	88,9 191 310		85 ± 6 177 ± 10 344 ± 45

4. CASO 4. ANÁLISIS DE UNA PRUEBA DE CARGA CONTINUA

La prueba que a continuación se expone corresponde al mismo ciclista del caso anterior (prueba máxima). Como se ha referido en el capítulo 5 en el laboratorio del INEF después de llevar a cabo una prueba máxima, se aconseja realizar una ergoespirometría con un protocolo de carga continua durante un tiempo de 30 minutos de ejercicio. En este caso se realizó un protocolo de carga continua a dos intensidades:

1. prueba a una intensidad correspondiente al punto medio entre VT_1 y VT_2
2. prueba a una intensidad un 5 % por encima del punto medio entre VT_1 y VT_2

El objetivo era conocer si el ciclista era capaz de mantener la carga de trabajo en el punto medio manteniendo la concentración de lactato estable y no era capaz de desarrollar el trabajo al 5 % del punto medio. Dado que la valoración no puede ser tan objetiva como en le caso de una prueba máxima, a continuación se da una explicación a los resultados encontrados.

La figura 4 muestra la respuesta del VO_2 durante la prueba. De forma visual se puede observar que la estabilización del VO_2 se alcanza alrededor del minuto 8, con valores promediados durante los 30 min de prueba de 3671 ml/min ($\pm$ 97). Este ciclista logra mantener la carga de trabajo con un VO_2 promedio de alrededor del 77 %, ventilando 122 L/min (valor promedio a partir de la estabilización) ligeramente por encima (8 %) de la V_E correspondiente al VT_2 logrado en la prueba máxima.

Consideramos importante: 1º) el tiempo que el ciclista logra alcanzar la estabilidad de funcionamiento de su organismo, estimado por el valor del VO_2 de 3671 ml/min y 2º) la pendiente de la función VO_2/tiempo sólo hasta el momento de alcanzar el VO_2 estable.

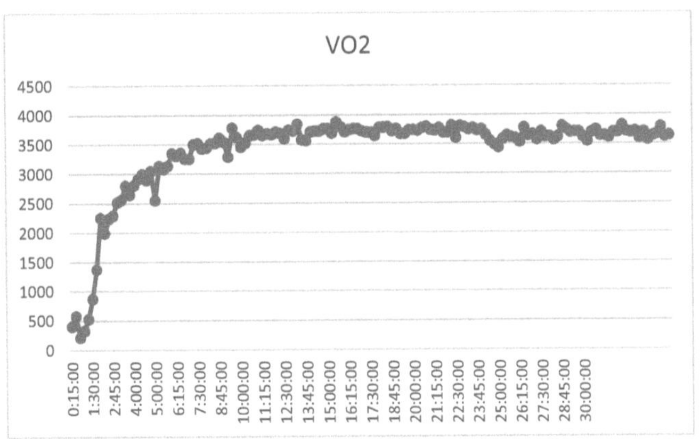

Figura 4. Estabilidad del consumo de oxígeno durante 30 minutos

La pendiente de la función VO_2/tiempo hasta la estabilización en la prueba realizada en el punto medio fue inferior que el valor correspondiente a la prueba realizada al 5 % por encima del punto medio. Así, para este ciclista una pendiente de 101,4 es adecuada para mantener la carga durante 30 minutos. Otra alternativa de valoración de la relación VO_2/tiempo es la propuesta por Wasserman (Wasserman, Hansen et al. 1994). Estos autores calculan la respuesta media a diferentes intensidades para la alcanzar la estabilidad en el intercambio respiratorio. Como la función VO_2/tiempo es exponencial se calcula de la siguiente forma:

$$Tiempo\ medio = Deficit\ de\ O_2/\Delta VO_2$$

El déficit se calcula como el área de un triángulo, donde la base es el tiempo en alcanzar el VO_2 estable y la altura la diferencia entre el VO_2 alcanzado en fase estable y el VO_2 basal. El ΔVO_2 es también la diferencia entre el VO_2 de reposo y el VO_2 promedio. Aplicando la función a los datos nos encontramos que:

El hecho de alcanzar la estabilización en un tiempo "adecuado" pudiera sugerir que los mecanismos (feedforward y feedback) que justifican el control de la variables fisiológicas ajustan debidamente en el caso de la prueba en el punto medio, dónde la pendiente de la relación VO_2/tiempo. Por el contrario si la pendiente es "inadecuada", como sucede en la prueba estable al 5 % del punto medio, los mecanisos de ajuste no son capaces de realizar el control de las variables fisiológicas y como consecuencia el ciclista o se detiene o desciende el ritmo.

Finalmente, señalar que en esta prueba no se ha comprobado lo que se conoce como drift cardio-respiratorio (Coyle and Gonzalez-Alonso 2001). Esta respuesta consiste en la elevación de los parámetros cardo-respiratorios durante un ejercicio prolongado. El o los mecanismos fisiológicos que explica este fenómeno no se conocen completamente, pero el grado de hidratación, las condiciones ambientales de temperatura y humedad, los mecanismos de termorregulación y la intensidad podrían justificarlo (Coyle 1998). En nuestro caso, aunque la intensidad era muy elevada, suficiente para justificar el drift cardio-respiratorio, tanto la duración como las condiciones ambientales no eran lo suficientemente extremas para causarlo.

5. CASO 5. ANÁLISIS DE LA SUBIDA EN BICICLETA A UN PUERTO DE MONTAÑA CON UN ANALIZADOR PROTÁTIL

Esta prueba se realizó con motivo de un proyecto financiado por la Universidad Camilo José Cela. El proyecto perseguía conocer la respuesta fisiológica durante la subida a un puerto de primera categoría, puerto de la Morcuera situado en la sierra de Madrid. Este puerto, además de ser en algunas ocasiones parte de una etapa de montaña, es utilizado por los entrenadores como prueba o test para valorar el estado de forma de los ciclistas, debido a la uniformidad de la pendiente, alrededor de un 7,1 % (figura 5).

Presentación del caso. La prueba es similar a la presentada en el caso 4, pero con notables diferencias. En primer lugar, la valoración ergoespirométrica se realiza en condiciones reales de esfuerzo, es decir, las que va a encontrar un ciclista en su actividad deportiva. En segundo lugar, se realiza con un "verdadero ergómetro", su propia bicicleta. Esto es trascendental, pues permite conocer en condiciones reales la respuesta de los parámetros centrales de la ergoespirometría (VO_2 y transición aeróbica-anaeróbica) al tiempo que se obtiene información relevante sobre aspectos mecánicos directamente relacionados. Estos últimos se refieren a la potencia desarrollada que, gracias al desarrollo de la tecnología, se pueden obtener con cierta fiabilidad (Edge 510, Garmin, Olathe, USA). Son escasos, como por ejemplo el trabajo Smekal et al (Smekal, von Duvillard et al. 2015) los trabajos realizados en condiciones reales

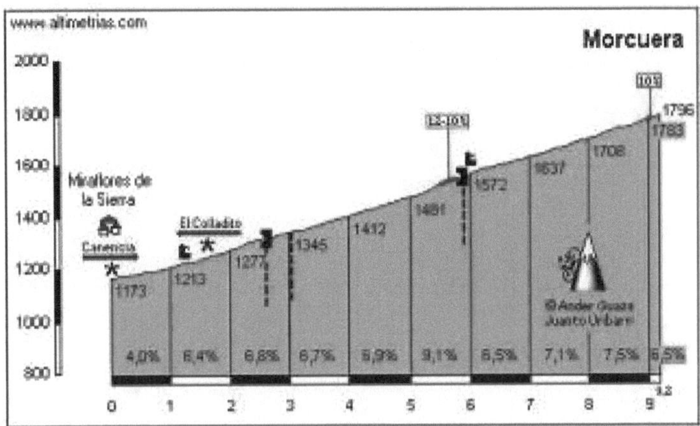

Figura 5. Perfil de pendiente del Puerto de la Morcuera según la siguiente fuente: www.altimetrias.net/aspbk/verPuerto.

Datos y discusión. En la tabla 6 se muestran los valores alcanzados del ciclista durante una prueba máxima realizada previamente a la subida al puerto. Es un ciclista varón amateur de 32 años, 168,8 cm de altura y 58,2 Kg de peso, que realizó previamente a la subida al puerto de la Morcuera una prueba en cicloergómetro en el laboratorio de fisiología de la facultad de ciencias de la actividad física y del deporte. Inef, siguiendo un protocolo de carga continua (véase capítulo 3).

Tabla 6. Parámetros ergoespirométricos obtenidos en la prueba de esfuerzo máxima.

Variable	Valores
VO_2 max	3799 ml/min 65,3 ml/Kg/min
VCO_2 max	4433 ml/min 76,1 ml/kg/min
FC max	183 lat/min (97 % de la predicha)
Pulso de O_2	20,8 ml/latido
Potencia max	385 vatios 6,6 vatios/Kg
VT_1	129 lat/min 215 vatios
VT_2	163 lat/min 310 vatios

Por los datos de VO_2 max, que aunque no se realizó siguiendo un protocolo discontinuo (véase capítulo 3) así se considera desde el punto de vista práctico, se puede decir que el ciclista era de un buen nivel de acuerdo con los valores encontrados por Rabadán (Ruiz 2011): valores medios de $70,4 \pm 4,9$. Corresponde, como se ha expresado anteriormente, a un ciclista de un equipo profesional.

A efectos de ilustrar mejor la prueba de subida al puerto, el VO_2 y el VCO_2 se muestran en la figura 6. Nótese como al comienzo el VCO_2 se encuentra por encima del VO_2, lo que significa que está con un cociente respiratorio por encima de la unidad. Por otra parte, en la tabla 7 y la figura 7 se muestran los valores de potencia desarrollada, según el sistema de medición señalado (Edge 510, Garmin, Olathe, USA) que se acopla al plato de desarrollo a una frecuencia de 1 Hz y posteriormente se procesa mediante un software específico (GoldenCheetah versión 3.39).

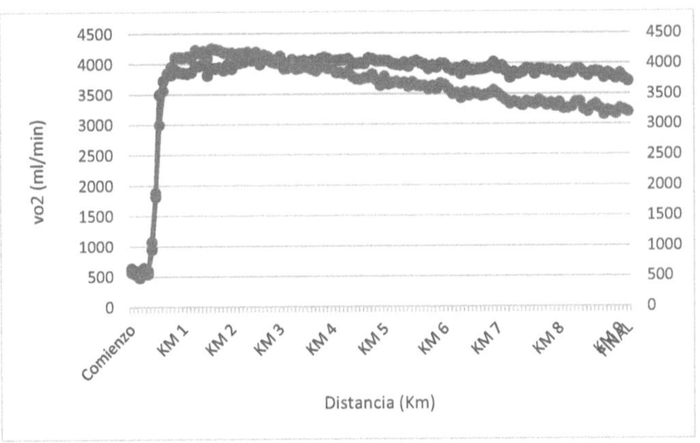

Figura 6. Evolución del consumo de oxígeno y la eliminación de dióxido de carbono durante la subida al puerto de la Morcuera.

Dado que las dos pruebas (máxima y subida al puerto) se realizaron con el mismo analizador (analizador Oxycom Mobile Pro, erich Jaeger, Viasys Healthcare, Germany), desde el punto de vista del VO_2 y VCO_2 la subida al puerto constituyó un a prueba máxima. En efecto el valor promediado desde que comienza la prueba (1 minuto y 15 segundos) de VO_2 a lo largo de los 9 Km de subida fue de 3869 ml/min, es decir similar al encontrado durante la prueba realizada en el laboratorio. Por el contrario, el valor de VCO_2 promediado en el mismo tiempo fue inferior al valor máximo en la prueba máxima, 3634 ml/min versus 4433 ml/min. Nótese como la tendencia del VCO_2 a lo largo de la prueba es a descender, lo que resulta paradójico, pues parece lógico que la eliminación de este gas sea eficaz y un descenso sugiere cierta acumulación.

Tabla 7. Parámetros mecánicos durante la subida al puerto de la Morcuera

Distancia	Potencia	Cadencia	Velocidad	Altitud
1	457	78,059322	29,2097388	1184.8
2	444	87,4509804	23,6509875	1245.2
3	388	95,3641618	20,6683636	1311.4
4	402	93,6607143	21,5420153	1376.4
5	389	97,9277778	19,9409955	1440.2
6	370	88,39819	16,3721714	1527.2
7	377	90,4861878	19,7629	1593.6
8	352	91,201005	18,124605	1668
9	427	94,4368932	17,3923472	1743.2
9,16714	366	85	15	1757.8

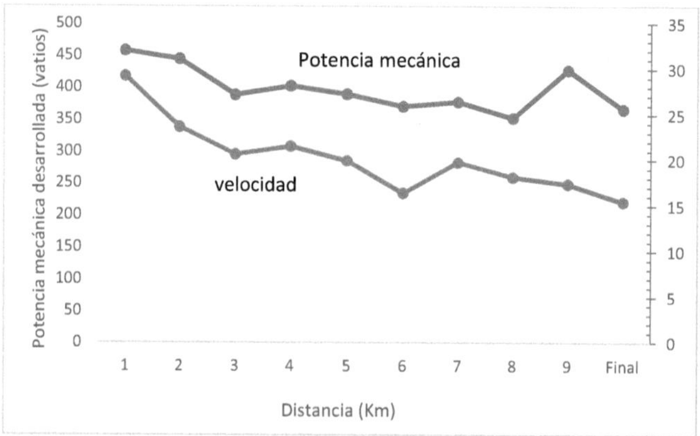

Figura 7. Evolución de la potencia y velocidad durante la subida al puerto de la Morcuera.

Aunque no mostrados en los datos, el ciclista al final del ascenso al puerto mostró un estado de acidosis metabólica (PH = 7,22) con un descenso de la concentración de bicarbonato acusada (9,19 mmol/l) y una concentración de lactato de 9,9 mmol/l. Estos valores podría justificar el descenso de la eliminación de CO_2, que se habría acumulado.

El ciclista logra mantener una potencia media de 397,2 vatios (rango: 352 en el Km 8 a 457 en el Km 1) durante toda la subida a pesar de una pérdida de velocidad de alrededor de 12 Km/h. La potencia relativa (vatios/Kg) promedio fue de 6,8 vatios/Kg (rango: 6 a 7,9 vatios/Kg), similar a los registrados por Padilla et al (Padilla, Mujika et al. 2008). Las variaciones de potencia relativa se deben a la pendiente del puerto. Así, cuando al inicio las pendientes son menores la potencia es mayor. La frecuencia cardiaca promedio fue de 177,3 lat/min (rango 155-185).

Diversas cuestiones son relevantes a la hora de explicar los resultados tanto desde el punto de vista ergoespirométrico como en el sentido práctico.

1. La subida a este puerto de primera categoría se puede catalogar como una prueba máxima. Por consiguiente, los entrenadores están en lo cierto, pues utilizan la ascensión a este puerto como test para comprobar el estado de entrenamiento. En este caso, se puede considerar que la forma del ciclista es muy buena tanto por el tiempo invertido en el ascenso como la potencia media desarrollada.
2. La respuesta inicial del cociente respiratorio se puede deber a que el ciclista adopta un modelo de respiración no relacionado con su situación metabólica, pues indicaría un estado de acidosis metabólica que de sostenerse determinaría la no finalización de la prueba
3. La determinación del estado ácido-base reafirma que la subida a este puerto constituye una prueba máxima

En conclusión, aunque no se tienen datos tanto del propio sujeto como de ciclistas de alto nivel, se puede afirmar que se encuentra en un buen estado de forma. El ciclista no pierde apenas potencia en el transcurso de los 9 Km, con una alta frecuencia cardiaca y una pérdida de velocidad. Quizás, se le podría sugerir al entrenador que realizara los oportunos entrenamientos para intentar que la perdida de velocidad no fuera tan acusada.

BIBLIOGRAFÍA

Beaver, W. L., N. Lamarra and K. Wasserman (1981). "Breath-by-breath measurement of true alveolar gas exchange." Journal of Applied Physiology **51**(6): 1662-1675.

Beaver, W. L., K. Wasserman and B. J. Whipp (1973). "On-line computer analysis and breath-by-breath graphical display of exercise function tests." Journal of Applied Physiology **34**(1): 128-132.

Caudwell, P., G. Finlayson, C. Gibbons, M. Hopkins, N. King, E. Näslund and J. E. Blundell (2013). "Resting metabolic rate is associated with hunger, self-determined meal size, and daily energy intake and may represent a marker for appetite." The American journal of clinical nutrition **97**(1): 7-14.

Coyle, E. (1998). "Cardiovascular drift during prolonged exercise and the effects of dehydration." International journal of sports medicine **19**(S 2): S121-S124.
Coyle, E. and J. Gonzalez-Alonso (2001). "Cardiovascular drift during prolonged exercise: new perspectives." Exercise and sport sciences reviews **29**(2): 88-92.

Harris, J. A. and F. G. Benedict (1918). "A biometric study of human basal metabolism." Proceedings of the National Academy of Sciences **4**(12): 370-373.

Lorenzo Capellá, I. (2009). ANÁLISIS DESCRIPTIVO Y CORRELACIONAL DE LAS PRUEBAS DE ERGOESPIROMETRÍA REALIZADAS EN EL LABORATORIO DE FISIOLOGÍA DEL INEF DE MADRID Doctor, Universidad Politécnica de madrid.

McKenzie, E., T. Holbrook, K. Williamson, C. Royer, S. Valberg, K. Hinchcliff, E. Jose-Cunilleras, S. Nelson, M. Willard and M. Davis (2005). "Recovery of muscle glycogen concentrations in sled dogs during prolonged exercise." <u>Medicine and science in sports and exercise</u> **37**(8): 1307-1312.

McKenzie, E. C., K. W. Hinchcliff, S. J. Valberg, K. K. Williamson, M. E. Payton and M. S. Davis (2008). "Assessment of alterations in triglyceride and glycogen concentrations in muscle tissue of Alaskan sled dogs during repetitive prolonged exercise." <u>American journal of veterinary research</u> **69**(8): 1097-1103.

McLean, J. A. and G. Tobin (1987). <u>Animal and human calorimetry.</u>, Cambridge University Press.

Padilla, S., I. Mujika, J. Santisteban, F. M. Impellizzeri and J. J. Goiriena (2008). "Exercise intensity and load during uphill cycling in professional 3-week races." <u>European journal of applied physiology</u> **102**(4): 431-438.

Peinado Lozano, a. B. (2009). <u>Respuesta ácido-base ante diferentes protocolos y su aplicación a la clasificación de ciclistas.</u> Doctor, Universidad Politécnica de Madrid.

Petelin, A., M. Bizjak, M. Černelič-Bizjak, M. Jurdana, T. Jakus and Z. Jenko-Pražnikar (2014). "Low-grade inflammation in overweight and obese adults is affected by weight loss program." <u>Journal of endocrinological investigation</u> **37**(8): 745-755.

PJ., B., B. L. Gómez-Candela C, C. FJ., G.-G. M., M. E. Peinado AB, Zapico AG, R. B., R.-T. MA., C. R., S. B., B. J., B. M., A.-S. M., G.-F. M. and Fernandez-Fernandez C (2008-2011). Programa de actividad física para la obesidad (PRONAF). Proyectos de Investigación Fundamental No Orientada,, Ministerio de Ciencia e Innovación. Convocatoria de Ayudas I+D 2008. VI Plan de Investigación Nacional 2008–2011.

Ruiz, M. R. (2011). "La ergoespirometría en el alto rendimiento deportivo." <u>COLECCIÓN ICD: INVESTIGACIÓN EN CIENCIAS DEL DEPORTE</u>(56).

Skinner, J. S. and T. H. McLellan (1980). "The transition from aerobic to anaerobic metabolism." <u>Research quarterly for exercise and sport</u> **51**(1): 234-248.

Smekal, G., S. P. von Duvillard, M. Hörmandinger, R. Moll, M. Heller, R. Pokan, D. W. Bacharach, L. M. LeMura and P. Arciero (2015). "Physiological Demands of Simulated Off-Road Cycling Competition." <u>Journal of sports science & medicine</u> **14**(4): 799.

Volek, J. S., D. J. Freidenreich, C. Saenz, L. J. Kunces, B. C. Creighton, J. M. Bartley, P. M. Davitt, C. X. Munoz, J. M. Anderson and C. M. Maresh (2016). "Metabolic characteristics of keto-adapted ultra-endurance runners." <u>Metabolism</u> **65**(3): 100-110.

Wasserman, K., J. E. Hansen, D. Sue, Y,, B. J. Whipp and R. Casaburi (1994). <u>Principles of exercise testing and interpretation</u>. Phyladelphia, Lea & Febiger.

Willis, E. A., S. D. Herrmann, J. J. Honas, J. Lee, J. E. Donnelly and R. A. Washburn (2014). "Nonexercise energy expenditure and physical activity in the midwest exercise trial 2." <u>Medicine and science in sports and exercise</u> **46**(12): 2286.

CAPÍTULO 8. CASOS PRÁCTICOS DE ERGOESPIROMETRÍA APLICADOS A PATOLOGÍAS DEL SISTEMA CARDIOVASCULAR Y DEL APARATO RESPIRATORIO

1. INTRODUCCIÓN

En este capítulo se analizan casos prácticos relativos a determinadas patologías del sistema cardiovascular o del aparato respiratorio. Los casos prácticos se analizan sobre la base del capítulo 6, en el cual se indicaban las directrices teóricas para interpretar los datos aportados por una ergoepirometría. Es necesario tener presente que esta metodología es muy adecuada para cuantificar la limitación para realizar ejercicio físico en los enfermos que padecen una patología cardiovascular o respiratoria, pero en ningún caso sustituye a otras pruebas diagnósticas.

Los casos que se presentan están extraídos de la literatura científica al respecto. Por ello se comprenderá que para preservar la privacidad, se omitan y se modifiquen algunos datos concretos, pero intrasxendentes para el análisis. Como se ha expresado en el capítulo 6, son muchas las patologías que pueden verse beneficiadas de esta metodología de valoración de la intolerancia del ejercicio. No obstante, han sido las patologías del sistema cardiovascular o respiratorio las que más atención han recibido. Por este motivo, este capítulo se dedica básicamente a presentar casos prácticos de estas dos patologías.

Cómo se señaló en el capítulo 4 (véanse las figuras 7 y 8), el número de registros a partir de 1972 ha sido considerable tanto para las patologías cardiovasculares como respiratorias. Debido a este hecho, en este capítulo se presentan los casos que consideramos más representativos de la aplicación de la ergopespirometría a las diversas patologías del sistema cardiovascular o del aparato respiratoria. Para otras patologías relacionadas con el sistema de aporte de oxígeno o el sistema de aporte de energía se remite al lector a la bibliografía.

Es necesario que el lector tenga presente que para resaltar el papel de la ergoespirometría en la valoración de las diferentes patologías del sistema cardiovascular o aparato respiratorio, se omite cualquier dato de otras pruebas diagnósticas. **Aún siendo conscientes que desde el punto de vista del razonamiento en la clínica es absurdo este proceder**, se ha preferido no tener en consideración los datos de otras pruebas complementarias. Imagínese el lector por un momento que en un caso se presentan datos de una espirometría que sugiere una enfermedad obstructiva o restricitiva, obviamente el juicio que se pudiera realizar de los resultados de una prueba de ergoespirometría vendría considerablemente condicionado por el patrón espirométrico encontrado (véase tabla 4 en el capítulo 6). Entendemos que esta manera de proceder permitirá al lector "comparar" los resultados reales de la prueba con los supuestos teóricos establecidos en el capítulo 6. Naturalmente, el lector puede pensar que los resultados reales deben necesariamente que coincidir con los teóricos comentados en el capítulo 6, pues estos últimos son consecuencia de la experiencia de muchos investigadores en este campo. Pero, como veremos a continuación, la coincidencia no se da de forma nítida. Así, a continuación se exponen:

1. Caso 1: enfermo con una cardiopatía isquémica sin afectación de la función ventricular
2. Caso 2: enfermo con insuficiencia cardiaca de grado III/IV
3. Caso 3: enfermo con una cardiopatía isquémica incipiente
4. Caso 4: enfermo con una enfermedad pulmonar obstructiva moderada
5. Caso 5: enfermo con una patología pulmonar restrictiva y alteración de la microcirculación pulmonar.
6. Caso 6: evaluación pre quirúrgica de una cáncer del pulmón

CASO 1. APLICACIÓN A LA CARDIOPATÍA ISQUÉMICA

Se trata de un varón de 59 años de 172 cm y 80 Kg de peso, fumador de 1,5 paquetes de cigarrillos/dia. La persona acude al laboratorio de fisiología del esfuerzo de un hospital por referir dolor en la parte media e irradiado al lado izquierdo en la zona subesternal, que se pone de manifiesto al caminar en días fríos y que desaparece en unos pocos minutos cuando se para. No refiere disnea.

Datos de la prueba de ergoespirometría. Prueba realizada en cicloergómetro con protocolo incremental hasta alcanzar parámetros máximos o manifestaciones clínicas. La prueba finalizó por dolor torácico entre las escápulas y zona anterior del pecho, que desapareció al minuto de terminar el ejercicio. La tabla 1 muestra los datos centrales de una prueba de ergopespirometría (véase capítulo 3) y otros parámetros importantes para enjuiciar los resultados. Siguiendo el procedimiento general en la valoración ergoespirométrica (véase capítulo 6), lo primero es determinar si los valores de los parámetros centrales son normales o no. Para ello, como se indicó, hay que tener bases de datos de personas de la misma edad y sexo que sean normales o bien ecuaciones de predicción. Esto realmente ya constituye un problema pues los factores fisiológicos que afectan a los parámetros centrales (véase capítulo 4) pudieran condicionar los valores encontrados. En la tabla 1 se han utilizado las ecuaciones de predicción de Jones para el VO_2 (Jones, Makrides et al. 1985) y las de Hansen, Sue y Wasserman (Hansen, Sue et al. 1984) para el umbral anaeróbico (véase apéndice III). Consideramos que las de jones son muy sencillas y se desvían poco de los valores encontrados por otras ecuaciones de predicción.

Tabla 1. Resultados de la prueba de ergoespirometría	
Parámetros obtenidos	Parámetros de referencia según Jones para el VO_2 (Hansen, Sue et al. 1984) y Hansen, Sue y Wasserman (Hansen, Sue et al. 1984) para el resto de las variables
VO_2 = 1,47 L/min (18,3 ml/Kg/min = 5 METS) FC alcanzada = 146 lat/min UA = 1 L/min Otros datos de la ergoespirometría 1. $\Delta VO_2/\Delta W$ = 7,2 ml/min/vatios 2. Pulso de O_2 = 10,3 ml/latido	VO_2 = 2,36 L/min (33,7 ml/Kg/min = 8 METS) [*] FC = 161 lat/min UA = 0,99 L/min Otros datos de la ergoespirometría 1. $\Delta VO_2/\Delta W$ = 10,3 ml/min/vatios 1. Pulso de O_2 = 13,9 ml/latido

(*) considerando que el peso de 72 Kg y no 80 kg que pesa

En razón a los datos de referencia, la persona tiene alrededor de un 65 % del VO_2 max que le correspondería por su edad talla y peso, habría alcanzado el 90 % de su capacidad de esfuerzo máximo estimado por la frecuencia cardiaca máxima teórica y finalmente, tendría un umbral anaeróbico igual al estimado.

Interpretación. Las figuras 1 y 2 muestran el VO_2 y la evolución de los equivalentes respiratorios para los gases. Por consiguiente, partiendo de la figura 2 del capítulo 6, estaríamos en el lado izquierdo que se presenta a continuación (figura 3). Es obvio que según la figura y con los datos disponibles podemos descartar la acidosis metabólica crónica, la anemia o la mala condición física. Ninguna de las señaladas tiene que cursar, a no ser que exista una patología asociada, con dolor "típico" de enfermedad de la circulación coronaria. Por consiguiente, el diagnóstico más probable es enfermedad coronaria, pues, igualmente, una enfermedad pulmonar no tiene por qué dar síntomas claros de insuficiente irrigación del miocardio. Este paciente los ha referido y la prueba se detiene por el dolor de angina.

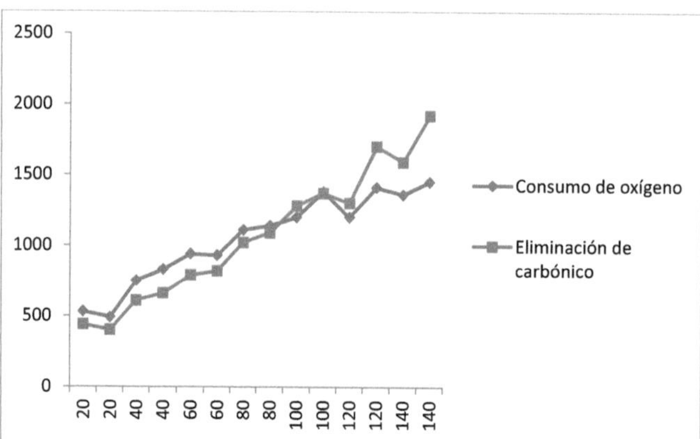

Figura 1. Respuesta del consumo de oxígeno y eliminación del dióxido de carbono durante el protocolo incremental

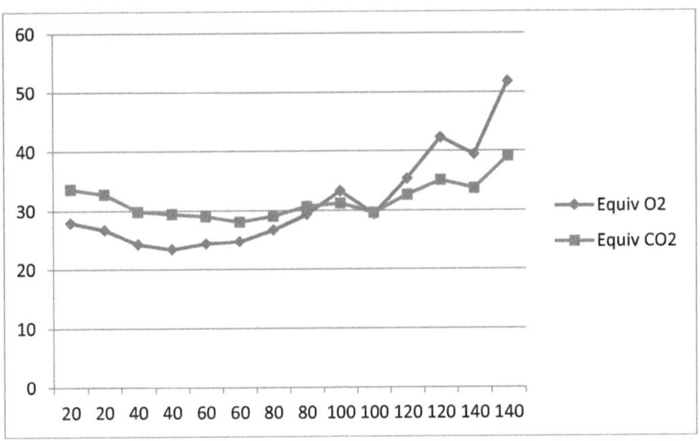

Figura 2. Respuesta de los equivalentes respiratorios para los gases

Naturalmente, como se ha subrayado anteriormente, **limitar el diagnóstico a los resultados de la ergoespirometría no es nada más que una temeridad.** Se entiende perfectamente, por ejemplo, que el registro del ECG durante el ejercicio podría mostrar datos inequívocos de isquemia del miocardio. De manera que el diagnóstico sería más preciso. Otra cuestión a determinar es "estimar" el grado de insuficiencia coronaria por los datos de la ergoesìrometría. De los datos complementarios, se puede llegar a pensar que la obstrucción en la circulación coronaria no afecta de forma importante a los principales vasos o si lo hace es de forma muy poco acusada. Las razones "ergoespirométricas son las siguientes. En primer lugar ha alcanzado alrededor del 70 % de la relación $\Delta VO_2/\Delta W$, lo que significa que este paciente puede desarrollar una capacidad de trabajo considerable sin manifestaciones coronarias. Poder desarrollar trabajo a una intensidad de unos 5 METS significa poder realizar tareas catalogadas como pesadas o fuertes (McArdle, Katch et al. 2010). En segundo lugar, alcanza el 74 % del valor del pulso predicho. Este parámetro es un indicador "indirecto" de la función ventricular (véase capítulo 3). Por consiguiente, se puede presumir que el ventrículo izquierdo tiene una funcionalidad aceptable.

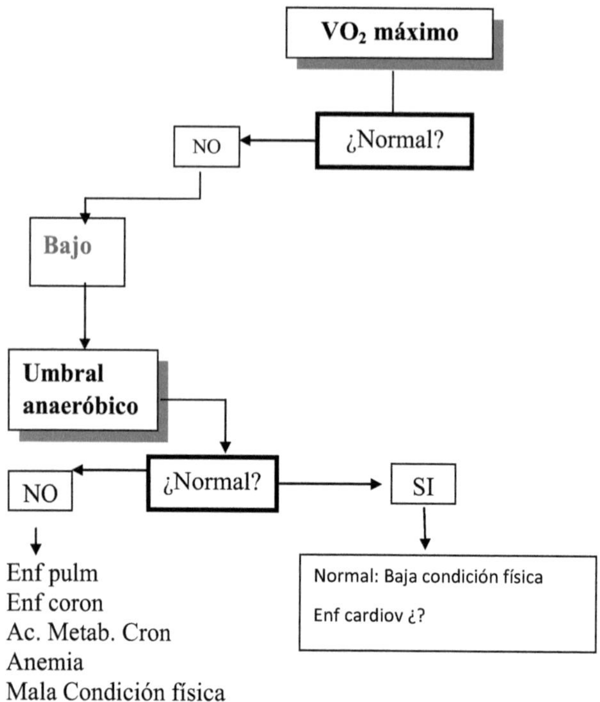

Figura 3. Diagrama simplificado, aplicado al caso que se presenta, que se muestra en la figura 2 del capítulo 6

CASO 2. APLICACIÓN A LA INSUFICIENCIA CARDIACA

Se trata de un Varón de 63 años, 80 Kg de peso y 172 cm de altura que manifiesta "falta de aire" (disnea) desde hace un tiempo. La prueba se realizó en cicloergómetro con protocolo incremental hasta limitación por cualquier de los siguientes motivos: fatiga generalizada, dolor torácico, alteraciones ECG

Datos de la prueba de ergoespirometría. En la tabla 2 se muestran los valores obtenidos y los de referencia según Jones (Jones, Makrides et al. 1985) y Hansen, sue y Wasserman (Hansen, Sue et al. 1984). Es claro que el VO_2 es muy inferior (39 %) a los valores previstos para su edad, altura y peso. Por consiguiente, nos encontramos ante una persona con un SAO deteriorado (véase capítulo 4). El hecho de sólo haber alcanzado un 83 % de su frecuencia cardiaca máxima no significa que no ha logrado su máximo valor de VO_2 que, como se señaló en el capítulo 3, se denomina VO_2 pico, pero en este texto se denomina VO_2 max. De hecho es así porque la persona finalizó de forma objetiva, pues sentía una fatiga generalizada además de claros signos de mala eficiencia cardiaca. Igualmente el umbral anaeróbico es inferior (66 %) al de referencia, pero porcentualmente más elevado que el descenso correspondiente al VO_2 max (figura 4).

Interpretación de los datos. Nuevamente la figura 2 del capítulo 6 y la abreviada, presentada en el caso anterior (véase figura 3), nos puede orientar el diagnóstico. Pero en este caso es mucho más evidente, pues se indica que había manifestaciones del ECG sugerentes de que el problema era del sistema cardiovascular.

Tabla 2. Resultados de la prueba de ergoespirometría	
Parámetros obtenidos	Parámetros de referencia según Jones para el VO_2 (Jones, Makrides et al. 1985) y Hansen, Sue y Wasserman (Jones, Makrides et al. 1985) para el resto de las variables

VO_2 = 0,91 (11,3 ml/Kg/min = 3,2 METS)
FC alcanzada = 131 lat/min
UA = 0,6 L/min
Otros datos de la ergoespirometría
  3. $\Delta VO_2/\Delta W$ = 8 ml/min/vatios
    Pulso de O_2 = 7 ml/latido
	VO_2 = 2,28 L/min (30,6 ml/Kg/min = 9 METS) [*]
	FC = 157 lat/min
	UA = 0,90 L/min
	Otros datos de la ergoespirometría
	  2. $\Delta VO_2/\Delta W$ = 10,3 ml/min/vatios
	  2. Pulso de O_2 = 13 ml/latido

(*) considerando que el peso de 72 Kg y no 80 kg que pesa	

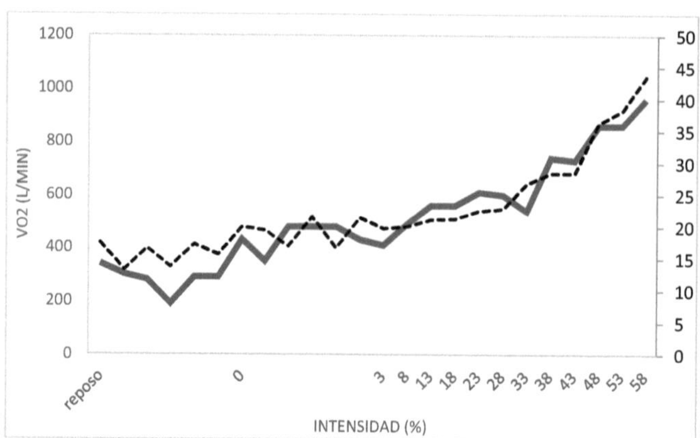

Figura 4. Respuesta del consumo de oxígeno y la ventilación al ejercicio.

Si se agrupan las ecuaciones para la determinación del VO_2 (véanse ecuaciones 2 en el capítulo 3 y la ecuación 4 del capítulo 4), es decir, la ecuación 1 del capítulo 6. Como a su vez V_E es el resultado de multiplicar el volumen corriente (V_T) y frecuencia respiratoria (F_R) la ecuación 1 del capítulo 6 se puede reescribir del siguiente modo:

$$V_T \cdot F_R \cdot (F_I O_2 - F_E O_2) = Q \cdot Dif_{a-v} O_2 \ (ecuación\ 1)$$

En razón a esta ecuación, movilizar un V_T de casi 1100 ml desarrollando una potencia de 38 vatios, que representa un 65 % de la potencia total, puede sugerir que el problema no está en el aparato respiratorio y por tanto ratifica que el problema es de tipo cardiovascular (figura 5). Además, la F_R no alcanza valores límite que pudieran sugerir un problema respiratorio (Wasserman, Hansen et al. 1994, Wasserman, Hansen et al. 2011). Por tanto, aunque no se tuvieran datos del ECG, la patología que justifica los valores bajos de VO_2 y UA es de origen cardiovascular, concretamente, del sistema de "bombeo".

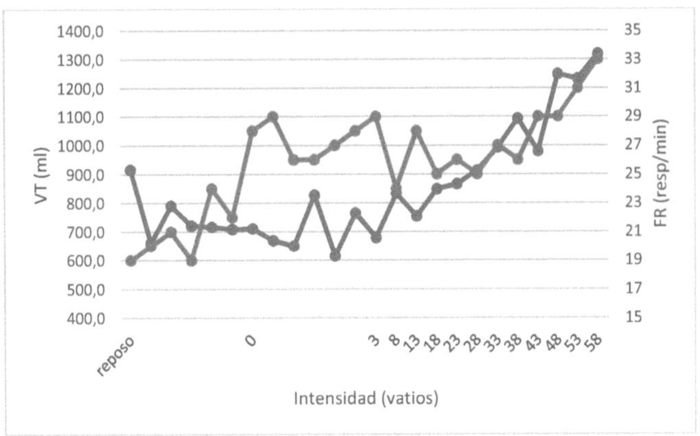

Figura 5. Evolución del volumen corriente y la frecuencia respiratoria durante el esfuerzo.

Nótese como incluso en reposo, esta persona tiene un VO_2 muy elevado. Teniendo en cuenta que el VO_2 de reposo oscila alrededor de 250 ml/min esta persona consume en reposo 100 ml/min más y presenta un cierto grado de taquicardia (103 lat/min en reposo de media) (figura 6).

Finalmente, señalar que presenta un pulso de oxígeno en máximo esfuerzo muy bajo respecto a los valores de referencia de Hansen, Sue y Wasserman (Hansen, Sue et al. 1984). Por otra parte, la relación entre el pulso de oxígeno y la intensidad es de tipo lineal y este paciente presenta un valor de la pendiente muy bajo (0,20), lo que ratifica la maa función ventricular.

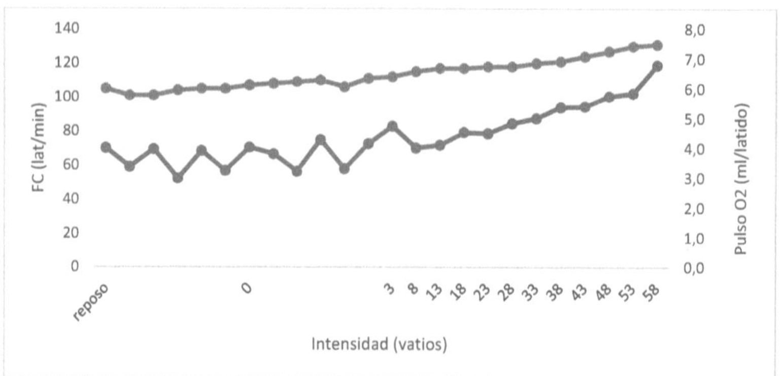

Figura 6. Evolución de la frecuencia cardiaca y el pulso de oxígeno durante el ejercicio.

En resumen, la disnea de este paciente se justifica a través de los parámetros alcanzados en la ergoespirometría por un problema de insuficiencia cardiaca. Según la tabla 3 del capítulo 6 podría clasificarse como insuficiencia cardiaca de grado III (Wasserman, Hansen et al. 2011). Reiteramos que los datos de la prueba de ergoespirometría son complementarios y que, por ejemplo, una ecocardiografía doppler clarificara mejor la contractilidad cardiaca para catalogar la insuficiencia cardiaca.

CASO 3. CARDIOPATÍA ISQUÉMICA INCIPIENTE

Éste caso es un varón de 46 años, 173 cm y 65 Kg de peso que realiza una prueba de esfuerzo con protocolo incremental en cicloergómetro (25 vatios/min) al objeto de valoración por antecedentes de enfermedad coronaria enfermedad coronaria, pero no manifiesta ningún tipo de síntoma que sugiera déficit de irrigación del miocardio

Datos de la prueba de ergoespirometría. En la tabla 3 se muestran los datos más relevantes de la prueba máxima realizada. Se indica máxima por el criterio de la frecuencia cardiaca, ya que superó en un 3,4 % la frecuencia cardiaca teórica, calculada por la fórmula 220-edad. Es difícil asegurar que por otros criterios (meseta del VO_2, cociente respiratorio $\geq$ 1,12) los cumple.

Tabla 3. Resultados de la prueba de ergoespirometría	
Parámetros obtenidos	Parámetros de referencia según Jones para el VO_2 (Jones, Makrides et al. 1985) y Hansen, Sue y Wasserman (Jones, Makrides et al. 1985) para el resto de las variables
VO_2 = 1,88 (18,1 ml/Kg/min = 5,1 METS) FC alcanzada = 180 lat/min UA = 1,3 L/min Otros datos de la ergoespirometría<ul><li>$\Delta VO_2/\Delta W$ = 6,4 ml/min/vatios</li><li>Pulso de O_2 = 10,4 ml/latido</li></ul>	VO_2 = 2,68 L/min (41,2 ml/Kg/min = 9 METS) [*] FC = 174 lat/min UA = 1,01 L/min Otros datos de la ergoespirometría 3. $\Delta VO_2/\Delta W$ = 10,3 ml/min/vatios 3. Pulso de O_2 = 13,6 ml/latido
(*) considerando su peso de 72 Kg	

En efecto, aunque visualmente (figura 7) y numéricamente (entre 175 y 225 vatios el VO_2 no cambia más de 120 ml/min y el CR $\geq$ 1,15) se podría decir que alcanza criterios máximos, la realidad es que al tratarse de una prueba no discontinua no es admisible considerar el valor como VO_2 max, sino como VO_2 pico. Pero como se ha señalado reiteradamente, se ulizará la denominación de VO_2 max. El VO_2 máximo es inferior al estimado (alrededor de un 30 %), mientras que UA está por encima del valor previsto. Finalmente, otros parámetros ergoespirometricos ($\Delta VO_2/\Delta W$ y Pulso de O_2) son inferiores a los previstos

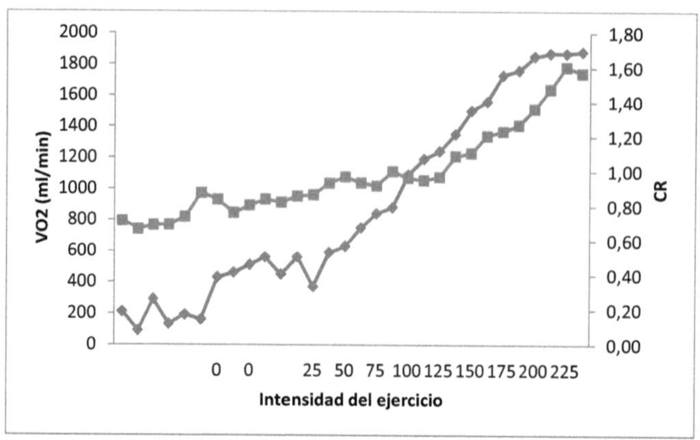

Figura 7. Evolución del consumo de oxígeno y cociente respiratorio durante el ejercicio en cicloergómetro.

Interpretación de los resultados. Como se muestra en la figura 3 del caso número 1, esta persona al presentar un VO_2 bajo con un UA normal o por encima de los valores previstos, estaríamos ante las mismas posibilidades diagnósticas. Parece natural pensar que bien una deficiente condición física o un problema cardiovascular pudieran justificar los parámetros obtenidos. Penamos que no se puede considerar la segunda de las posibilidades, ya que un VO_2 máximo de 18,1 ml/Kg/min) es demasiado bajo como para pensar que se trata de una baja capacidad física. Además, la respuesta normal del pulso de O_2, como se demuestra por la dificultad de seguir incrementando este parámetro a partir de cierta intensidad (véase flecha en la figura 8). Así, la pendiente entre el pulso de oxígeno y el VO_2 hasta los 150 vatios (pendiente = 0,34) desciende drásticamente (casi nula (pendiendte = 0,005)

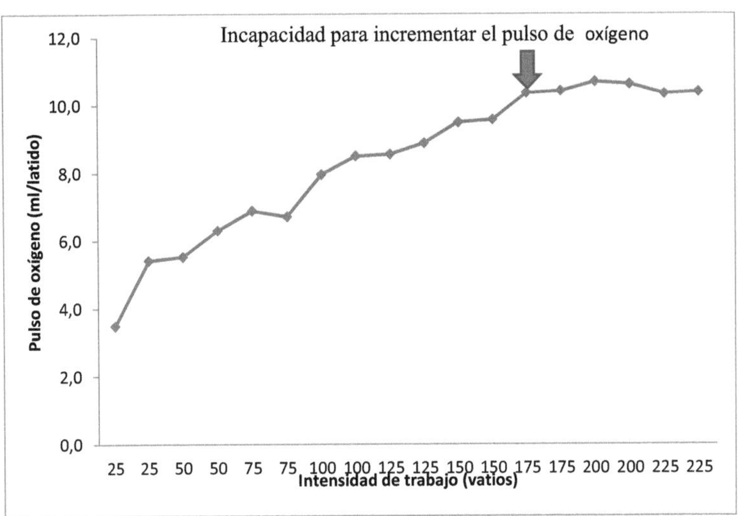

Figura 8. Evolución del pulso de oxígeno durante el esfuerzo en cicloergómero. La flecha indica la incapacidad para incrementar este parámetro ergoespirométrico.

Por consiguiente, el bajo VO_2 máximo es resultado de un bajo rendimiento ventricular. Así, un VO_2 máximo con un UA normal o elevado puede sugerir una cardiopatía incipiente según Wasserman (Wasserman, Hansen et al. 1994). Como se ha señalado el diagnóstico mejoraría si se tiene en cuenta el registro del ECG. Si en este caso se supone, que es lo más probable, existieran alteraciones del ECG durante el ejercicio con o sin sintomatología de cardiopatía isquémica, el diagnóstico de déficit de irrigación del miocardio es muy seguro. Así, la combinación de alteraciones del SAO, representadas por un VO_2 bajo y otros parámetros bajos, sobre todo el pulso de oxígeno, conducen al diagnóstico de cardiopatía isquémica. Finalmente, se debería realizar una coronaria grafía para determinar el grado de afectación de la circulación coronaria

En resumen, como en otros casos la ergoespirometría no añade información relevante a la que se puede aportar por una ergometría convencional (sin análisis del intercambio gaseoso). Probablemente los que así piensen lleven razón. De hecho, al final se alcanza el diagnóstico mediante coronariografía. No obstante, los datos aportados por la ergoespirometría constituyen un extraordinario complemento del funcionamiento integrado del organismo (véase capítulo 4). Por consiguiente, si es factible debería llevarse a cabo.

CASO 4. ENFERMEDAD PULMONAR OBSTRUCTIVA DE CARÁCTER MODERADO

Esta caso analiza a un varón de 52 años de edad, 168 cm de altura y 70 Kg que realizó una prueba en cicloergómetro de intensidad creciente continua y que refiere "falta de aire" (disnea) cuando realiza ejercicio de intensidad ligera, incluso caminando a paso rápido. Finalizó la prueba moviendo una elevada carga (115 vatios) con síntoma de "dificultad para respirar".

Datos de la prueba de ergoespirometría. La tabla 4 muestra los datos obtenidos en la prueba y los valores de referencia utilizados para el VO_2 max de (Jones, Makrides et al. 1985) y para el resto de las variables ergoespirométricas consideradas las de Hansen, Sue y Wasserman (Hansen, Sue et al. 1984). El VO_2 max medido fue inferior en un 48 % lo que implica un valor muy bajo, de la misma forma que la frecuencia cardiaca que alcanzó el 76 % de la teórica según la fórmula tradicionalmente utilizada (Frecuencia cardiaca máxima teórica = 220-edad). Por consiguiente, esta persona, desde el punto de vista estricto de los parámetros ergoespirometricos, llevó a cabo una prueba submáxima con una considerable limitación de su SAO. Sin embargo, el umbral anaeróbico prácticamente es normal. Así mismo, aunque se entiende que el trabajo mecánico desarrollado se puede considerar como bueno al tener un VO_2 bajo la relación $\Delta VO_2/\Delta W$ alcanzada fue inferior a la normal. Se resalta este resultado porque si el enfermo hubiera alcanzado su VO_2 previsto (2,4 L/min), desarrollando el mismo trabajo mecánico, la relación $\Delta VO_2/\Delta W$ hubiera sido superior (19 ml/min/vatios) en un 80 % a la prevista, lo que reafirma que la carga desarrollada ha sido elevada.

Tabla 4. Resultados de la prueba de ergoespirometría	
Parámetros obtenidos	Parámetros de referencia según Jones para el VO_2 (Jones, Makrides et al. 1985) y Hansen, Sue y Wasserman (Jones, Makrides et al. 1985) para el resto de las variables
VO_2 = 1,39 (19,8 ml/Kg/min = 5,6 METS) FC alcanzada = 129 lat/min UA = 0,9 L/min FR max = 41 resp/min V_E max = 90 L/min V_T max = 2,18 litros Otros datos de la ergoespirometría • $\Delta VO_2/\Delta W$ = 7,3 ml/min/vatios • Pulso de O_2 = 11 ml/latido	VO_2 = 2,4 L/min (34,3 ml/Kg/min = 9 METS) [*] FC = 168 lat/min UA = 1,0 L/min Otros datos de la ergoespirometría 4. $\Delta VO_2/\Delta W$ = 10,3 ml/min/vatios 4. Pulso de O_2 = 13,1 ml/latido
(*) considerando su peso de 70 Kg	

La figura 9 muestra la evolución del consumo de oxígeno y la ventilación del paciente durante la ergoespirometría: La máxima ventilación (V_E max) alcanza un valor de casi 90 L/min, que se puede considerar como bueno para una persona sedentaria y más aún enferma.

Interpretación de los resultados. De nuevo la figura 3 nos puede ayudar a conocer porqué el VO_2 de este enfermo es inferior a los valores predichos. Las posibilidades son: mala condición física o bien enfermedad cardiovascular o respiratoria, que como se indica en la figura, hay signos de interrogación, pues según Wassermann pueden sugerir patología inicial respiratoria o cardiovascular (Wasserman, Hansen et al. 1994). Se indica con interrogantes por el siguiente motivo. Aquí se está evaluando la respuesta de un organismo enfermo sin otros procedimientos diagnósticos, al objeto de "poner de relieve" a esta técnica, no considerando otras prueba que obviamente, orientan el diagnóstico.

Mala condición física no puede ser por dos razones: una obvia y otra de mayor razonamiento. La primera, es consecuencia del propio enunciado: esta persona se le realiza una prueba de ergoespirometría para valorar su disnea. La segunda, es también lógica si se tiene en cuenta que el descenso del VO_2 max alcanzado ha sido de alrededor 48 % (véase antes) muy superior a los valores encontrados en estudios de reposo en cama, de un 11% hasta un 25 % (McGuire, Levine et al. 2001, McGavock, Hastings et al. 2009)

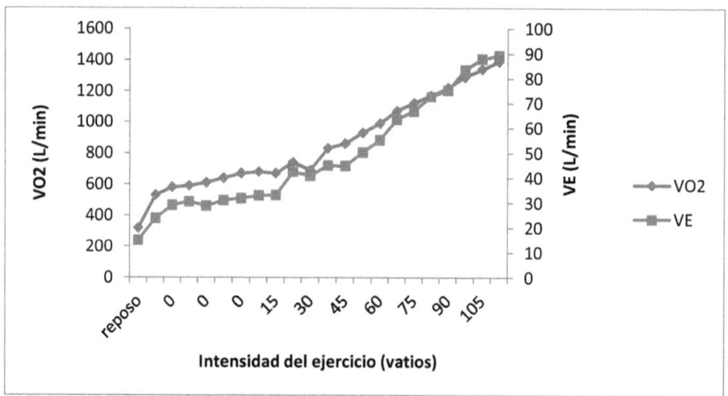

Figura 9. Evolución del consumo de oxígeno y de la ventilación durante la prueba de esfuerzo incremental en cicloergómetro.

Por consiguiente, el problema es de tipo respiratorio o cardiovascular. Como en los datos ergoespirométrico se pueden tener mayores evidencias de alteración respiratoria se valorarán estas. No obstante, el pulso de oxígeno sigue un comportamiento lineal (figura 10), de manera que es coherente pensar que nos existe un problema cardiovascular, copnsiderando que este parámetros es un indicador indirecto de función ventricular (véanse capítulos 3 y 6).

Pero si la ventilación es adecuada ¿cómo se justifica el descenso del VO_2 max con un UA incluso superior al previsto? La forma de proceder sería ver cuáles son los valores teóricos de una espirometría y comprobar que proporción de la capacidad vital forzada o de la capacidad inspiratoria de reserva ha sido capaz de movilizar. Para ello se pueden utilizar las normas de la American Thoracic Society (Miller, Hankinson et al. 2005), bien de la european Respiratory society (Roca, Burgos et al. 1998) o la puesta en común de ambas sociedades (Brusasco, Crapo et al. 2005). Así considerando los valores máximos de ventilación y frecuencia respiratoria alcanzados (véase tabla 4) resultaría un volumen corriente de 2,19 litros que supondría un 81 % de la capacidad inspiratoria estimada por las ecuaciones de regresión de las guías para la estandarización en espirometría.

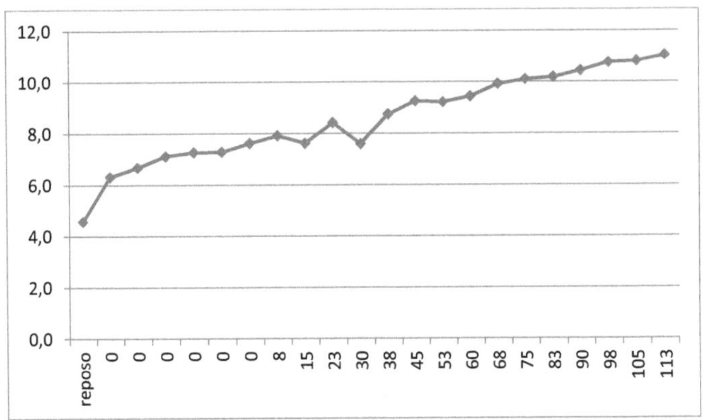

Figura 10. Evolución lineal del pulso de oxígeno durante la prueba incremental

La figura 11 muestra la evolución de los dos parámetros que determinan la ventilación: el volumen corriente (V_T) y la frecuencia respiratoria (F_R). Los valores máximos de V_T alcanzados (véase tabla 4) indican que esta persona es normal.

En resumen, sin más datos que los resultantes de la ergoespirometría, este sujeto presenta un VO_2 max inferior al estimado y el problema no radica en el sistema cardiovascular. El VO_2 bajo por un problema respiratorio solo por los parámetros ergoespirométricos no tiene justificación. Si una espirometría convencional u otros datos médicos pudieran catalogar el problema de la disnea sería de tipo respiratorio y en función de los mismos clasificar como enfermedad pulmonar obstructiva.

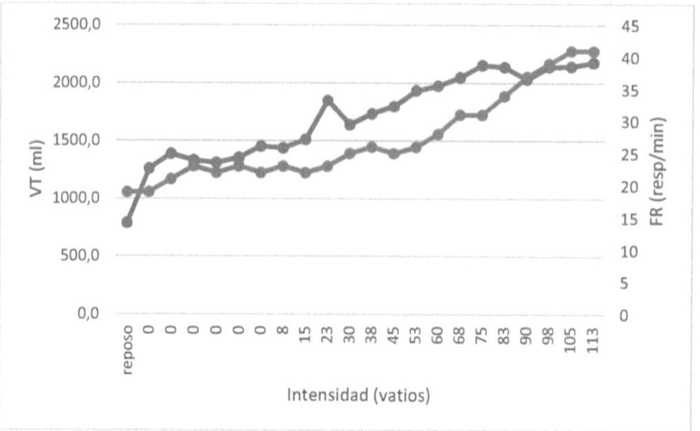

Figura 11. Evolución del volumen corriente y la frecuencia respiratoria durante el ejercicio incremental

CASO 5. ENFERMEDAD PULMONAR RESTRICTIVA CON ALTERACIÓN DE LA MICROCIRCULACIÓN PULMONAR.

Este caso es de un varón joven de 35 años, 185 cm de altura y 80 Kg de peso que indica falta de aire a esfuerzos ligeros como es el caminar una manzana a paso ligero o subir un piso. Realiza una ergoespirometría "cruenta" en cicloergómetro con un protocolo incremental. La razón de ser cruenta es debido a que se cateterizó una arteria colocando un catéter en la arteria braquial al objeto de valorar las concentraciones de los gases en sangre así como algunos parámetros del estado ácido-base.

Datos de la prueba ergoespirométrica cruenta. En la tabla 5 se muestran los datos de la prueba. El VO_2 es muy bajo (30,5 % del previsto) e igualmente lo es el UA (66 % del previsto). La baja capacidad de esfuerzo también se refleja en la carga de trabajo mecánico desarrollado (60 vatios), la escasa respuesta cardiaca (128 lat/min, 69 % de la prevista). Aunque no se disponen de datos del volumen de eyección, parece lógico pensar que esta persona pudiera tener problemas en la relación ventilación/perfusión debido a un escaso flujo de sangre por bajo gasto cardiaco. El incremento de la ventilación de los valores en máximo esfuerzo a estado de reposo es de unas 7 veces. Pero lo que llama la atención es el incremento de la frecuencia respiratoria a partir de los 45 vatios, que pasa de tener una pendiente de 1,96 a 8, al tiempo que el volumen corriente apenas alcanza el doble de los valores normales en estado de reposo (500 ml) (figura 12). Es decir, se multiplica por más de 4 veces la frecuencia respiratoria, mientras que el volumen corriente sólo es del doble.

Tabla 5. Resultados de la prueba de ergoespirometría cruenta	
Parámetros obtenidos	Parámetros de referencia según Jones para el VO_2 (Jones, Makrides et al. 1985) y Hansen, Sue y Wasserman (Jones, Makrides et al. 1985) para el resto de las variables
$VO_2 = 1,07$ (13,7 ml/Kg/min = 3,8 METS) FC alcanzada = 128 lat/min UA = 0,9 L/min FR max = 65 resp/min V_E max = 75,1 L/min V_T max = 1,15 litros Otros datos de la ergoespirometría PaO_2 max = 63 mm Hg $P_{A\text{-}a}O_2$ max = 58 mm Hg $P_{a\text{-}ET}CO_2$ max = 9 mm Hg V_D/V_T max = 0,48 $[HCO_3^-]$ max = 23 mEq/L pH max = 7,38 $\Delta VO_2/\Delta W = 7,3$ ml/min/vatio Pulso de oxígeno max = 8,4 ml/latido	$VO_2 = 3,5$ L/min (ml/Kg/min = METS) [*] FC = 185 lat/min UA = 1,35 L/min

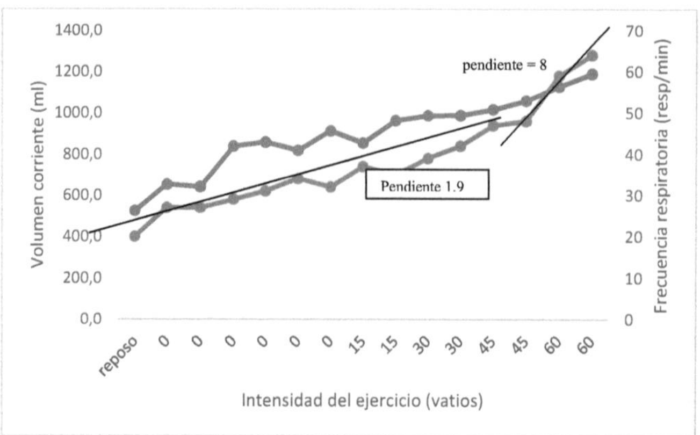

Figura 12. Evolución del volumen corriente y la frecuencia respiratoria durante el ejercicio en cicloergómetro. Se indican los valores de la pendiente para la relación entre la frecuencia respiratoria y la intensidad (explicación en el texto)

Por otra parte, los parámetros "cruentos" que mejoran el diagnóstico de una ergoespirometría convencional son manifiestamente patológicos. La presión parcial de oxígeno a nivel arterial (P_aO_2) en esfuerzo máximo denota claramente una falta de oxigenación general, mientras que los valores de la presión parcial de dióxido de carbono a nivel arterial (Pp_aCO_2) en máximo esfuerzo (39 mm Hg) se mantienen dentro de los valores normales en reposo (40 mm Hg). Presentó una acidosis metabólica no muy acusada (pH = 7,38 y $[HCO_3^-]$ = 23 mEq/L) en relación a los estados de acidosis encontrados en deportistas que desarrollan un protocolo incremental continuo que alcanzan valores de pH de 7,0 y $[HCO_3^-]$ = 16 mEq/L (véase capítulo 3). No obstante, el estado de acidosis es muy marcado dada el trabajo mecánico que desarrolló (véase antes)

Interpretación de los resultados. Según los datos presentados y atendiendo a la figura 3 estamos ante las siguientes posibilidades diagnósticas: 1) enfermedad pulmonar, 2) enfermedad coronaria, 3) acidosis metabólica crónica, 3) anemia y 4) mala condición física. De los resultados señalados anteriormente, las tres últimas patologías quedarían descartadas. No tiene acidosis metabólica crónica, pues los parámetros del estado ácido-base en reposo son normales. Aunque no se tienen valores de la serie roja, indirectamente se pueden descartar la anemia pues la frecuencia cardiaca en reposo no muestra una actividad hiperquinética del corazón, aunque si presenta dificultad para respirar un síntoma que se presenta en los enfermos de anemia. Obviamente, **para eliminar esta posibilidad diagnóstica se requeriría necesariamente tener datos de una analítica y de exploración, pero como se ha señalado reiteradamente, el análisis de los resultados se realiza sin tener en cuenta otros datos absolutamente imprescindibles para tener un juicio diagnóstico claro.** La baja condición física no es probable, porque el VO_2 es muy inferior al valor encontrado cuando la condición física es muy baja como sucede en los estudios de reposo en cama (McGuire, Levine et al. 2001, McGavock, Hastings et al. 2009). Por consiguiente, las dos posibilidades diagnósticas son enfermedad pulmonar o cardiovascular.

El pulso de oxígeno muestra una relación lineal respecto a la intensidad, de manera que no se presume un problema de bombeo de sangre, es decir, un deterioro de la función ventricular. Sin embargo, la baja frecuencia cardiaca alcanzada, permite suponer un problema de perfusión pulmonar. Por consiguiente no se puede descartar patología cardiovascular, aunque el origen de la disnea parece radicar más en un problema del aparato respiratorio, que a continuación se explica.

Comportamiento del aparato respiratorio. La figura 13 muestra un modelo monoalveolar de aparto respiratorio correspondiente a un sujeto sano, un enfermo con patología pulmonar obstructiva y un enfermo con patología pulmonar restrictiva que llevan a cabo un ejercicio de intensidad creciente.

En condiciones fisiológicas durante el ejercicio, el organismo tiende a mantener estable la concentración de oxígeno en la sangre arterial y a "eliminar" más dióxido de carbono consecuencia de la mayor actividad oxidativa y de la amortiguación del ácido producido (véase capítulo 4). Como consecuencia la cantidad de CO_2 en el aire alveolar, estimado por la

PET CO_2 se eleva en máximo esfuerzo. El resultado es una cierta estabilidad de la relación ventilación/perfusión con tendencia al desequilibrio al final del ejercicio, que se puede estimar por la diferencia alveolo-arterial de O_2 y de CO_2

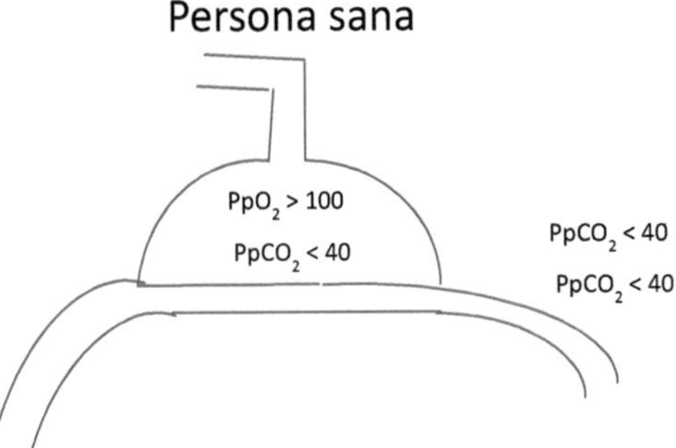

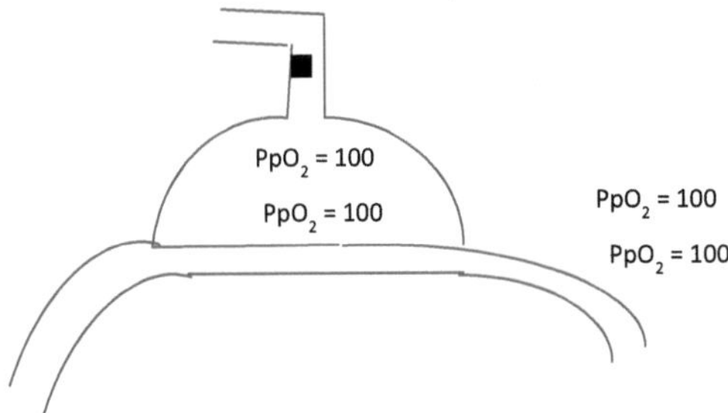

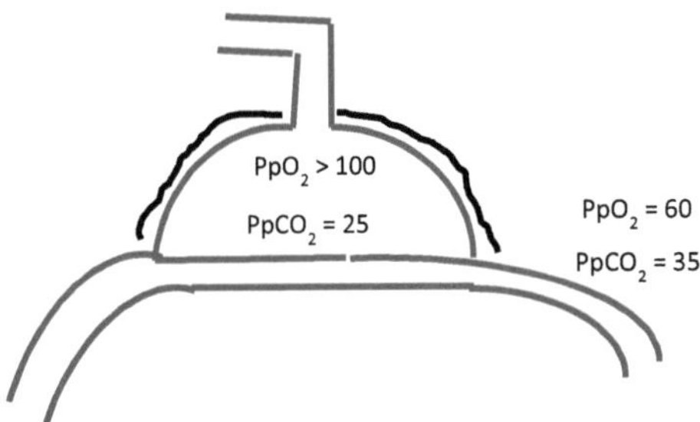

Figura 13. Modelo monoalveolar durante el ejercicio máximo en una persona sana y dos enfermos del aparato respiratorio, uno con patrón obstructivo y otro con patrón restrictivo (explicación en el texto).

Cuando una persona presenta una obstrucción no logra mantener estable la concentración de oxígeno en sangre arterial, descendiendo a valores inferiores (puede alcanzar 70 mm Hg) a los normales (alrededor de 100 mm Hg). No debe de superar ciertos límites pues sería incompatible con la vida. Debido a la obstrucción, "retiene" dióxido de carbono en sangre, de manera que la concentración de CO_2 en sangre arterial tendería a aumentar, lo que sería muy perjudicial. Por consiguiente, se mantiene dentro de los valores normales ($PpCO_2$ = 40 mm Hg) y se puede estimar por la estabilidad de la PET CO_2 (PET CO_2 = 25 mm Hg)

Finalmente, si la persona presenta una "restricción" a que el "alveolo" se llene y vacíe de aire de forma normal, el oxígeno del aire alveolar tiende a "mezclarse" en exceso con el aire del espacio muerto, de manera que aumenta (PpO_2 alveolar > 100 mm Hg) y como consecuencia se produce un déficit de oxígeno en sangre arterial (PpO_2 arterial < 60 mm Hg). La presión parcial de CO_2 en sangre arterial tiende a descender y se puede deducir a partir del descenso de la PET CO_2. De la misma manera que en la obstructiva se produce un desequilibrio de la relación ventilación/perfusión. En la obstructiva, la dif alv-art O_2 aumenta ligeramente, mientras que en la restrictiva el incremento es mucho mayor.

En función de lo señalado, los datos del paciente respecto a sus valores de presión parcial de los gases en sangre arterial y aire alveolar, estimados estos últimos por las PET de O_2 y CO_2, sugieren que el paciente presenta una patología respiratoria de tipo restrictivo, como se ilustra por la evolución de la presión parcial de oxígeno en sangre arterial y la diferencia alveolo-arterial de oxígeno (figura 14)

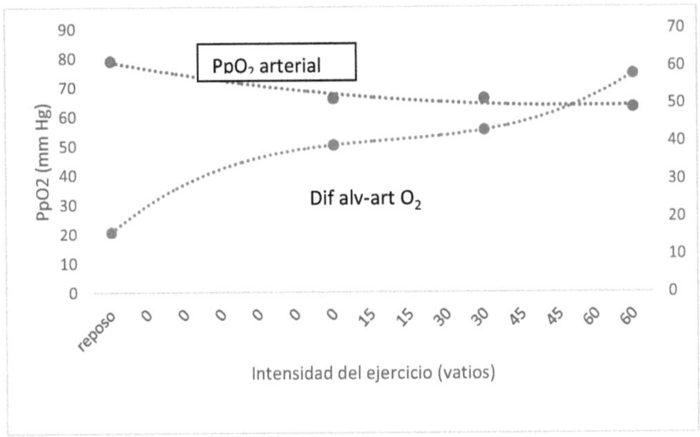

Figura 14. Funciones de tendencia de la presión parcial de oxígeno en sangre arterial y la diferencia alveolo-arterial de oxígeno.

En resumen, esta persona presenta una probable patología respiratoria de tipo restrictivo que justifica su falta de aire a esfuerzos ligeros, pues sólo ha sido capaz de realizar un esfuerzo equivalente a menos de 4 veces su metabolismo basal (3,8 METS). El aumento de la pendiente entre la frecuencia respiratoria y la intensidad del ejercicio, igualmente justifica la disnea a pequeños esfuerzos, aproximadamente a una carga metabólica de 3,5 METS. Además, presenta una marcada entrada en anaerobiosis a carga muy bajas que determinan un estado de acidosis metabólica

CASO 6. EVALUACIÓN PRE QUIRÚRGICA DE UNA CÁNCER DEL PULMÓN

La aplicación de la ergoespirometría a la valoración de los enfermos con cáncer de pulmón es cada vez más frecuente (Ribas, Diaz et al. 1998, Jones, Eves et al. 2007, Torchio, Guglielmo et al. 2010, Wang, Abboud et al. 2011) y se da más importancia. Por este motivo se presenta un enfermo de cáncer de 60 años 170 cm de altura y 70 Kg de peso que realiza una prueba ergoespirométrica en cicloergómetro con protocolo incremental hasta alcanzar criterios máximos

Datos de la prueba ergoespirométrica. En la tabla 6 se muestran los datos fundamentales de la prueba realizada. El VO_2 max alanzado es inferior al estimado en un 45 % según los parámetros de Jones et al (Jones, Makrides et al. 1985). Igualmente, el UA es menor que el estimado según (Hansen, Sue et al. 1984). Sin embargo, su función cardiaca se puede considerar como buena, ya que alcanzó alrededor de un 9 % por encima de la estimada según la ecuación tradicionalmente usada (FC max teórica = 220- edad), aunque el pulso de oxígeno fue inferior al estimado, debido al VO_2 bajo. Finalmente, indicar el elevado trabajo mecánico desarrollado (trabajo máximo = 175 vatios) que no se traduce en una buena eficiencia ($\Delta VO_2/\Delta W$ = 6,7 ml/min/vatio). Con el VO_2 que le debería corresponde y la carga de trabajo realizada, esta persona llegaría a tener una eficiencia superior (12,5 ml/min/vatio) a la estimada (10,3 ml/min/vatio) en un 21 % según Hansen et al (Hansen, Sue et al. 1984).

Tabla 6. Resultados de la prueba de ergoespirometría cruenta	
Parámetros obtenidos	Parámetros de referencia según Jones para el VO_2 (Jones, Makrides et al. 1985) y Hansen, Sue y Wasserman (Jones, Makrides et al. 1985) para el resto de las variables
VO_2 = 1,22 (17,4 ml/Kg/min = 4,9 METS) FC alcanzada = 175 lat/min UA = 0,6 L/min Otros datos de la ergoespirometría • $\Delta VO_2/\Delta W$ = 6,7 ml/min/vatio • Pulso de oxígeno max = 7,1 ml/latido • W max = 175 vatios	VO_2 = 2,2 L/min (31 ml/Kg/min = 8,9 METS) [*] FC = 160 lat/min UA = 0,90 L/min Otros datos de la ergoespirometría • $\Delta VO_2/\Delta W$ = 10,3 ml/min/vatio • Pulso de oxígeno max = 12,5 ml/latido
(*) considerando su peso de 70 Kg	

Interpretación de los resultados. Para interpretar los resultados conviene acudir a la ecuación 1 del capítulo 6

$$V_T \cdot F_R \cdot (F_I O_2 - F_E O_2) = Q \cdot Dif_{a-v} O_2 \ (ecuación\ 1)$$

⇧

Dependiente de la función del aparato respiratorio

Se remarca que al ser un enfermo que puede ser intervenido quirúrgicamente parece lógico plantear si la función respiratoria se encuentra muy deteriorada. En máximo esfuerzo ventila 48 L/min, con un volumen corriente 1,5 L y una frecuencia respiratoria de 31 resp/min. Por consiguiente, es posible que presente una limitación en el control respiratorio, pues alcanzando un V_T de 1,5 L, la frecuencia respiratoria es baja. Probablemente, debido a problemas mecánicos el incremento de la frecuencia respiratoria se encuentra limitado. El problema respiratorio ha podido afectar a la función cardiovascular, como se puede deducir del menor pulso de O_2. El último factor de la ecuación 1 (Dif a-v O_2) depende de: sistema cardiovascular, concentración de hemoglobina y actividad metabólica del tejido muscular. La carga de trabajo que ha realizado cabe pensar que tiene una función muscular buena.

En conclusión, este paciente es un buen candidato a la resección quirúrgica del cáncer de pulmón si así se estima por otras pruebas que así lo determinen. Pues el VO_2 max alcanzado (casi 18 ml/Kg/min) permiten catalogar al paciente como baja probabilidad de complicaciones postquirúrgicas (Wang, Abboud et al. 2011).

BIBLIOGRAFÍA

Brusasco, V., R. Crapo and G. Viegi (2005). Coming together: the ATS/ERS consensus on clinical pulmonary function testing, Eur Respiratory Soc.

Hansen, J. E., D. Y. Sue and K. Wasserman (1984). "Predicted values for clinical exercise testing 1–3." American Review of Respiratory Disease 129(2P2): S49-S55.

Jones, L. W., N. D. Eves, J. R. Mackey, C. J. Peddle, M. Haykowsky, A. A. Joy, K. S. Courneya, K. Tankel, J. Spratlin and T. Reiman (2007). "Safety and feasibility of cardiopulmonary exercise testing in patients with advanced cancer." Lung cancer 55(2): 225-232.

Jones, N. L., L. Makrides, C. Hitchcock, T. Chypchar and N. McCartney (1985). "Normal Standards for an Incremental Progressive Cycle Ergometer Test 1–3." American Review of Respiratory Disease 131(5): 700-708.

McArdle, W. D., F. I. Katch and V. L. Katch (2010). Exercise physiology: nutrition, energy, and human performance, Lippincott Williams & Wilkins.

McGavock, J. M., J. L. Hastings, P. G. Snell, D. K. McGuire, E. L. Pacini, B. D. Levine and J. H. Mitchell (2009). "A forty-year follow-up of the Dallas Bed Rest and Training study: the effect of age on the cardiovascular response to exercise in men." The Journals of Gerontology Series A: Biological Sciences and Medical Sciences 64(2): 293-299.

McGuire, D. K., B. D. Levine, J. W. Williamson, P. G. Snell, C. G. Blomqvist, B. Saltin and J. H. Mitchell (2001). "A 30-year follow-up of the Dallas bed rest and training study." Circulation 104(12): 1358-1366.

Miller, M. R., J. Hankinson, V. Brusasco, F. Burgos, R. Casaburi, A. Coates, R. Crapo, P. Enright, C. Van Der Grinten and P. Gustafsson (2005). "Standardisation of spirometry." European respiratory journal 26(2): 319-338.

Ribas, J., O. Diaz, J. Barbera, M. Mateu, E. Canalis, L. Jover, J. Roca and R. Rodriguez-Roisin (1998). "Invasive exercise testing in the evaluation of patients at high-risk for lung resection." European Respiratory Journal 12(6): 1429-1435.

Roca, J., F. Burgos, J. Sunyer, M. Saez, S. Chinn, J. Anto, R. Rodriguez-Roisin, P. H. Quanjer, D. Nowak and P. Burney (1998). "References values for forced spirometry. Group of the European community respiratory health survey." European Respiratory Journal 11(6): 1354-1362.

Torchio, R., M. Guglielmo, R. Giardino, F. Ardissone, C. Ciacco, C. Gulotta, A. Veljkovic and M. Bugiani (2010). "Exercise ventilatory inefficiency and mortality in patients with chronic obstructive pulmonary disease undergoing surgery for non-small-cell lung cancer." European Journal of Cardio-thoracic Surgery 38(1): 14-20.

Wang, J.-S., R. T. Abboud and B. L. Graham (2011). "Predicted Postoperative Product and Diffusion Heterogeneity Index in the Evaluation of Candidates for Lung Resection." Respiratory care 56(4): 449-455.

Wasserman, K., J. E. Hansen, D. Sue, Y,, B. J. Whipp and R. Casaburi (1994). Principles of exercise testing and interpretation. Phyladelphia, Lea & Febiger.

Wasserman, K., J. E. Hansen, D. Y. Sue, W. W. Stringer and B. J. Whipp (2011). Principles of Exercise Testing and Interpretation. INCLUDING PATHOPHYSIOLOGY AND CLINICAL APPLICATIONS. Philadelphia, USA., Lippincott Williams & Wilkins.

APÉNDICE I. CORRECCIÓN DE LOS VOLÚMENES DE LOS GASES

Las condiciones para la medición del volumen de los gases son las siguientes:

1. BTPS. Los gases dentro del pulmón se encuentran saturados con el agua en estado gaseoso (PpH_2O = 47 mm Hg) a 37°C. Cuando en un modelo simple de aparato respiratorio la presión total del aire en los pulmones es 760 mm Hg como el modelo monoalveolar, el alveolo y el ambiente están comunicados. Teniendo en cuenta el valor de PpH_2O, la presión real será de 713 mm Hg (760 − 47). Así, por convenio se indican los volúmenes de los gases a temperatura (T), presión (P) y saturación con vapor de agua del organismo (B, de body en inglés) estádares (S)

2. ATPS. Cuando se miden los volúmenes de los gases en un espirómetro de campana, cuyo contenido de una de las campanas es agua, el aire exhalado estará saturado con agua y la temperatura y presión serán las de la atmósfera. Así las condiciones serán: ambientales (A), Temperatura (T) y Presión (P) estándares. Teniendo en cuenta que cuando la persona respira dentro del espirómetro mete aire en condiciones BTPS a un recipiente que está en condiciones ATPS, hay que hacer unas correcciones para que los valores sean los adecuados ya que: 1°) la PpH_2O desciende y parte del H_2O se condensa en el recipiente del espirómetro lleno de agua de acuerdo a la dependencia de la temperatura de la PpH_2O y 2°) la presión ejercida por las moléculas de gas seco del interior de la campana del espirómetro disminuye. Por tanto:

$$\frac{P_{BTPS} \cdot \Delta V_{BTPS}}{T_{BTPS}} = \frac{P_{ATPS} \cdot \Delta V_{ATPS}}{T_{ATPS}}$$

y según la ley de Boyle, se tiene que:

$$\Delta V_{BTPS} = \frac{(P_B - P_{H_2O} \ a \ temp \ ambiente)}{(P_B - P_{H_2O} \ a \ temp \ corporal)} \cdot \frac{T_{corporal}}{T_{ambiente}} \cdot \Delta V_{ATPS}$$

Para ver la importancia de este factor de corrección veamos un ejemplo. Supongamos los siguientes datos: $T_{corporal}$ = 37°C (310 °K); $T_{ambiental}$ = 25 °C (298 °K); $PpH_2O_{ambiental}$ = 47 mm Hg y $PpH_2O_{corproal}$ = 24 mm Hg. Así la conversión de ATPS a BTPS es la siguiente:

$$\Delta V_{BTPS} = \frac{(760 - 47)}{(760 - 24)} \cdot \frac{310\ ^{\circ}K}{298\ ^{\circ}K} \cdot \Delta V_{ATPS} = 1,074 \cdot \Delta V_{ATPS}$$

Es decir, que para un volumen de un gas de 1000 ml que un sujeto movilice en una respiración, en el espirómetro a condiciones ATPS ocupa 1074 ml en los pulmones a condiciones BTPS

3. STPD. Por convenio al objeto de estandarizar los valores por ejemplo de consumo de oxígeno y eliminación de dióxido de carbono, se establece que las condiciones deberían ser las estándar (S) de temperatura (T), presión (P) y gas seco (D): T = 0°C (273°K); P = 760 mm Hg. Como según el principio de Avogadro 1 mol de cualquier gas ocupa 22,4 L en condiciones STPD, para convertir volúmenes de condiciones ATPS a BTPS, debe de realizar la siguiente corrección:

$$\Delta V_{BTPS} = \frac{P_B}{(P_B - P_{H_2O}\ a\ temp\ corporal)} \cdot \frac{T_{corporal}}{T_{ambiente}} \cdot \Delta V_{STPD}$$

Para las mismas condiciones del ejemplo anterior, tendríamos el siguiente factor de corrección:

$$\Delta V_{BTPS} = \frac{(760}{(760 - 47)} \cdot \frac{310\ ^{\circ}K}{273\ ^{\circ}K} \cdot \Delta V_{STPD} = 1,21 \cdot \Delta V_{ATPS}$$

Es decir, que el mismo gas seco de 1000 mL en condiciones estándar es de 120 mL en condiciones BTPS

APÉNDICE II. TRANSFORMACIÓN DE GEPPER Y ZUNT, CONOCIDA COMO TRANSFORMACIÓN DE HALDANE

La cantidad neta de un gas que se intercambia en la barrera alveolo-capilar es la diferencia entre la cantidad inspirada y espirada. As´, como para los gases fundamentales para el organismo serán:

$$\% \, O_2 \; consumido = F_I O_2 \, (\%) - F_E O_2 (\%) \, (ecuación \; 1)$$

$$\% \, CO_2 \; eliminado = F_E CO_2 \, (\%) - F_I CO_2 (\%) \, (ecuación \; 2)$$

Ahora bien, para natural pensar que el volumen de cada uno de estos dos gases que se consumen y eliminan venga determinados además por la diferencia neta por el aire movilizado en la unidad de tiempo por el aparato respiratorio. Es decir, por la ventilación. Así tenemos:

$$O_2 \; consumido \left({}^{L}\!/\!{}_{min} \right) = (V_I \cdot F_I O_2) - (V_E \cdot F_E O_2) \; (ecuación \; 3)$$

$$CO_2 \; eliminado \left({}^{L}\!/\!{}_{min} \right)$$

$$= (V_E \cdot F_E CO_2) - (V_I \cdot F_I CO_2) \; (ecuación \; 4)$$

Como la $F_I CO_2$ es muy baja ($PpCO_2$ en aire inspirado = 0,05 %) se puede despreciar, de manera que la ecuación 4 se simplifica a:

$$CO_2 \; eliminado \left({}^{L}\!/\!{}_{min} \right) = (V_E \cdot F_E CO_2) \; (ecuación \; 6)$$

El consumo de oxígeno se expresa por el símbolo VO_2 y la eliminación de dióxido de carbono por VCO_2. De igual forma, se puede calcular la cantidad de neta de nitrógeno:

$$VN_2 = (F_I N_2 \cdot V_I) - (F_E N_2 \cdot V_E) \, (ecuación \; 7)$$

En condiciones normales el organismo ni produce ni consume nitrógeno, de manera que:

$$F_I N_2 \cdot V_I = F_E N_2 \cdot V_E \; (ecuación \; 8)$$

Antiguamente los aparatos medían más fácilmente la composición del aire espirado, de manera que en la ecuación 8 se puede despejar V_I. Esta ecuación se debe a Gepper y Zunt (1888), pero fue Haldane el que la popularizó, de manera que se la denomina de forma incorrecta transformación de Haldane sustituir en la ecuación 3 para el cálculo del VO_2

$$V_I = V_E \cdot \frac{F_E N_2}{F_I N_2} \quad (ecuación\ 9)$$

V_I y V_E son solo iguales cuando la relación de intercambio respiratorio ($RER = VCO_2/VO_2$) vale la unidad. Cuando VCO_2 es menor que VO_2 ($RER < 1$) entonces V_E menor que V_I y $F_E N_2$es mayor que $F_I N_2$. Cuando VCO_2 es mayor que VO_2 ($RER > 1$) entonces V_E es mayor que V_I y $F_I N_2$ es menor que $F_E N_2$. Sustituyendo la ecuación 9 en las ecuaciones 3 y 4 se obtiene el VO_2 y VCO_2

$$VO_2 =$$
$$(F_I O_2 \cdot \tfrac{F_E N_2}{F_I N_2}) - F_E O_2) \cdot V_E \quad (ecuación\ 10)$$

$$VCO_2 = \left(F_E CO_2 - \frac{F_E N_2}{F_I N_2} \cdot F_I CO_2\right) \cdot V_E \quad (ecuación\ 11)$$

Estas ecuaciones para el cálculo del VO_2 y VCO_2 tienen el inconveniente de la necesidad de tenr que medir las proporciones de nitrógeno en el aire inspirado y espirado. A excepción de los espectrómetro de masas, la mayor parte de los aparatos comerciales no miden el nitrógeno. Por consiguiente, es necesario realizar una corrección en la ecuaciones 10 y 11. La suma de todos los gases atmosféricos es igual a la unidad tanto en el aire inspirado como espirado, de manera que:

$$F_I N_2 + F_I O_2 + F_I CO_2 = 1 \ (ecuación\ 12)$$
$$y\ F_E N_2 + F_E O_2 + F_E CO_2 = 1 \ (ecuación\ 13)$$

Despejando la $F_I N_2$ y $F_E N_2$ en las en la ecuaciones 12 y 13 y sustituyendo estos en las ecuaciones 10 y 11 para el cálculo del VO_2 y VCO_2 tenemos

$$F_I N_2 = 1 - F_I O_2 - F_I CO_2 \ y\ F_E N_2 = 1 - F_E O_2 - F_E CO_2$$

Sustituyendo en las ecuaciones 12 y 13 y considerando que $F_I CO_2$ es prácticamente cero:

$$VO_2 = (F_I O_2 \cdot \frac{1 - F_E O_2 - F_E CO_2}{1 - F_I O_2}) - F_E O_2) \cdot V_E$$

$$VCO_2 = (F_E CO_2) \cdot V_E$$

Dividiendo VCO_2 por VO_2 se obtiene la siguiente relación de intercambio respiratorio

$$RER = \frac{(F_E CO_2) \cdot V_E}{(F_I O_2 \cdot \frac{1 - F_E O_2 - F_E CO_2}{1 - F_I O_2}) - F_E O_2) \cdot V_E}$$

$$= \frac{(1 - F_I O_2) F_E CO_2}{(1 - F_E O_2) \cdot F_I O_2 - F_E O_2}$$

Esta ecuación permite el cálculo del RER sin tener un valor de V_E

APÉNDICE III. PARÁMETROS Y VARIABLES ERGOESPIROMÉTRICAS

Las variables que se presentan a continuación son las que se encuentran en el software del equipo oxycom pro. A efectos de una mejor comprensión, se han dividido de la siguiente forma:

1. Variables relacionadas con los ergómetros, protocolos, calibración de los aparatos, o condiciones que pueden afectar a las mediciones, tales como humedad y temperatura (véase apáendice I)

2. Parámetros fundamentales de la ergoespirometría. Es decir, aquellos que permiten el cálculo de otras variables a excepción de la frecuencia cardiaca y la ventilación.

3. Parámetros de valoración cardiovascular. Es decir, aquellos referidos a una ergoespirometría convencional (frecuencia cardiaca y pulso de oxígeno como a los medidos mediante el principio de Fick (véase capítulo 4)

4. Parámetros integradores, referidos a todos aquellos relacionados con el parámetros central de la ergoespirometría: el consumo de oxígeno y la eliminación de dióxido de carbono

5. Parámetros relacionados con la función del aparato respiratorio en ejercicio y en reposo (espirometría). Para una mayor información sobre espirometría el lector puede consultar las gúias de la American Physiological Society

6. Parámetros relacionados con la calorimetría indirecta. Como se expone en el capítulo I este ha sido uno de los objetivos iniciales de la ergoespirometría

7. Variables que se pueden introducir en el software de los aparatos para completar la información. Fundamentalmente, son los que aporta el análisis de la sangre, pero también se incluyen los relativos a la percepción subjetiva del esfuerzo (escala de Borg)

1. Variables relacionadas con los ergómetros, protocolos, calibración de los aparatos, o condiciones que pueden afectar a las mediciones	
Parámetro	**Forma de obtención**
Tiempo (min) (t)	Aportada por el aparato, permite diferenciar entre reposo, calentamiento, prueba y recuperación
Tiempo fase del protocolo (min) (tph)	Aportada por el aparato. En el software de los aparatos compactos se encuentran la mayor parte de los protocolos estandar
Fase o etapa del protocolo	Aportada por el aparato
Revoluciones por minuto o Número de pedaladas por minuto (revoluciones/min) (rpm)	Aportada por el software que incorpora los datos del cicloergómetro
Carga de trabajo mecánico (W)	Aportada por el software que incorpora los datos del cicloergómetro
Carga trabajo relativa (W/kg)	Calculada dividiendo la carga mecánica por el peso del sujeto
Trabajo mecánico total desarrollado (W/min)	Aportada por el software que incorpora los datos del cicloergómetro
Velocidad del tapiz (Km/h)	Aportada por el software que incorpora los datos del tapiz rodante
Distancia recorrida (m)	Aportada por el software que incorpora los datos del tapiz rodante
Elevación o Pendiente del tapiz Elev (%)	Aportada por el software que incorpora los datos del tapiz rodante
Temperatura corporal (ºC) (T)	Aportada por los aparatos de control de las condiciones ambientales (véase capítulo 2)
Humedad relativa del aire (%) (RH).	Aportada por los aparatos de control de las condiciones ambientales (véase capítulo 2)
Presión barométrica (kPa) (P)	Aportada por los aparatos de control de las condiciones ambientales (véase capítulo 2)

2, Parámetros fundamentales de la ergoespirometría	
Fracción inspirada de dióxido de carbono F_ICO_2 (%)	Medida por el analizador para el dióxido de carbono durante la calibración
Fracción inspirada de oxígeno F_IO_2 (%)	Medida por el analizador de oxigeno durante la calibración
Fracción de dióxido de carbono espirada F_ECO_2 (%)	Medida por el analizador para el dióxido de carbono
Fracción de dióxido de carbono al final de la espiración $FETCO_2$ (%)	Aportada por el software del aparato
Fracción de oxígeno espirada F_EO_2 (%)	Medida por el analizador para el dióxido de carbono
Fracción de oxígeno al final de la espiración $FETO_2$ (%)	Aportada por el software del aparato
Variación instantánea de la fracción espirada de oxígeno (%)	Aportada por el software del aparato
Variación instantánea de la fracción espirada de dióxido de carbono (%)	Aportada por el software del aparato
Diferencia entre las fracciones de oxígeno medida y calculada (%)	Aportada por el software del aparato
Diferencia entre las fracciones de dióxido de carbono medida y calculada (%)	Aportada por el software del aparato

3. Parámetros de valoración cardiovascular	
Presión de la sangre en sístole (mm Hg) PAD	Introducida al aparato y mostrada por el software del aparato
Presión de la sangre en sístole (mm Hg) PAS	Introducida al aparato y mostrada por el software del aparato
Presión arterial media (mm Hg) PAM	Introducida al aparato y mostrada por el software del aparato
Frecuencia cardiaca (latidos/min) HR	Medida a través del registro del ECG
Reserva frecuencia cardiaca (%) HRR	$HRR\ (\%) = \dfrac{HR\ prevista - HR\ máxima}{HR\ prevista} \times 100$
Producto de la frecuencia cardiaca por la presión sistólica, denominado Doble producto (latidos · mm Hg)/min	$DP\ (lat \cdot mm\ Hg)/min = HR \cdot P$
Nivel segmento ST (mV)	Calculado a partir de los datos del ECG
Pendiente segmento ST (mv/seg)	Calculado a partir de los datos del ECG
Latidos ectópicos	A partir del ECG
Relación entre el consumo de oxígeno y la frecuencia cardiaca. Pulso O2 (mL/latido)	$Pulso\ O_2 \left(\dfrac{ml}{latido}\right) = \dfrac{\dot{V}O_2\ (L/min\ en\ STPD)}{HR\ \left(\dfrac{latidos}{min}\right)}$
Gasto cardiaco medido por el procedimiento de Fick (L/min)	Utilizando el método de Fick para el dióxido de carbono (ver capítulo 4)
Relación entre el volumen minuto cardiaco o gasto cardiaco y la superficie corporal. Índice cardiaco por el método de Fick directo (l/(min · m²)	Utilizando el método de Fick para el dióxido de carbono (ver capítulo 4) $Índice\ cardiaco = \dfrac{\dot{Q}}{Superficie\ corporal\ (m^2)}$
Volumen sistólico por el método de Fick directo (ml)	Utilizando el método de Fick para el dióxido de carbono (ver capítulo 4)

	$$VS\ (ml) = \dfrac{Q\ (\frac{\dot{ml}}{min})}{HR\ (\frac{latidos}{min})}$$
Relación entre el volumen sistólico y la superficie corporal. Índice del volumen sistólico por el método de Fick directo	Utilizando el método de Fick para el dióxido de carbono (ver capítulo 4) $$indice\ Sistólico = \dfrac{VS\ (ml)}{Superfice\ corporal\ (m^2)}$$
Gasto cardiaco estimado, no medido ((L/min)	Aportado por el software del aparato
Volumen sistólico estimado, no medido (mL)	Aportado por el software del aparato
Pendiente de la relación entre la frecuencia cardiaca y el consumo de oxígeno (latidos/L)	Aportada por el aparato a partir de la función lineal entre la frecuencia cardiaca y el consumo de oxígeno
Pendiente de la relación entre el pulso de oxígeno y la carga de trabajo mecánico (ml/W)	Aportada por el aparato a partir de la función lineal entre el pulso de oxígeno y el trabajo mecánico
Presión de dióxido de carbono en equilibrio para la determinación del gasto cardiaco (kPa) $P_{rb}CO_2$	Aportado por el software del aparato al realizar el rebreathing de dióxido de carbono
Presión de dióxido de carbono en sangre venosa (kPa) P_vCO_2	Aportado por el software del aparato al realizar el rebreathing de dióxido de carbono o directamente por punción venosa y gasometría
Porcentaje de dióxido de carbono en equilibrio para la determinación del gasto cardiaco (%)	Aportado por el software del aparato al realizar el rebreathing de dióxido de carbono
Diferencia venoso-arterial de concentración de dióxido de carbono (%) $C_{(v-a)}CO_2$	Aportada por el software de aparato o directamente por punción venosa y arterial y gasometría

4. Parámetros integradores	
Eliminación de dióxido de carbono (ml/min)	Calculada por el software del aparato teniendo en cuenta según la siguiente ecuación $$VCO_2 = V_E \cdot KBS \cdot (F_I O_2 \cdot KH - F_E CO_2)$$ Donde KBS (temperatura y humedad) y KH (humedad) son constantes que aporta el software del aparato
Consumo de oxígeno (ml/min)	Calculada por el software del aparato teniendo en cuenta según la siguiente ecuación $$VO_2 = V_E \cdot KBS \cdot (F_I O_2 \cdot (1 - F_E CO_2 - F_E H_2 O) - \frac{F_E O_2 \cdot (1 - F_I H_2 O)}{(1 - F_I O_2 - F_I H_2 O)}$$
Volumen de dióxido de carbono en relación al peso (ml/kg)	Aportado por el software del aparato a partir del cociente entre VCO_2 (ml/min) y el peso
Consumo de oxígeno relativo al peso (mL/min)/kg	Aportado por el software del aparato a partir del cociente entre el VO_2 (ml/min) y el peso
Unidades metabólicas (MET)	Aportado por el software del aparato dividiendo el VO_2 relativo entre 3,5 (consumo de reposo)
Consumo de oxígeno relativo al peso libre de grasa o peso magro (mL/min)/kg	Aportado por el software del aparato a partir del cociente entre el VO_2 (ml/min) y el peso magro, el cual ha sido medido mediante antropometría o estimado
Equivalente respiratorio para el oxígeno. $R_E O2$	Aportado por el software del aparato dividiendo V_E (L/min STPD) entre VO_2 (L/min STPD)
Equivalente respiratorio para el oxígeno. $R_E CO2$	Aportado por el software del aparato dividiendo V_E (L/min STPD) entre VCO_2 (L/min STPD)
Relación entre los consumos de oxigeno alcanzado y máximo (%)	Aportado por el software del aparato dividiendo el VO_2 medido (L/min STPD) por el VO_2 estimado según ecuaciones de predicción (véase Apéndice III)

Deuda de oxígeno (L)	Aportado por el software del aparato
Deficit de oxígeno (L)	Aportado por el software del aparato
Exceso de dióxido de carbono (ml/min)	Aportado por el software del aparato

5. Parámetros relacionados con la función del aparato respiratorio en ejercicio y en reposo (espirometría)	
Volumen corriente espirado en condiciones (L en STPD) VT	Aportado a partir de la medición realizada por el neumotacógrafo o la turbina
Relación entre el volumen corriente y la capacidad vital forzada (%)	Aportado por el software al dividir VT entre la capacidad vital (VC)
Relación entre la ventilación y la máxima ventilación voluntaria (%)	Aportado por el software al dividir VT entre la capacidad vital (VC)
Frecuencia Respiratoria (resp/min) f	Aportado directamente por el aparato
Tiempo en espiración t-ex (s) T_e	Aportado directamente por el software del aparato
Tiempo que dura la inspiración (seg) T_i	Aportado directamente por el software del aparato
Relación entre el tiempo que dura la inspiración y el tiempo total (%) T_i/T_t	Aportado directamente por el aparato al dividir el T_i entre el inverso de la frecuencia respiratoria
Relación entre los tiempos inspiratorio y espiratorio (%)	Aportado directamente por el software del aparato al dividir los tiempos de inspiración y espiración y multiplicar por 100
Relación entre el volumen corriente en inspiración y el tiempo en inspiración L/seg)	Aportado directamente por el aparato al dividir el V_T insporatorio y el T_i
Relación entre la frecuencia respiratoria y el volumen en espiración (respiraciones/(min · L)	Aportada por el aparato al dividir la frecuencia respiratoria entre el volumen espirado
Ventilación en condiciones STPD (L/min)	Aportado directamente por el aparato a partir de la señal del neumotacógrafo o turbina

Ventilación en condiciones ATPS (L/min)	Aportado directamente por el aparato a partir de la señal del neumotacógrafo o turbina
Ventilación relativa al peso (ml/min · kg)	Aportado directamente por el software del aparato al dividir la ventilación entre el peso
Reserva respiratoria máxima según la MVV medida (%) BR	Aportado directamente por el software del aparato a partir de la siguiente ecuación: $$BR = \frac{MVV\ (^{L}/_{min}) - V_E\ máxima}{MVV\ (^{L}/_{min})} \cdot 100$$ Dónde MVV es la máxima ventilación voluntaria (véase abajo)
Reserva respiratoria calculada a través de la $FEV_{1,0}$ (L/min)	Aportada por el software del aparato de forma similar a la BR, pero estimado la MVV a partir de la $FEV_{1,0}$
Relación entre la ventilación máxima alcanzada y la máxima ventilación voluntaria (%)	Aportada por el software del aparato dividiendo la máxima ventilación alcanzada entre la MVV (calculada o medida)
Presión de dióxido de carbono en el aire espirado $PECO_2$ (kPa)	Aportado directamente por el aparato
Presión de dióxido de carbono al final de la espiración $PETCO_2$ (kPa)	Aportado directamente por el aparato
Presión de oxígeno en el aire espirado PEO_2 (kPa)	Aportado directamente por el aparato
Presión de oxígeno al final de la espiración $PETO_2$ (kPa)	Aportado directamente por el aparato
Presión de dióxido de carbono a nivel arterial calculada (Kpa)	Aportado por el software del aparato mediante ecuación de estimación o directamente por punción y gasometría
Diferencia de presión para el dióxido de carbono entre la sangre arterial y el aire al final de la espiración (kPa) $C_{(a-ET)}CO_2$	Aportado por el software del aparato restando la P_aCO_2 de la $PETCO_2$, medida por el aparato
Relación entre el volumen del espacio muerto y el volumen corriente	Aportado por el software del aparato a partir de la ecuación:

calculado V_D/V_T	$$\frac{V_D}{V_T} = \frac{(P_aCO_2 - P_ECO_2)}{P_aCO_2} - \frac{VO_{DM}}{V_T}$$
Relación entre el volumen al final de la espiración y el volumen del espacio muerto	Aportado por el software del aparato a partir de la ecuación anterior pero sustituyendo P_aCO_2 por PETCO$_2$
Volumen del espacio muerto calculado (ml)	Aportado por el software del aparato
Ventilación alveolar (L/min)	Aportado por el software del aparato a partir de una ecuación de estimación
Pendiente de la relación entre la ventilación y la eliminación de dióxido de carbono	Aportado por el software del aparato considerando la relación lineal V_E/VCO_2
Parámetros de una espirometría	
Volumen inspiratorio de reserva (L) IRV	Aportado por el software y medido mediante el neurmotacógrafo o turbina cuando se inspira el máximo volumen a partir de un volumen en una espiración forzada
Volumen espiratorio de reserva (L) ERV	Aportado por el software y medido mediante el neurmotacógrafo o turbina cuando se espira el máximo volumen a partir de un volumen en una espiración normal
Flujo espiratorio pico. PEF (L/seg)	Aportada por el software y medido mediante el neurmotacógrafo o turbina
Capacidad vital forzada FVC (L)	Aportada por el software y medido mediante el neurmotacógrafo o turbina
Fracción espirada forzada en el primer segundo FEF$_1$	y medido mediante el neurmotacógrafo o turbina
Relación entre la fracción espirada en el primer Segundo y la capacidad vital forzada (%)	Aportada por el software dividiendo FEF$_1$ entre FVC
Capacidad inspiratoria (L) IC	Aportada por el software al sumar IRV y VT
Relación entre la capacidad inspiratoria y el volumen espiratorio de reserve (%)	Aportada por el software dividiendo IC entre ERV y multiplicado por 100
Flujo inspiratorio medio al 50 % FEF$_{50}$ (L/seg)	Aportada por el software del aparato a partir de la maniobra para realizar la FEF$_1$
Relación entre el volumen	Aportada por el software del aparato

espiratorio y la capacidad pulmonar total (%)	
Relación entre el volumen inspiratorio y la capacidad pulmonar total (%)	Aportada por el software del aparato
Relación entre el volumen espiratorio y el volumen residual (%)	Aportada por el software del aparato, estimando el volumen residual
Relación entre el volumen corriente alcanzado y el volumen medido o estimado	Aportada por el software del aparato
Índice del flujo inspiratorio de reserva (L · L/seg)	Aportada por el software del aparato
Índice del flujo iespiratorio de reserva (L · L/seg)	Aportada por el software del aparato
Flujo espiratorio medio (L/seg)	Aportada por el software del aparato
Presión de oclusión en la boca P0.1 (kPa)	Aportada por el software del aparato
Cambio volumen (L)	Aportada por el software del aparato
Cambio de presión (kPa)	Aportada por el software del aparato
Trabajo (J)	Aportada por el software del aparato
Presión dinámica (kPa)	Aportada por el software del aparato
Presión en relación a la velocidad de flujo espiratorio (kPa · seg/L)	Aportada por el software del aparato
Presión en relación a la velocidad de flujo inspiratorio (kPa · seg/L)	Aportada por el software del aparato
Cambio volumen (L)	Aportada por el software del aparato
Cambio de presión (kPa)	Aportada por el software del aparato
Trabajo (J)	Aportada por el software del aparato
Presión dinámica (kPa)	Aportada por el software del aparato
Presión en relación a la velocidad de flujo espiratorio (kPa · seg/L)	Aportada por el software del aparato
Presión en relación a la velocidad de flujo inspiratorio (kPa · seg/L)	Aportada por el software del aparato
Distensibilidad,	Aportada por el software del aparato

adaptabilidad o compliance dinámica (L/kPa)	
Elastancia dinámica (kPa/L)	Aportada por el software del aparato
Trabajo respiratorio en relación al volumen (J/L)	Aportada por el software del aparato
Relación entre la velocidad de flujo en espiración y la presión (L/s)/kPa	Aportada por el software del aparato
Inverso de la relación entre el tiempo y la presión en espiración (1/kPa · seg)	Aportada por el software del aparato
Relación entre la velocidad de flujo en inspiración y la presión(L/s)/kPa	Aportada por el software del aparato
Inverso de la relación entre el tiempo y la presión en inspiración (1/kPa · seg)	Aportada por el software del aparato

6. Parámetros relacionados con la calorimetría indirecta	
Cociente de intercambio respiratorio	Aportada por el software del aparato al dividir el VCO_2 entre el VO_2
Gasto de energía estimado en un dia (Kcal/dia)	Aportada por el software (véase capítulo 5)
Cantidad de carbohidratos consumidos en un dia (g/día)	Aportada por el software (véase capítulo 5)
Cantidad de grasas consumidas en un dia (g/día)	Aportada por el software (véase capítulo 5)
Cantidad de proteínas consumidas en un dia (g/día)	Aportada por el software (véase capítulo 5)
Cantidad total de todos los combustibles consumidos en un día (g/dia)	Aportada por el software (véase capítulo 5)
Cociente respiratorio no proteico	Aportada por el software (véase capítulo 5), restando del VO_2 y VCO_2 totales el que corresponde a la combustión de las proteínas, estimada por la cantidad de urea eliminada en orina

Gasto de energía diario en relación al peso corporal (kcal/día)kg	Aportada por el software (véase capítulo 5)
Aporte de energía diario procedente de la combustión de los carbohidratos (kcal/día)	Aportada por el software (véase capítulo 5)
Porcentaje de energía diario procedente de la combustión de las carbohidratos (%)	Aportada por el software (véase capítulo 5)
Aporte de energía diario procedente de la combustión de las grasas (Kcal/dia)	Aportada por el software (véase capítulo 5)
Porcentaje de energía diario procedente de la combustión de las grasas (%)	Aportada por el software (véase capítulo 5)
Aporte de energía diario procedente de la combustión de las proteínas (kcal/dia)	Aportada por el software (véase capítulo 5)
Porcentaje de energía diario procedente de la combustión de las proteínas (%)	Aportada por el software (véase capítulo 5)
Gramos consumidos al dia (gr/dia)	Aportada por el software (véase capítulo 5)
Gasto de energía diario en relación a la eliminación de dióxido de carbono (kcal/día)/(l/min)	Aportada por el software (véase capítulo 5)
Gasto de energía diario en relación a la superficie corporal (kcal/día)/(m^2)	Aportada por el software (véase capítulo 5)
Nitrógeno eliminado en orina (g/dia)	Aportada por el software (véase capítulo 5) cuando se introduce la cantidad de urea eliminada

<table>
<tr><td>

7. Variables que se pueden introducir en el software de los aparatos para completar la información. Fundamentalmente son los que aporta el análisis de la sangre, pero también se incluyen los relativos a la percepción subjetiva del esfuerzo (escala de Borg)

(*) Todos estos parámetros se obtienen cuando la ergoespirometría se complementa con una gasometría y un análisis de sangre. Para información sobre los diferentes parámetros de una gasometría consúltese los manuales

</td></tr>
</table>

Concentración de iones de potasio mmol/l
Concentración de iones de sodio mmol/l
Concentración de iones de calcio (mmol/l)
Concentración de glucosa (mmol/l)
Concentración de iones de cloro (mmol/l)
Volumen de Oxihemoglobina (%)
Concentración total de hemoglobina (g/dL)
Volumen de Carboxihemoglobina (%)
Volumen de Metahemoglobina (%)
Volumen de dexosihemoglobina (%)
Valor hematocrito
Saturación de la hemoglobina (%)
Percepción del esfuerzo global
Percepción del esfuerzo cuando el paciente experimenta disnea
Percepción del esfuerzo del sistema cardiovascular
Índice disnea
Concentración de lactato en sangre, sea venosa, arterial o capilar (mmol/L)
Presion oxígeno a nivel arterial (kPa)
Shunt presion O2 arterial (kPa)
Presion de dióxido de carbono a nivel arterial (kPa)
Presión alveolar de oxígeno (kPa)
Diferencia de alvelolo-arterial de oxígeno (kPa)
PaO2 estandarizado (kPa)
Contenido de oxígeno a nivel arterial (Vol I %)
Contenido de dióxido de carbono a nivel arterial (Vol I %)
Contenido total de dióxido de carbono en plasma (mmol/L)
Bicarbonato real (mmol/L)
Bicarbonato estándar (mmol/L)
Exceso base (mmol/L)

Bases tampón (mmol/L)
Exceso base en fluido extracelular (mmol/L)
Bicarbonato real (mmol/L)
Bicarbonato estándar (mmol/L)
Exceso base (mmol/L)
Bases tampón (mmol/L)
Exceso base en fluido extracelular (mmol/L)
Shunt (L/min)
Derivación o Shunt (%)
Contenido de oxígeno a nivel venoso (Vol l %)
Contenido de dióxido de carbono a nivel venoso (Vol l %)
pH venoso
Concentracion de iones hidrogeno (nmol/L)
Presión de oxígeno en sangre venosa (kPa)
Presión de dióxido de carbono en sangre venosa (kPa)
Saturacion de oxígeno a nivel venoso (%)
Diferencia arterio-venosa de oxígeno en valores de presión (kPa)
Diferencia arterio-venosa de dióxido de carbono en valores de presión (kPa)
Presión de la sangre cuando la saturación de la hemoglobina es del 50 % (kPa)
Presion de oxígeno (kPa)
Contenido de oxígeno (Vol l %)
Diferencia arterio-venosa de oxígeno (Vol %)
Diferencia arteriovenosa de dióxido de c arbono (Vol %)

APÉNDEICE III. VALORES DE CONSUMO DE OXÍGENO MÁXIMO EN DIFERENTES DEPORTES Y ECUACIONES DE PREDICCIÓN

Los datos por deportes que figuran corresponden a

(1) Datos de Dirix, A. (1988). *Libro olímpico de la medicina deportiva.* H. G. Knuttgen, & K. Tittel (Eds.). Doyma.y Astrand, P. O., & Rodahl, K. (1992) y *Fisiología del trabajo físico: bases fisiológicas del ejercicio.* Madrid: Editorial Médica Panamericana.

*se muestran en valores relativos al peso corporal (ml/Kg/min)

(2) Ruiz, M. R. (2011). La ergoespirometría en el alto rendimiento deportivo. *COLECCIÓN ICD: INVESTIGACIÓN EN CIENCIAS DEL DEPORTE*, (56).

*se muestran tanto en valores absolutos (L/min) como relativos al peso corporal (ml/Kg/min)

(3) Lorenzo Capellá, I. Análisis descriptivo y correlacion al de las pruebas realizadas en el laboratorio de fisiología del INEF de Madrid. Tesis doctoral.2009. Universidad Politécnica de Madrid. Escuela superior de arquitectura

*se muestra tanto en valores absolutos (L/min) como relativos al peso (ml/Kg/min)

ATLETISMO		
Especialidad	Varones	Mujeres
Atletismo (fondo)		
(1)	75-82	65-70
(2) 5000 m	4,63±0,48	
	73,8±6,6	3,22±0,16
10.000 m	4,66±0,49	65,8±3,9
	78±5,2	
maratón	4,54±0,39	3,27±0,33
	74,3±5,9	69,9±4,5
(3) < 18 años	4,22±0,23	3,42±0,98
	70,16±3,32	55,98±7,71
De 18 a 35 años	4,52±0,54	2,81±0,39
	61,48±9,21	47,17±5,29
> 35 años	4,02±0,58	
	56,18±7,26	
Atletismo (medio fondo)		
(1)	70-80 ml/Kg/min	65-68 ml/Kg/min
(2) 800 m	4,77±0,43 L/min	
	70,4±4,8 ml/Kg/min	3,38±0,40
1500 m	4,79±0,39 L/min	62,4±4,9
	72,7±5,9 ml/Kg/min	
3000 obstáculos	4,89±0,56 L/min	
	75,1±6,8 ml/Kg/min	
Atletismo (velocidad)		
(1)	48-52 ml/Kg/min	43-47 ml/Kg/min
(2) 100-200	4,25±0,45 L/min	3,07±0,40
	57,9±4,5 ml/Kg/min	62,4±4,9
110 vallas	4,60±0,44 L/min	
	61±2,6 ml/Kg/min	
400	4,49±0,51 L/min	3,09±0,43
	62,1±5,4 ml/Kg/min	54,5±5,2
400 vallas	4,52±0,50	
	61,8±4,8	
Atletismo (marcha atlética)		
(1)	65-70 ml/Kg/min	55-60 ml/Kg/min
(2)	4,75±0,37	
	71,2	

Atletismo (lanzamientos):		
(1) disco y peso	40-45 ml/Kg/min	35-40 ml/Kg/min
Jabalina	45-50 ml/Kg/min	42-47 ml/Kg/min
(2)	4,97±0,79	3,35±0,56
	48,9±5,7	44,1±5
Atletismo (saltos)		
(1) pértiga	45-50 ml/Kg/min	
longitud	50-55 ml/Kg/min	45-40 ml/Kg/min
(2) longitud	4,33±0,48	
	61,4±3,3	
triple salto	4,06±0,56	
	55,5±5,5	2,95±0,37
altura	3,78±0,40	52,6±4,7
	51,6±4,1	
pértiga	4,16±0,43	
	55,8±3,4	
Atletismo		
(1) pruebas combinadas	60-65 ml/Kg/min	50.55 ml/Kg/min
(2) decatlón	4,37±0,44	3,13±0,28
	55,3±3,8	50,1±4,4

BALONCESTO		
Puesto	Hombres	Mujeres
(2) base	4,79±0,58	3,36±0,30
	60,3±5	52,3±4,2
Escolta	4,78±0,5	3,19±0,29
	55,5±3,5	49,2±3,9
Alero	5,30±0,5	3,65±0,45
	55,2±5,9	51,3±5,1
Ala-pivot	5,21±0,58	3,62±0,24
	51,82,5	47,1±4,4
Pivot	5,27±0,64	3,69±0,39
	50,7±4,7	44,2±6,2
(3) < 18 años	4,59±0,79	3,22±0,35
	65,79±4,96	43,36±7,41
De 18 a 35 años	4,58±0,44	2,76±0,066
	63,94±7,61	44,29±7,35

BADMINTON		
(2)	4,22±0,46	2,90±0,23
		48,9±4

BALONMANO		
	Hombres	Mujeres
(2)	5,02±0,54	3,18±0,38
	58,6±5,2	48,9±5,1

BIATLÓN		
(1)	75-80 ml/Kg/min	

BOXEO		
Categoria	Hombres	Mujeres
(1)	60-65 ml/Kg/min	
(2) de 48-57 Kg	3,68±0,30	
	65,4±5,1	
De 60-71 Kg	4,17±0,39	
	61,3±5,7	
De 75-91 Kg	4,58±0,34	
	56,6±6,1	

CICLISMO		
Modalidad	Hombres	Mujeres
(1) carretera	70-75	60-65
Pista	65-70	55-60
Velocidad	55-60	45-60
(2) carretera	4,80±0,43	3,36±0,28
	70,4±4,9	61,3±4,8
(3) < 18 años	4,67±0,61	3,29±0,94
	72,04±6,51	53,93±9,24
18 a 35 años	4,97±0,57	3,90±0,99
	73,23±8,50	62,59±9,91

> 35 años	4,42±0,76	
	60,20±11,11	

ESTUDIANTES DE EDUCACIÓN FÍSICA		
	Hombres	Mujeres
(3) De 18 a 35 años	4,04±0,57	2,45±0,47
	54,20±6,88	45,51±10,94
> de 35 años	3,46±0,75	2,29±0,66
	47±12,49	42,40±8,55

ESGRIMA		
	Hombres	Mujeres
(1)	45-50	40-45
(2)	4,30±0,37	2,95±0,26
	59±4,7	50,2±5,1

ESQUÍ		
Modalidad	Hombres	Mujeres
(1) Fondo	75-82	65-70
Saltos	55-60	
Alpino	65-70	48-53
(2) Alpino	3,81±0,47	2,65±0,35
	53,8±5,4	45,5±5,3

FÚTBOL		
Modalidad	Hombres	Mujeres
(1) 11 jugadores	65-68 ml/Kg/min	
(2) 11 jugadores	4,33±0,46	
	56,3±4,7	
Sala	4,30±0,35	
	56,3±4,9	
(3) 11 jugadores	4,02±0,41	
	56,44±5,11	

GIMNASIA		
Modalidad	Hombres	Mujeres
(1) Deportiva	45-52	
Rítmica		40-45
(2) Deportiva		
> de 17 años	3,68±0,46	2,09±0,34
	56,4±4,8	
< de 17 años	2,75±0,51	
	56,3±5,9	
Rítmica		2,32±0,25
		54,8±4,6
(3) Deportiva		
< de 18 años	3,27±0,34	
	54,38±6,76	
De 18 a 35 años	3,42±0,59	
	49,67±6,05	

HALTEROFILIA		
(1)	45-52	
(2) < 77 Kg	3,45±0,35	<48;<54
	48,9±4,5	2,05±0,23
> 77 Kg	4,39±0,47	40,1±4
	44,2±7,4	<58;<69
		2,65±0,32
		41,1±4,4

HOCKEY		
Modalidad	Hombres	Mujeres
(1) Hielo	56-63 ml/Kg/min	
(2) Hierba	4,27±0,46	3,03±0,38
	60,1±5	52,9±4,9

JUDO		
Categoría	Hombres	Mujeres
(1) No se especifica	55-60 ml/Kg/min	50-55 ml/Kg/min
(2) < 60 Kg	3,77±0,27 60,6±4,4	<48 2,65±0,19 53,7±3,5
< 66 Kg	3,91±0,29 58,1±4,5	<52 2,71±0,26 50,4±4,5
< 73 Kg	4,27±0,37 57,7±4,6	<57 3,06±0,27 51,7±4,5
< 81 Kg	4,56±0,17 56,3±2,5	<63 3,04±0,33 48±4,6
< 90 Kg	4,73±0,50 52,7±5,9	<70 3,21±0,33 45,6±4,7
< 100 Kg	4,80±0,60 47,7±6,2	<78 3,52±0,19 45,8±2,8
> 100 Kg	4,96±0,37 43,3±4,4	>78 3,48±0,18 35,5±2,7
> 100 Kg (cicloergómetro)	4,52±0,55 33,8±6,2	

LUCHA		
	Hombres	Mujeres
(1) Olímpica	55.60	
(2) Olímpica (< 82 Kg)	3,99±0,35 53,3±4,3	3,01±0,46
Grecorromana (< 76 Kg)	3,70±0,24 53,5±4,4	

NATACIÓN		
Distancia y modalidad	Hombres	Mujeres
(1)	60-70	55-60
(2) 50 libre	4,48±0,44	3,29±0,30
	59,6±5,7	53,8±0,30
100 libre	4,59±0,50	
	61,8±5,2	
200 libre	4,66±0,47	
	63,4±4,8	2,98±0,36
400-1500 libre	4,86±0,61	52,5±5,6
	65,7±5,3	
Trampolín	3,69±0,49	2,62±0,27
	53,9±4,1	46,8±3,8
Sincronizada		2,91±0,34
		51±5,5
(3) < 18 años	2,92±0,8	1,94±0,61
	54,10±7,68	37,87±6,69
18 a 35 años	4,13±0,4	
	52,90±7,05	

PADEL		
	Hombres	Mujeres
(2)	4,43±0,44	2,83±0,25
	58,3±4,8	49,3±3,3

PATINAJE		
Modalidad	Hombres	Mujeres
(1) Artístico	50-55 ml/Kg/min	45-52 ml/Kg/min
Hielo	65-70 ml/Kg/min	55-60 ml/Kg/min

PIRAGÜISMO		
Modalidad	Hombres	Mujeres
(1)	60-68 ml/Kg/min	50-55 ml/Kg/min
(2) en tapiz rodante	4,92±0,41	3,22±0,31

En ergómetro específico	62±4,2 4,44±0,44 54,5±5,6	51±4,2 2,86±0,28 46,3±4,6

REMO		
Modalidad	Hombres	Mujeres
(1) (2) Ligero	65-90 4,88±0,36 65,9±5,1	60-64 3,58±0,29 53,9±6
Pesado	5,23±0,26 58,6±3,7	

RUGBY		
Puesto	Hombres	Mujeres
(2) 1ªlínea	5,22±0,61 50,8±2,6	
2ª línea	5,20±0,38 50,8±2,6	
3ª línea	4,99±0,33 53±4,6	
Medios	4,60±0,44 57±3	3,19±0,17 49,8±3,2
Tres cuartos	4,64±0,42 55,4±5,2	
Zaguero	4,30±0,39 53,1±5	

SEDENTARIOS		
	Hombres	Mujeres
(3) De 18 a 35 años	3,99±0,66 51,11±6,71	2,62±0,41 36,91±5,12

TENIS		
Modalidad	Hombres	Mujeres
(1) Pista	50-58	40-45
De mesa	40-45	40-45

| (2) Pista | 4,43±0,51 | 3,02±0,36 |
| | 62,7±3,8 | 50,1±3,6 |

TIRO		
Modalidad	Hombres	Mujeres
(1) Con arco	50-58	35-40
(2) Con arco	3,96±0,58	2,47±0,36
	50,7±7,8	41,5±5,7
Olímpico	3,38±0,53	2,33±0,43
	44,6±7	38,5±4,6

TRIATLON		
	Hombres	Mujeres
(2) Tapiz rodante	4,87±0,45	3,42±0,34
	72,4±5,1	61,9±5,9
Cicloergómetro	4,70±0,44	3,26±0,28
	69,5±5,5	59,3±7
(3) < 18 años	3,73±1	
	59,17±5,14	
18 a 35 años	4,59±0.6	3,07±0,39
	66,39±8,25	55,03±6,20
> 35 años	4,65±0,5	
	60,08±7,88	

VELA		
	Hombres	Mujeres
(1)	50-55 ml/Kg/min	45-40 ml/Kg/min

VOLEIBOL		
(1)	55-60 ml/Kg/min	48-52 ml/Kg/min
(2)	4,69±0,38	3,12±0,27
	56,4±4,6	45,7±3,6

WATERPOLO		
	Hombres	Mujeres
(2)	4,65±0,45 57,1±4,5	

Autor	Ecuación para estimar el VO$_2$ max
Astrand	$$\dot{V}O_2 = (4,2 - 0,032y)\ para\ varones;\ donde\ y = edad$$ $$\dot{V}O_2 = (2,6 - 0,014y)para\ mujeres;\ donde\ y = edad$$
Inbar et al	$$\dot{V}O_2 = 0,9 \cdot (0,183 + 0,0114 \cdot Talla + 0,0172 \cdot peso - 0,0227 \cdot edad)\ \text{para varones}$$
Itoh	$$\dot{V}O_2 = 0,9 \cdot peso \cdot (0,0521 - 0,00038 \cdot edad)para\ varones$$ $$\dot{V}O_2 = 0,9 \cdot peso \cdot (0,0404 - 0,00023 \cdot edad)a\ mujeres$$
Jones	$$\dot{V}O_2 = -4,31 + 0,046 \cdot talla - 0,021 \cdot edad;\ para\ varones$$ $$\dot{V}O_2 = -4,93 + 0,046 \cdot talla - 0,021 \cdot edad;\ para\ mujeres$$ $$\dot{V}O_2 = -3,76 + 0,034 \cdot talla - 0,0022 \cdot peso - 0,028 \cdot edad;\ para\ varones$$ $$\dot{V}O_2 = -2,26 + 0,025 \cdot talla - 0,01 \cdot peso - 0,018 \cdot edad;\ para\ mujeres$$
Nieder	$$\dot{V}O_2 = 0,702 + 0,0098 \cdot talla + 0,0125 \cdot peso - 0,0246 \cdot edad\ para\ varones$$ $$\dot{V}O_2 = 0372 + 0,0074 \cdot talla + 0,0075 \cdot peso - 0,0137 \cdot edad\ para\ mujeres$$
Gláser	$$\dot{V}O_2 = -0,069 + 0,01402 \cdot talla + 0,00744 \cdot peso + 0,00148 \cdot edad - 0,0002256 \cdot edad \cdot edad\ para\ varones$$ $$\dot{V}O_2 = -0,588 + 0,00913 \cdot talla + 0,02688 \cdot peso + 0,01133 \cdot edad - 0,00012 \cdot peso \cdot peso;\ para\ mujeres$$
Hansen	$$\dot{V}O_2 = 0,0337 \cdot talla - 0,000165 \cdot edad \cdot talla - 1,963 + 0,006 \cdot peso\ (medido - ideal);\ para\ varones\ (*)$$ $$\dot{V}O_2 = 0,001 \cdot talla \cdot (14,783 - 0,11 \cdot edad) + 0,006 \cdot peso) + 0,006 \cdot peso\ (medido - ideal)para\ mujeres\ (*)$$ Sólo para cuando peso medido iguala o es mayor que el ideal

Lorenzo, I	

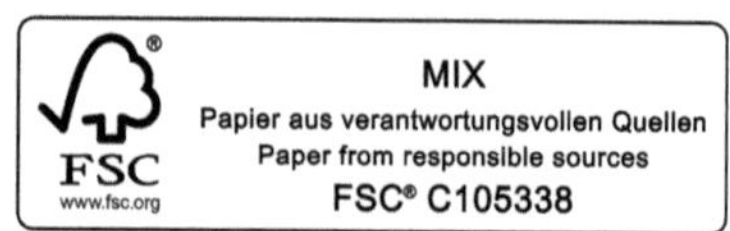

Printed by Books on Demand GmbH, Norderstedt / Germany